内科レジデント
マニュアル

第9版

聖路加国際病院 内科専門研修委員会　編

〔第9版編集責任者〕(五十音順)

木村　哲也　初期研修プログラム責任者
高尾　信廣　初版編集者
長浜　正彦　内科専門研修プログラムディレクター

〔編集委員〕(五十音順)

池田　行彦　2016年内科チーフレジデント
石井　太祐　2015年内科チーフレジデント
金村　宙昌　2017年内科チーフレジデント
孫　　楽　　2016年内科チーフレジデント
種本　史明　2017年内科チーフレジデント
福井　翔　　2017年内科チーフレジデント

医学書院

内科レジデントマニュアル

発　行　1984 年 6 月 1 日　　第 1 版第 1 刷
　　　　1986 年 10 月 1 日　　第 1 版第 6 刷
　　　　1987 年 3 月 31 日　　第 2 版第 1 刷
　　　　1990 年 5 月 15 日　　第 2 版第 6 刷
　　　　1991 年 4 月 15 日　　第 3 版第 1 刷
　　　　1994 年 3 月 15 日　　第 3 版第 4 刷
　　　　1995 年 6 月 15 日　　第 4 版第 1 刷
　　　　1999 年 2 月 15 日　　第 4 版第 4 刷
　　　　2000 年 4 月 1 日　　第 5 版第 1 刷
　　　　2005 年 8 月 1 日　　第 5 版第 9 刷
　　　　2006 年 4 月 15 日　　第 6 版第 1 刷
　　　　2008 年 2 月 15 日　　第 6 版第 4 刷
　　　　2009 年 6 月 15 日　　第 7 版第 1 刷
　　　　2013 年 4 月 22 日　　第 7 版第 5 刷
　　　　2013 年 10 月 15 日　　第 8 版第 1 刷
　　　　2018 年 3 月 1 日　　第 8 版第 5 刷
　　　　2019 年 2 月 1 日　　第 9 版第 1 刷©
　　　　2024 年 3 月 1 日　　第 9 版第 3 刷

編　集　聖路加国際病院　内科専門研修委員会

発行者　株式会社　医学書院
　　　　代表取締役　金原　俊
　　　　〒113-8719　東京都文京区本郷 1-28-23
　　　　電話　03-3817-5600（社内案内）
　　　　　　　03-3817-5781（編集部）
　　　　　　　03-3817-5657（販売部）

印刷・製本　三美印刷

本書の複製権・翻訳権・上映権・譲渡権・貸与権・公衆送信権（送信可能化権を含む）は株式会社医学書院が保有します．

ISBN978-4-260-03613-9

本書を無断で複製する行為（複写，スキャン，デジタルデータ化など）は，「私的使用のための複製」など著作権法上の限られた例外を除き禁じられています．大学，病院，診療所，企業などにおいて，業務上使用する目的（診療，研究活動を含む）で上記の行為を行うことは，その使用範囲が内部的であっても，私的使用には該当せず，違法です．また私的使用に該当する場合であっても，代行業者等の第三者に依頼して上記の行為を行うことは違法となります．

JCOPY 〈出版者著作権管理機構　委託出版物〉
本書の無断複製は著作権法上での例外を除き禁じられています．
複製される場合は，そのつど事前に，出版者著作権管理機構
（電話 03-5244-5088，FAX 03-5244-5089，info@jcopy.or.jp）の
許諾を得てください．

＊「レジデントマニュアル」は株式会社医学書院の登録商標です．

【第 1 版編集】 高尾　信廣　1981 年チーフレジデント
　　　　　　　 藤田　善幸　1982 年チーフレジデント
　　　　　　　 岡田　　定　1983 年チーフレジデント

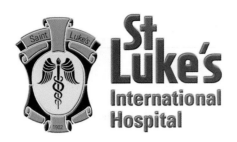

THIS HOSPITAL IS
A LIVING ORGANISM DESIGNED TO DEMONSTRATE
IN CONVINCING TERMS THE TRANSMUTING
POWER OF CHRISTIAN LOVE
WHEN APPLIED IN RELIEF
OF HUMAN SUFFERING

―― *Rudolf Bolling Teusler M.D.* ――
（Founder）

キリスト教の愛の心が　人の悩みを救うために働けば
苦しみは消えて　その人は生まれ変わったようになる
　この偉大な愛の力を　だれでもがすぐわかるように
　計画されてできた生きた有機体が　この病院である

―― *Rudolf Bolling Teusler M.D.* ――
（Founder）

第9版　序

　『内科レジデントマニュアル』は 1984 年の発行以来，聖路加だけではなく日本中の多くの若手研修医の診療・教育に貢献してきました．その後，版を重ねるごとに対象疾患も増えて内容が充実してきた半面，網羅的・教科書的にもなってきました．マニュアルの本質が日常使用に供する初心者への実用書ということを考えると，現場のニーズと相違する場面も増えたようです．また，EBM を重視しエビデンスに基づいた医療を実践することが常識となりつつある昨今，エビデンスの希薄な領域は個々の医師の裁量に任せるガイドラインや指針を目にする機会があります．医療が発展して専門性が進む現在，一般的な病気や病態に対してさえ，各専門家でそれぞれの考え方や方針が異なることも珍しくありません．しかしながら，確固たるエビデンスがなく，さまざまな考え方があろうとも，日常的な一般的な診療行為に対して具体的な手順を示すことができなければ，マニュアルとしては不十分です．組織としての方針の一貫性，医療安全，チーム医療，さらに仕事の効率を考えると，標準化医療を提示することは重要と考えます．

　そこで今回の改訂では本書の原点に立ち返り，夜間の緊急処置や入院時の初期対応を研修医が安全に実施することのできる実用性の高いマニュアルの作成を目指しました．また単なる研修医のための参考書を超えた，病院として専門科を問わず標準化医療を提示する「手順書・指針」としての性格も兼ね備えたものとしました．改訂に際してエビデンスやガイドラインが存在すれば従いますが，高いレベルのエビデンスがない領域に関しては，各専門科が吟味し担保する当院内科標準化医療を提示しました．これらの高い理想を達成するため，改訂作業は壮大なものとなりました．

　まず，網羅的でなく本当に現場で必要とされている実践的な項目へ改訂するためにデータ分析を行いました．当院内科入院患者数と疾患分布，夜間当直コール件数と内容，前版の項目別使用頻度のア

ンケート調査をデータ収集・分析し，項目と項目ごとのページ数を
選定し直しました．次に，若手医師に時系列を意識した実践的な対
応を執筆してもらい，各専門科の上級医師が査読して内容の質を担
保しました．さらに手順書としての内容の一貫性，さらに現場の
ニーズと専門家の意見のバランスを保つため，チーフレジデント経
験者主体の編集委員が原稿全体の詳細な読み合わせを行って査読原
稿をさらに改訂しました．最後に，聖路加国際病院内科専門研修委
員会が当院内科の標準化医療として内容を精査・承認し，晴れて出
版の運びとなりました．この気の遠くなるプロセスには足掛け3年
かかり，特に編集委員による読み合わせ，改訂には多くの時間と労
力を費やしました．この作業に協力してくれた若手の諸君には大変
感謝していますし，私自身も多くを学ぶ貴重な時間でした．

　本書が現在の聖路加内科における標準化医療と実用性を兼ね備え
た真のマニュアル本であると自負します．この聖路加スタイルが，
全国の研修医にも役だつことを願っています．

　2019年1月

聖路加国際病院内科専門研修プログラムディレクター

長浜　正彦

第1版　推薦の序

聖路加国際病院では，日本に研修医制度が導入される数十年以上も前から，この制度を独自に取り入れ，若い医師の教育と育成に努力を重ねてきた．

その結果，現在日本の医学界の第一線で活躍している人達の中に数多く当院からの卒業生の名前が見られ，それが私どもの喜びと誇りになり，毎日の教育活動の支えになっている．

この度，内科に在職中の研修医がチーフレジデントの高尾信廣君（昭和54～58年）を中心にして集まり，数多くの会合を重ね，新しく入って来る後輩達のために自分達が病棟で行っている診療の実際をマニュアルの形でまとめて出版したのが，本書である．

内容は，何を・どれだけ・どのように与えるかと具体的であり，安全を重視する当院の基本的な治療方針がよく書かれてある．

他人の書いたものをそのまま引用したものではなく，毎日の診療の間から浮かび出てきたものを書いてあるので，これほど説得力のあるマニュアルはないと思う．

当院では研修医の診断と治療は必ず専門医である医長の指導の下で行われるので，本書はつまり当院の内科スタッフ医師の治療方針を示していることもここで強調したい．

米国のWashington大学のレジデント達がまとめた「Manual of Medical Therapeutics」が数多くの版を重ねているが，本書はそれに匹敵する内容を持っていると信ずる．

本書が研修医のみならず，臨床に携わっているすべての医師のより良い診療を行うための一助になれば幸いである．

昭和59年5月

五十嵐正男

第1版　序

　この内科レジデントマニュアルは，卒業後1～2年目の内科研修医を対象としており，内容的には夜間における救急処置を想定して，なるべく自分ひとりの力で，しかも無難に処置ができるようにとの意図で編集しました．

　もちろん，ここで改めて述べるまでもなく，チーム医療の重要性については十分認識しているのですが，実際にはかなりの場面で，自分ひとりの判断をし，処置しなければならないことは少なくありません．

　さらに夜間という状況では，使用できる臨床検査や診断装置は限られています．このようななかで，病歴と身体所見と簡単な臨床検査を中心とした情報から，どのようにすれば重大な誤りがなく，しかも有効な処置ができるかを模索しました．それに加えて，この1年間に各々のレジデントが犯した失敗から得た教訓や遭遇した経験を盛り込んで編集しました．

　レジデントが中心となり，自分達のために編集しましたので，独断的な箇所がみられるかもしれませんが，今後さらに経験を生かして，より充実した実践的なレジデントマニュアルに改訂していきたいと考えています．お気づきの点，改善すべき箇所などを御教示下されば幸いです．

　御多忙中，監修の労を快くお引き受けいただいた五十嵐正男先生，また日頃の回診でわれわれレジデントを鍛えて下さった日野原重明先生はじめ，聖路加国際病院内科の各医長，副医長，スタッフおよび非常勤の諸先生方に深く感謝いたします．

昭和59年5月

高尾　信廣

目次

1 スタットコール（院内急変） ——————————— 1

    Side Memo ①救急カートの中身（当院の一例）…6

2 ショック ————————————————————— 10

    Side Memo ①忘れがちなショックの原因…14

3 意識障害 ————————————————————— 15

    Side Memo ①鑑別を意識した問診のポイント…20／②昏睡カクテル coma cocktail…21／③意識障害を表現する用語 …21

4 失神 ——————————————————————— 23

    Side Memo ①反射性失神，起立性低血圧に対する指導…27／② head-up tilt 試験…27／③失神とてんかん発作の鑑別…28／④失神患者の自動車運転に関する指針…28

5 頭痛 ——————————————————————— 29

6 脳血管障害 ———————————————————— 33

    Side Memo ①脳幹の神経解剖とその障害に伴う症状（Weiner ら）…38／②$ABCD_2$ スコア…41／③$CHADS_2$ スコア…42／④CHA_2DS_2-VASc スコア…42

7 痙攣 ——————————————————————— 43

8 胸痛 ——————————————————————— 46

    Side Memo ①心エコー…49

9 急性冠症候群 ——————————————————— 50

    Side Memo ①ACS の重症度診断…53／②IABP の適応と禁忌 …54／③経静脈的血栓溶解療法の適応と禁忌…57／④TIMI 血流分類（flow grade）：再灌流後の血流量評価法…57／⑤ACS 時の緊急 CABG…58／⑥peak CK による簡易重症度分類…59

xii　目次

10 急性心不全(慢性心不全の急性増悪を含む) ——— 63

　　Side Memo　①見落とされがちな心不全　心機能正常型心不全
　　(HFpEF)…65

11 高血圧症(緊急対応中心) ——— 72

　　Side Memo　①一過性の血圧上昇…73

12 不整脈 ——— 79

　　Side Memo　①抗不整脈薬の使い方…91／②カテーテルアブ
　　レーション…93

13 肺塞栓症 ——— 94

14 呼吸不全 ——— 102

　　Side Memo　①「呼吸困難」にもきちんと対応を！…102／②CO_2
　　ナルコーシス…104／③NPPV 設定時の用語について…107

15 気管支喘息，慢性閉塞性肺疾患(COPD) ——— 110

16 腹痛 ——— 122

　　Side Memo　①診断の要点…128

17 肝臓・膵臓の緊急 ——— 129

　1 肝疾患の緊急 ——— 129

　　A 劇症肝炎 ——— 129

　　　Side Memo　①肝移植適応基準…132

　　B 肝性脳症 ——— 133

　2 急性膵炎 ——— 136

　　Side Memo　②ERCP 後膵炎…141

18 消化管出血 ——— 142

　　Side Memo　①本当に吐血？…143／②内視鏡治療のタイミング
　　…145／③輸血のタイミング…145／④抗血小板薬・抗凝固薬の
　　取り扱いについて…150／⑤EBL…151

19 下痢・便秘 ——— 152

　1 下痢 ——— 152

　　Side Memo　①小腸型と大腸型…154／②食中毒と起因菌…155
　　／③血便を起こす疾患…155／④下痢を起こす薬剤…159

目次　xiii

2 便秘 —————————————————————————— 159
　Side Memo　⑤用語の使い分け…159／⑥ブリストルスケール…
　163／⑦過敏性腸症候群(IBS)…163

20 関節痛 ————————————————————————— 164
　Side Memo　①関節エコー…168

21 膠原病のエマージェンシー ————————————— 171
　Side Memo　①ステロイド薬投与と副腎不全…176

22 病棟で経験するアレルギー ——————————— 178
　1 アナフィラキシー ——————————————— 178
　2 重症薬疹 ——————————————————— 181
　3 抗菌薬アレルギー ——————————————— 183
　4 造影剤に対する過敏症 ————————————— 184

23 脱水と輸液 —————————————————— 186
　Side Memo　①過剰輸液の弊害…188／②体液量と有効循環血漿
　量…191／③体液過剰の場合(利尿薬の使い方)…191

24 電解質異常 —————————————————— 193
　1 低 Na 血症 ——————————————————— 193
　　Side Memo　①輸液 1 L 投与後の血清 Na 濃度の変化(mEq/L)
　　(Adrogue 式)…198／② 3% NaCl を 1 mL/kg 投与すると,
　　血清 Na 濃度は 1 mEq/L 上昇する…198
　2 高 Na 血症 ——————————————————— 199
　3 低 K 血症 ——————————————————— 200
　4 高 K 血症 ——————————————————— 203
　5 低 Ca 血症 ——————————————————— 207
　6 高 Ca 血症 ——————————————————— 209
　7 低 P 血症 ——————————————————— 212
　8 高 P 血症 ——————————————————— 214

xiv　目次

㉕ 急性腎障害 ———————————————— 216

Side Memo　①AKI で血清 Cr 値は必ずしも GFR の鋭敏な指標ではない…218／②「○○円柱」とは「○○」が腎由来であることを意味する…219／③「FENa ＜ 1％は腎前性 AKI」には例外が多い…220

㉖ 慢性腎臓病と透析患者入院管理 ——————— 222

Side Memo　①蓄尿の評価…224／②バスキュラーアクセス…225／③不均衡症候群…225／④ CAPD，APD…227

㉗ 糖尿病，血糖異常 ————————————— 230

Side Memo　①グリコアルブミン…232／②反応性（ストレス性）高血糖…234／③ステロイド性高血糖…234／④血清 Na の補正値…239／⑤正常血糖 DKA…239／⑥シックデイの対応…240

㉘ 甲状腺中毒症・甲状腺機能低下症 —————— 242

　1 甲状腺中毒症 ————————————————— 242

　2 甲状腺機能低下症 ———————————————— 248

㉙ 院内患者の発熱 —————————————— 252

㉚ 感染症治療 ———————————————— 258

　1 抗菌薬治療の原理原則 ——————————————— 258

　2 尿路感染症 ———————————————————— 260

　　Side Memo　①AmpC 産生菌とは…263／②無症候性細菌尿は治療すべき？…263

　3 蜂窩織炎 ————————————————————— 264

　　Side Memo　③うっ滞性皮膚炎…265

　4 カテーテル関連血流感染 —————————————— 267

　　Side Memo　④CLABSI の診断基準…268／⑤抗菌薬ロック療法…270／⑥黄色ブドウ球菌菌血症で Uncomplicated の全項目を満たさない症例の抗菌薬投与期間をどうするか？…271

　5 肺炎 ——————————————————————— 273

　　Side Memo　⑦間質性肺炎にも注意…283

目次 xv

⑥ 髄膜炎 ——————————————————— 284

Side Memo ⑧Mollaret's meningitis…285／⑨髄液検査の前にCTが必要な症例…286／⑩肺炎球菌の最小発育阻止濃度(MIC)は髄膜炎 vs 非髄膜炎で異なる：なぜセフトリアキソン，バンコマイシンで開始するのか？…287／⑪髄膜炎 vs 脳炎…289

⑦ 感染性心内膜炎 ——————————————— 290

Side Memo ⑫黄色ブドウ球菌用ペニシリン…293／⑬culture negative IE…295／⑭早期の外科治療介入が必要なケース…295／⑮抗菌薬予防内服について…296

⑧ 肝臓胆道感染症 ——————————————— 296

A 肝膿瘍 ————————————————————— 296

B 急性胆嚢炎 ——————————————————— 298

Side Memo ⑯急性胆嚢炎のPitfall…302

C 急性胆管炎 ——————————————————— 302

⑨ 敗血症性ショック ————————————— 306

Side Memo ⑰Sepsisを呈する疾患の頻度…310

㉛ 貧血・DIC（播種性血管内凝固） ————— 311

① 貧血 ——————————————————————— 311

Side Memo ①輸血による予測上昇Hb値…315

② DIC（播種性血管内凝固） ————————— 317

㉜ 悪性腫瘍総論・Oncologic Emergency —— 324

① 悪性腫瘍総論 ———————————————— 324

② Oncologic Emergency ———————————— 326

A 脊髄圧迫症候群 ——————————————— 326

B 上大静脈症候群 ——————————————— 328

C 発熱性好中球減少症 ———————————— 330

D 腫瘍崩壊症候群 ——————————————— 333

E 高Ca血症 —————————————————— 337

Side Memo ①免疫チェックポイント阻害薬の有害事象…340

㉝ がん患者の疼痛コントロール ——————— 341

Side Memo ①換算比の盲点〜慣れてきた頃が危ない〜…353

34 せん妄・不眠 — 357
1 せん妄 — 357
Side Memo ①せん妄の原因となる薬剤…363
2 不眠 — 363

35 アルコール離脱症候群 — 368
Side Memo ①アルコール依存の背景を考える…373

36 看取りの作法 — 374
Side Memo ①予期悲嘆…375／②子どものケア…377／③看取りの過程で心電図モニターがないことの利点…378

37 手技・その他 — 383
1 プレゼンテーション — 383
2 気管挿管・気管切開チューブ（気管カニューレ）交換 — 387
3 ライン挿入（末梢静脈ライン，動脈ライン，中心静脈ライン，PICC） — 391
4 胸腔穿刺 — 399
Side Memo ①アスピレーションキット…402
5 腹腔穿刺 — 404
6 腰椎穿刺 — 407
7 関節穿刺 — 410
8 尿道カテーテル挿入 — 413
9 経鼻胃管チューブ挿入・胃瘻交換 — 418
10 血管外漏出 — 422
11 転倒・転落 — 427

38 腎障害時の薬剤投与量 — 430

索引 — 435

読者の皆さまのご意見・ご感想をお聞かせいただきたく，アンケートを実施いたしております．

同封のハガキもしくは Web（http://www.igaku-shoin.co.jp/prd/03613/ もしくは右 QR コード）からお送りください．

凡例

　本書の限られた紙面を有効に利用し，見やすく，使いやすく，かつ救急の場で必要な箇所がただちに引き出せるようにするため，次のような配慮をした.

1. 文章は，余計な表現や修飾語は省き，簡明に記述した.
2. 煩雑さを避けるため専門学術用語の多くは日本語を原則とした.
3. 用語は日常実際に用いているものを中心とし，略語もそのレベルの範囲内では使用した.
4. 略号も無理のない範囲で使用した.
　（例）↑＝上昇，↓＝低下，など
5. 誤解を生じない範囲で Ca^{++} などの $^{++}$ は省略した.
　（例）Ca 拮抗薬など
6. 薬剤について
　① 罫線で囲んだ処方例中の薬剤は，当院で実際に用いているものである.
　② 処方欄外に，投与法，本剤の特徴，副作用，禁忌，注意などを示したが，処方によってはこの順序を変えて記載してある.
　③ 抗菌薬を除き，商品名と一般名を併記した. 抗菌薬は一般名のみ記載した.
　④ 商標記号の ® は省略した.

ご 注 意

　本書に記載されている治療法に関しては，出版時点における最新の情報に基づき，正確を期するよう，編集者，責任編集者，編集委員ならびに出版社は，それぞれ最善の努力を払っています．しかし，医学，医療の進歩から見て，記載された内容があらゆる点において正確かつ完全であると保証するものではありません．

　したがって，実際の治療，特に新薬をはじめ，熟知していない，あるいは汎用されていない医薬品，保険適用外の医薬品の使用にあたっては，まず医薬品添付文書で確認のうえ，常に最新のデータに当たり，本書に記載された内容が正確であるか，読者御自身で細心の注意を払われることを要望いたします．

　本書記載の治療法・医薬品がその後の医学研究ならびに医療の進歩により本書発行後に変更された場合，その治療法・医薬品による不測の事故に対して，編集者，責任編集者，編集委員ならびに出版社は，その責を負いかねます．

株式会社　医学書院

1 スタットコール（院内急変）

- 院内急変の予兆としてバイタルサインの異常を認めることが多い．心肺停止患者の70％は呼吸または意識の異常を認めていたとの報告がある．
- 院内急変の中でも，心肺停止患者に対して特に緊急対応が必要である．
- 心肺停止に陥ると数十秒以内に意識消失，呼吸停止が起こり，3,4分以内に有効な呼吸，循環が再開されないと脳に不可逆的な変化が起こり始める．
- 心肺停止の発見から，心肺蘇生（CardioPulmonary Resuscitation；CPR）の開始までの時間を短くし，救急対応チームへ引き継ぐことが重要である．

院内急変で呼ばれたら

以下のことを並行で行えるようにする．

❶ 情報収集・伝達
- 急変時の対応（code）の確認を行う．
- スタットコール（医療スタッフの招集）をかけ，人を集める．
- 主治医，担当医へ連絡する．
- 普段の意識状態，既往歴，内服歴などの確認をする．
- 一般病床での管理が困難と判断した場合には，集中治療（ICU），冠疾患治療（CCU）チームへの引き継ぎを行う．

❷ 処置・検査
- まずバイタルサインの確認，モニター装着を行う．
- 次に点滴確保，同時に採血を行う．特に動脈血液ガス分析は迅速に結果が得られるため，率先して行う．
- バイタルサインの安定化を目指し，酸素投与や補液を行う．
- 必要に応じ尿検査，12誘導心電図，X線，心エコーや腹部エコーを検討する．

❸ 鑑別疾患
- 治療介入の可能な病態があるかどうか，原因検索を並行して行う

（6H6T の鑑別→ p.5）.

❹ 心肺停止の場合

- 下記の救命処置を行う.
- 胸骨圧迫を効率よく行うため，背板を挿入する.
- AHA2015 ガイドラインから用手換気が十分である場合は，挿管は必須ではなくなった. 必要に応じて行う.

一次救命処置：BLS と二次救命処置：ACLS

　心肺停止の患者を発見した際は，まずはじめに Basic Life Support（BLS）を行うことが重要である. 確実な BLS が患者の予後に大きく影響する.

❶ 最初に駆け付けた医師が行うべきこと

▶ 周囲の安全を確認し，自身の感染防御（手袋，シールド付フェイスマスク，必要があればガウン着用）を行う

a. 反応の確認

- 肩を叩いて大声で呼びかけ，意識の確認を行う. 反応がなければスタットコールで人を集め，救急カート，除細動器もしくは自動体外式除細動器（automated external defibrillator；AED）を集める.

b. 呼吸と脈拍の確認（ABC）

- 頭部後屈顎先挙上にて，気道確保を行う（airway：A）. 患者の口元に顔を近づけ，呼吸音を耳で聞き，吐息を頬で確認し，胸郭の上下に動きがあるかどうか 10 秒以内に確認をする（breathing：B）. 並行して頸動脈を触知する（circulation：C）.

c. CPR を開始

- 呼吸停止（死戦期呼吸を含む）または脈拍を触知できないときには，速やかに CPR を開始する.
- 胸骨圧迫と人工呼吸のサイクルは 30：2 で行う.
  - 適切な圧迫の位置：胸骨の下半分に手を当てる.
  - 適切な圧迫のテンポ：100〜120 回/分の速さ.
  - 適切な圧迫の深さ：成人に対しては 5 cm 以上，6 cm 未満.

  ※換気用の道具（バッグバルブマスクなど）がない場合は，胸骨圧迫のみを継続する.

d. 除細動の適応の確認

- AEDもしくは除細動器が到着したら，すぐに装着する．AEDは指示に従うと自動で除細動適応の判定を行い，除細動の指示をしてくれる．除細動器は，自身でモニターの波形を確認し，心室細動(ventricular fibrillation；VF)または無脈性心室頻拍(pulseless ventricular tachycardia；pulseless VT)であれば除細動を行う．救急対応チームや集中治療チームに引き継ぐまではこれを約2分間隔で継続する．

❷ BLSを行い反応がない場合の対応

救急カートや機器がそろった場合，気管挿管や薬剤投与など高度な心肺蘇生であるACLSに移行する．心肺停止のみならず，致死的不整脈，急性冠症候群や急性虚血性脳卒中などの初期治療も含む．

意識障害の原因やショックの原因を考えるため，動脈血液ガス分析や血液検査，心電図，心エコーや腹部エコー，胸部X線などをオーダーする．

※なお，画像検査はバイタルサインを安定させてからの施行を原則とする．

❸ 心電図波形を判断し，以下に示す心停止のアルゴリズムに則り蘇生を行う

a. 心室細動(VF)，無脈性心室頻拍(pulseless VT)

VF

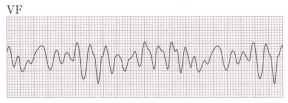

pulseless VT

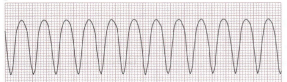

- VF, pulseless VTの際は，以下のプロトコールに従い除細動，薬

剤投与を行う．

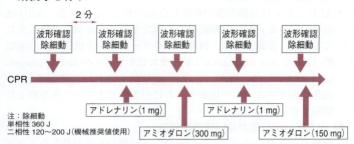

注：除細動
単相性 360 J
二相性 120～200 J（機械推奨値使用）

b. 無脈性電気活動（pulseless electrical activity；PEA），心静止（asystole）

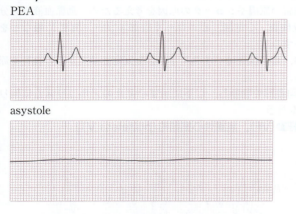

- PEA, asystole の際は，以下のプロトコールに従い薬剤投与を行う．

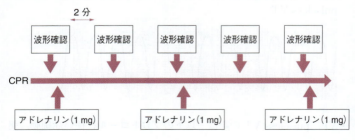

❹ advanced care life support（ACLS）の ABCD

- Airway：気道確保が困難な場合，経鼻・経口エアウェイの挿入，気管挿管を検討する．気管挿管は，換気が良好である場合は必須の処置ではない．行う場合，CPR の中断時間を可能な限り短く（10 秒以内）する．挿管後は，1 分間に 8〜10 回の換気とし，胸骨圧迫とは非同期で行う．

- Breathing：換気が良好であるかどうかの確認を行う．気管挿管を行った場合は，3 点法（また 5 点法），呼気二酸化炭素モニターなどを使用し，挿管が正しく行われているか確認する．

- Circulation：通常，肘正中皮静脈で太い点滴路（18 G など）を取り，生食液や外液を全開投与する．前記薬剤を適宜投与．

- Diagnosis：診療情報，担当医，家族からの病歴聴取を行い，鑑別疾患を考える．その際，急変時延命治療の希望に関しても確認する．特に蘇生希望なし（do not resuscitation；DNR）の有無も重要である．

- また PEA/asystole ではその原因を除去することで心拍再開が期待できる病態があり，原因となる病態の鑑別を挙げ，可能な限りその除去に努める．以下 6H6T（5H5T，4H4T など複数あり）にて原因検索をする．

【6H6T】

H：Hypovolemia　循環血液量減少
　　Hypoxia　低酸素血症
　　Hydrogen ion　水素イオン（アシドーシス）
　　Hypo-/Hyperkalemia　低／高カリウム血症
　　Hypothermia　低体温
　　Hypo-/hyperglycemia　低／高血糖
T：Tension pneumothorax　緊張性気胸
　　Tamponade, cardiac　心タンポナーデ
　　Toxins　毒物
　　Thrombosis, pulmonary　血栓症（肺），肺塞栓
　　Thrombosis, coronary　血栓症（心血管），心筋梗塞
　　Trauma　外傷

①救急カートの中身（当院の一例）

▶ 救急カートとは

　患者急変時に迅速に薬剤，診療材料，医療機器が使用できるように，収納準備しているカートである．

　ABCD（気道・呼吸・循環・意識）の急な異常により，呼吸・循環管理，心肺蘇生（BLS，ACLS）などの処置を要する場面で使用するため，自施設で備え付けられている薬剤・医療機器を把握しておくこと．以下に当院での例を示す．各部署で独自の救急カートを準備，管理するのではなく院内で統一されたものにすることが望ましい．

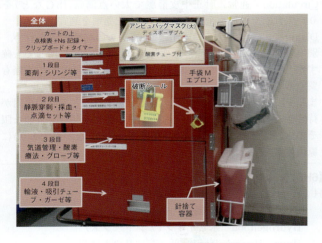

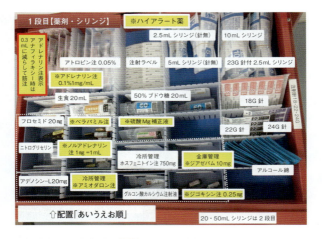

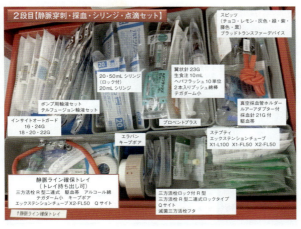

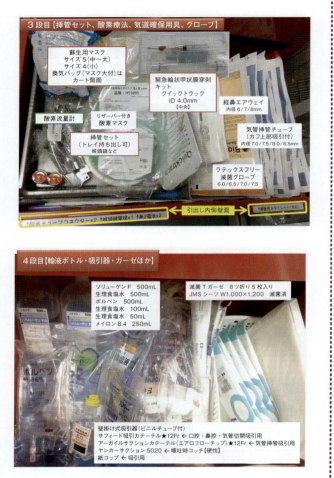

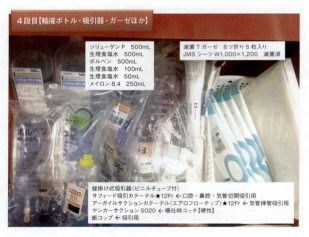

参考文献

1) American Heart Association. ACLS プロバイダーマニュアル　AHA ガイドライン 2015 準拠. シナジー，2017
2) American Heart Association. BLS プロバイダーマニュアル　AHA ガイドライン 2015 準拠. シナジー，2016
3) 日本救急医療財団心肺蘇生法委員会(監). 改訂 5 版救急蘇生法の指針 2015 医療従事者用. へるす出版，2016
4) 日本救急医学会 ICLS コース企画運営委員会 ICLS コース教材開発ワーキング (編)，他. 改訂第 4 版日本救急医学会 ICLS コースガイドブック. 羊土社，2016
5) 日本蘇生協議会(監). JRC 蘇生ガイドライン 2015. 医学書院，2016
6) Link MS, et al. Circulation 132(suppl 2)：S444-S464, 2015(PMID26472995)

2 ショック

疾患概念

▪ ショックとは，酸素供給減少もしくは酸素需要増大や酸素利用障害により，細胞および組織低酸素が生じた状態である.

診断の要点

▪ 5P's と言われる臨床症状，つまり Pallor；顔面蒼白，Perspiration；冷汗，Prostration；虚脱，Pulselessness；脈拍微弱，Pulmonary Insufficiency；呼吸切迫の存在からショックを疑う. 血圧，脈拍，酸素飽和度，血液ガス，採血，胸部 X 線，心電図を迅速に測定し，ショックの原因を特定する.

初期対応のポイント

● まずショックからの離脱を第一目標とし，同時に原因精査を行う. 実臨床ではこれら2軸を同時に進めていくことが多く，また気道や循環確保，ルート確保，記録など同時かつ迅速に行うためにも人手が必要となる. さらに情報を増やすため，その患者の背景を把握している医師がいれば情報収集する. これらのプロセスを速やかに人員分配しつつ，スムーズに進めていくことが，初期対応医に求められる.

● ショックは発症当初は可逆的であるが，多臓器不全まで進展すると不可逆的となりうるため，初期対応の重要性を認識する必要がある.

❶ 意識，呼吸の確認

▪ ショック患者へは酸素投与を行う. 既往に COPD などがある場合，高濃度投与へは注意が必要となる. 意識障害を伴えば気道の確認，確保を行う. 下顎挙上，エアウェイの挿入などを行いつつ，マスク換気を検討する.

▪ 気管挿管についてはマスク換気がしっかりできていれば優先度は下がり，血圧への対応や原因推察を遅らせない範囲で進めて

いく.

❷ 血圧低下

- 血圧低下患者へまず考慮する加療は下肢挙上,補液,カテコールアミン投与である.
- 血圧＝心拍出量（1回心拍出量×心拍数）×末梢血管抵抗で表されるように,血圧を上げるには補液による心拍出量増加や,カテコールアミンによる末梢血管抵抗増大を考慮する必要がある.
- 補液に関しては,一部の心原性ショックの場合には注意が必要だが,まずショックの離脱を第一目標としていることを忘れてはならない.まだ鑑別ができていなければ細胞外液の Flash 投与を開始する.カテコールアミンとしてノルアドレナリン 20 倍希釈を 1 mL ずつ投与し,1 分程度で効果が見られるため,反応がなければ追加投与する.

❸ 原因推察

- ショックの原因は心拍出量低下をきたす心原性ショック,末梢血管抵抗低下などにより血液分布異常を示す敗血症性ショック,アナフィラキシーショック,神経原性ショック,循環血液量低下をきたす出血性ショック,脱水（下痢,嘔吐,熱傷など）や third space loss や,忘れがちな疾患として緊張性気胸,心タンポナーデ,肺血栓塞栓症などの閉塞性ショックに分類される.
- 頻度は敗血症性ショック,心原性ショックおよび低容量性ショックに続き,閉塞性ショックはまれとされる.それぞれで対応が異なるため,所見をいち早く感じ取り速やかに判断する.
- 各種検査を準備する間,身体所見および患者情報からある程度の原因を推察する.
- 患者に触れ,血圧を推察する.一般的に橈骨動脈触知；80 mmHg 以上,大腿動脈 70 mmHg 以上,頸動脈；60 mmHg 以上と言われる.
- 全身発熱や四肢末梢が温かければ敗血症性ショックが考えられる.胸背部痛,動悸などの症状や努力様呼吸などがあれば心原性の可能性がある.顔面蒼白などを伴えば出血性ショックの可能性を考慮し,事前の薬物投与があればアナフィラキシーを考慮するなど患者の症状,身体所見からヒントを得ていく.

初期対応

- モニター，救急カート，エコー，心電図検査などの必要物品を揃え，酸素投与，気道確保の用意も検討する．末梢ルートを確保し，血液検査を提出する．ショックの原因となりうる疾患を想定し，血液ガス，血清乳酸値，貧血所見（同時にクロスマッチも提出），炎症所見，CK/CKMB，心筋トロポニンや必要に応じてD-dimerなどを測定し，心電図検査および心エコー検査を行う．

- ベッドサイドエコー検査はショックへの対応で重要であり，近年ではPoint-of-Care（POC）Ultrasonographyが広まっている．心原性ショックの否定目的に心タンポナーデ，左心機能障害，局所壁運動低下，重度弁膜症やD-shapeなどの右心負荷所見を確認し，その後IVCや胸部，腹部腔・臓器も観察し低容量性ショックも鑑別する．

それぞれのショックへの対応

	鑑別診断	検査	対応
すべてに共通		採血，血液ガス	輸液，カテコールアミン（ノルアドレナリン），原因疾患の検査と治療
心原性	大動脈解離，急性心筋梗塞，完全房室ブロック，心室頻拍	胸部X線，心電図，心エコー	原因疾患によって対応が異なるため，専門医コール（DC, IABP, CAG, ペースメーカー留置など）
出血性，循環血流量低下性	消化管出血，外傷性胸部挫傷，下痢，嘔吐	胃洗浄，便潜血，胸腹部X線，CT	輸血，消化管内視鏡，緊急開腹/開胸など
血流分布異常性 ・アナフィラキシー	造影剤アレルギー 食物，薬剤アレルギー	白血球像	アドレナリン筋注，ステロイド，抗ヒスタミン薬
・敗血症性	敗血症	尿検査，血培，尿培養，痰培，胸腹部CT	抗菌薬
閉塞性	肺塞栓，緊張性気胸，心タンポナーデ	胸部X線，心エコー，胸部造影CT	原因疾患によって異なる．ヘパリン，胸腔穿刺，心嚢穿刺など

❶ 心原性ショック

- 心原性ショックはさらなる状態増悪を招きうる症候群として，鑑別が重要となる．
- ACS，心筋炎などによる心室ポンプ障害を呈する心筋障害性，心房および心室の頻脈や徐脈により拍出障害を呈する不整脈性や弁膜症および心タンポナーデなどの一部の閉塞性ショックが分類される．
- まず症状として胸痛，背部痛などの有無を観察し，心電図でACS を示唆する ST-T 変化(特にショックをきたすような左主幹部病変を示唆する aVR 誘導での ST 上昇)，頻脈・徐脈性不整脈を示唆する rhythm 異常や，閉塞性ショックの原因として low voltage を示す心タンポナーデ，頻脈や右心負荷所見を示す肺血栓塞栓症などに注目する．心エコー検査にて左室機能障害，局所壁運動異常の有無，右室負荷，左室圧排所見，心嚢液の観察，大動脈弁狭窄症(AS)などの弁膜症を観察する．採血検査では CK・CKMB・D-dimer や，すぐに結果が見られる迅速トロポニン検査なども併用する．いずれの疾患についても専門科介入が必要となり，上記と疑うようであれば，速やかに循環器内科医をコールする．

❷ 出血性ショック

- 外傷，吐血，下血など出血部位の確認ができれば，早期診断が可能である．しかし胃・十二指腸出血，胸・腹腔内出血が無症状に生じることもあり，ショック患者をみた場合は常に鑑別が必要である．
- 食道以遠の上部消化管の場合，症状も吐血などの所見もないことがあり，否定するには胃洗浄や上部消化管内視鏡検査が必要となる．特に消化管潰瘍の既往，NSAIDs の長期内服，高侵襲処置後，長期入院などがあれば，積極的に否定が必要である．
- 胸腔内出血はエコーや胸部 X 線で存在を疑うが，一般的には胸部大動脈のイベントの場合が多く，胸背部痛などの所見が重要である．
- また抗血小板，凝固薬などを内服している場合，末梢動脈からの自然出血をきたすことがあり，大腿部，胸腹壁などを触り血腫がないか観察する．

❸ 血流分布異常性ショック

a. アナフィラキシーショック

アナフィラキシーは事前の薬物，輸血，造影剤投与などの既往から存在を疑う．皮膚の紅潮，wheeze の有無などから気道確保の必要性を迅速に判断する．アドレナリン 0.3 mg を大腿部に筋注を行い，必要に応じて追加投与を行う．心疾患があり，β 遮断薬を内服している患者ではグルカゴン 1 mg 静注を検討する．気道確保は時期を逸すると喉頭浮腫から気管挿管困難になりうるため，輪状甲状間膜切開なども検討が必要となる．抗ヒスタミン H_1，H_2 受容体拮抗薬やステロイド投与を行い，24 時間以上（軽症でも 6 時間以上）の経過観察が必要である．

b. 敗血症性ショック

warm shock とも表現されるように四肢末梢は温かく，心原性ショックなどでは得られない所見である．発熱や炎症所見の上昇などを伴えば敗血症性ショックと判断できる．補液，カテコールアミンの投与でショックからの離脱を図りつつ，身体診察，画像検査などで熱源を推察する．血液培養提出（場合により腰椎穿刺など）後，経験的抗菌薬治療を行う．特に骨髄抑制による好中球減少などがある場合，緊急性は高く，速やかに判断し抗菌薬投与を行う必要がある．

❹ 閉塞性ショック

心タンポナーデ，肺血栓塞栓症，緊張性気胸が閉塞性ショックをきたしうる．心腔内血液流入および前方拍出障害が病態の基礎であり，いずれも緊急度の高い疾患のため，早期の診断，治療介入が必要となる．診断には視診で頸静脈怒張，診察で呼吸音左右差，モニターでの SpO_2 低値や心エコーでの心嚢液および右室拡大所見や胸部 X 線写真から判断する．

Side Memo

①忘れがちなショックの原因

進行した原発性肺高血圧症，収縮性心外膜炎や副腎不全なども，まれだが血圧低下をきたしうる．また，降圧薬過量内服や，急性腎障害による薬物排出障害なども，血圧低下の原因として日常臨床では重要となる．

また大動脈解離による血圧左右差や，鎖骨下動脈閉塞による患肢低血圧などにも注意が必要で，血圧の左右差を確認する．

3 意識障害

疾患概念

- 意識とは「自身や自身の周囲の環境の関係性を適切に認識すること」を指し，意識障害とは上記の状態が失われ，「物事を正しく理解できなかったり，周囲の刺激に対して適切に反応できないこと」を示す．
- 意識障害は生命予後並びに機能予後の観点から危険な状態であることが多く，即時の対応が必要となる場合が多い．院内急変全体のうち，意識障害が占める割合は4.7％程度である[1]．「意識障害」と「失神（一過性意識障害）」では鑑別疾患や対応が異なるため，区別をつける必要がある（図1）．

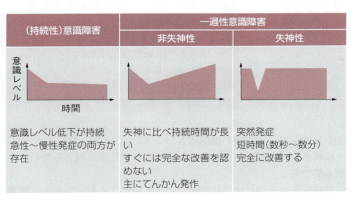

図1 **意識障害のパターン**

診断の要点

"意識"の維持には上行性網様体賦活系（脳幹網様体～視床・大脳皮質）への神経活動投射が重要である．

意識障害は以下の①②の障害や③により生じる．

①脳幹部の網様体賦活系
②広範な両側大脳皮質

表1 AIUEO TIPS

A	Alcohol	急性アルコール中毒，Wernicke 脳症，アルコール離脱症候群
I	Insulin	低血糖，DKA/HHS
U	Uremia	尿毒症
E	Encephalopathy	肝性脳症，高血圧性脳症など
	Electrolytes	低 Na，高 Ca
	Endocrinopathy	副腎不全，甲状腺クリーゼ
O	Oxygen	低酸素，CO_2 ナルコーシス，一酸化炭素中毒
	Overdose	薬物中毒，過量投与（睡眠薬など）
	Opiate	オピオイド過量投与
T	Trauma	脳挫傷，硬膜下/外血腫，脳震盪
	Temperature	低体温，高体温
	Tumor	脳膿瘍，腫瘍随伴症候群
I	Infection	中枢神経感染症（脳炎，髄膜炎，脳膿瘍），敗血症
P	Psychogenic	解離性障害，心因性
	Porphyria	ポルフィリア
S	Seizure	痙攣/てんかん（非痙攣性てんかん重積）
	Stroke/SAH	脳梗塞，脳出血，SAH
	Shock	持続的循環障害
	Syncope	失神（一過性循環障害）

③全身性疾患による脳の機能障害

脳幹部以外の局所的な出血や梗塞では意識障害は起こらないことが重要である．

意識障害の鑑別には AIUEO TIPS（表1）がよく用いられる．鑑別疾患を念頭に置き，身体所見および検査を進めることが重要である．

初期対応のポイント

- 意識障害に目を奪われず，ABC をしっかりと確認する（A：Airway，B：Breathing，C：Circulation）．
  ABC の異常があればまずはそちらに対応する．
  モニターを装着し，呼吸，循環不全があれば直ちに気道確保，酸素投与，輸液路確保を行う．

- 低血糖の除外を忘れない：血糖値は簡易血糖測定器で即座に測定可能.
- 患者背景の確認：全身状態や普段の意識状態, 既往歴, 内服薬など.

　呼吸循環状態の評価および意識障害の評価を同時進行に進め, 加療を行っていく必要がある.

初期対応

　救命処置を行いながら, 脳自体の障害による一次性のものか, 脳以外の病変に伴う二次性のものかを鑑別していくことが必要である. 特に救急部や急変時で, 重症度を判定して致死的な病態の改善を図りながら, 原因を検索して改善しうる原因の除去を優先する.

　その中で緊急性の高い疾患の鑑別に必要な病歴, 症候, 検査所見を念頭に置き, 初期の診療を進める.

❶ ABC の確認

　意識障害のある患者を診察するときには, ABC（A：Airway, B：Breathing, C：Circulation）をしっかり確認する必要がある. 呼吸, 循環に問題がある場合にはそれ自体が意識障害の原因になっている可能性があるため, まずはその安定化を図ることを優先する.

❷ 必須の身体所見と検査

　中枢神経評価として意識障害の評価, 瞳孔の評価, 脳神経系の評価などを行っていく. 身体所見, 神経学的所見を取りつつ病歴の聴取を行い, 診断確定のための検査を進める.

a. 意識障害の評価を行う

　Japan Coma Scale（JCS）, Glasgow Coma Scale（GCS）で評価を行う（表2）.

　JCS は大まかな意識障害の把握に適しているが, 本邦でのみ使用されている. GCS は重症意識障害時の運動要素の詳細な評価が可能で経時変化を把握しやすい. 急性の意識障害で GCS 8 点以下（JCS 30 以上）では気管挿管を考慮する.

b. バイタルサイン測定を行い, 初期治療を開始する

　実際の現場では, ①意識障害評価と並行してバイタルサイン（血圧, 脈拍, 呼吸回数, 酸素飽和度, 体温）を測定する. 必要があれ

表2 意識障害の評価スケール

Japan Coma Scale（JCS）

Ⅰ．覚醒している（1桁の点数で表現）	
0	意識清明
Ⅰ-1	見当識は保たれているが意識清明ではない
Ⅰ-2	見当識障害がある
Ⅰ-3	自分の名前・生年月日が言えない

Ⅱ．刺激に応じて一時的に覚醒する（2桁の点数で表現）	
Ⅱ-10	普通の呼びかけで開眼する
Ⅱ-20	大声で呼びかけたり，強く揺するなどで開眼する
Ⅱ-30	痛み刺激を加えつつ，呼びかけを続けるとかろうじて開眼する

Ⅲ．刺激しても覚醒しない（3桁の点数で表現）	
Ⅲ-100	痛みに対して払いのけるなどの動作をする
Ⅲ-200	痛み刺激で手足を動かしたり，顔をしかめたりする
Ⅲ-300	痛み刺激に対し全く反応しない

R（不穏）・I（糞便失禁）・A（自発性喪失）がある場合，JCS Ⅲ-200-I などと表す．

Glasgow Coma Scale（GCS）

開眼機能（eye opening）「E」	
4点	自発的に，またはふつうの呼びかけで開眼
3点	強く呼びかけると開眼
2点	痛み刺激で開眼
1点	痛み刺激でも開眼しない

最良言語反応（best verbal response）「V」	
5点	見当識が保たれている
4点	会話は成立するが見当識が混乱
3点	発語はみられるが会話は成立しない
2点	意味のない発声
1点	発語みられず

※挿管などで発声ができない場合は「T」と表記，扱いは1点と同等である．

最良運動反応（best motor response）「M」	
6点	命令に従って四肢を動かす
5点	痛み刺激に対して手で払いのける
4点	指への痛み刺激に対して四肢を引っ込める
3点	痛み刺激に対して緩徐な屈曲運動（除皮質姿勢）
2点	痛み刺激に対して緩徐な伸展運動（除脳姿勢）
1点	運動みられず

ば，直ちに酸素投与および点滴路の確保を行う．点滴路確保の際に，後述する血液検査および血糖測定も合わせて行うと良い．

c. 初期治療と並行して行うべき検査

血液検査	血算，腎機能（Cre, BUN），肝機能（T-bil, AST, ALT），電解質（Na, Ca），CRP などを検査する．必要に応じて，アンモニア，血中エタノールなどを追加する．
血糖測定	糖尿病患者，特に SU 製剤やインスリンを使用している場合は，簡易血糖測定器による迅速な血糖測定を行う．低血糖を認めた際は，50%ブドウ糖 40 mL を直ちに静脈投与する．
動脈血液ガス	呼吸様式に異常があったり，低酸素血症をきたしている場合は積極的に行う．特に，pH（糖尿病性ケトアシドーシスなど），PCO_2（CO_2ナルコーシス）に着目する．ヘモグロビンやナトリウム濃度も迅速に測定でき有用である．CO_2 ナルコーシスの場合は，過剰な酸素投与に気を付ける．

d. 原因検索として行うべき検査

心電図	血圧低下，徐脈・頻脈，または不整脈をモニターで認めた際は，心疾患を考慮し 12 誘導心電図を行う．
画像検査	頭蓋内疾患を疑う場合は頭部 CT を検討する．検査に移動の際に急変する可能性があるため，バイタルサインが安定している状態を確認してから移動を行う．胸部単純 X 線は，ポータブル撮影を考慮する．
髄液検査	髄膜炎や脳炎を疑う際は，腰椎穿刺にて髄液検査を行う．特に細菌性髄膜炎を疑う際は迅速な治療が必要となる．血液培養を 2 セット採取した後，速やかに抗菌薬を投与する．その後髄液検査を施行する．
その他の検査	発熱など感染症を疑う場合は血液培養，尿検査，尿培養を考慮する．向精神薬の内服や危険ドラッグ，覚醒剤などの使用が疑われる場合には薬物中毒検出用キットでチェックする．

e. 病歴聴取

　意識障害の患者本人から病歴を聴取するのは困難なことが多く，救急隊や発症時目撃者，家族や知人などから発症様式，既往歴，服薬歴，アレルギー歴，前駆症状などの情報を得る．他院通院歴などわかれば紹介状の取り寄せなども依頼する．アルコール依存症が疑われる場合は，Wernicke 脳症の予防目的にチアミン 100 mg〔ビタメジン（1 V）：チアミン以外にも，ビタミン $B_{6, 12}$ を含む〕を投与する．低血糖が併存している場合，ブドウ糖投与と同時またはより先にチアミンの投与を行う．

f. 身体所見，神経学的所見

意識障害では意識レベルの評価に加えて眼，呼吸様式，反射，骨格筋の反応に注目して観察を行う．

眼	● 共同偏視 ・テント上脳出血：障害側 ・痙攣・テント下脳出血：健常側 ・視床出血：下方 ・橋出血：正中位 ● pinpoint pupil：オピオイド中毒，橋梗塞・出血，有機リン中毒 ● 対光反射の消失：脳幹障害 ※両側の対光反射消失では 81% で予後不良[2] とされる． ● 瞳孔不同：片側脳幹障害，動眼神経麻痺，Horner 症候群 ● 眼球結膜黄染：肝性脳症 ● 眼瞼結膜蒼白：出血性ショック
呼吸様式	● Cheyne-Stokes 呼吸：大脳半球・視床障害，心不全，尿毒症 ● 過換気：代謝性アシドーシスの代償，低酸素
反射	● 深部腱反射・病的反射の有無・左右差 ● 頭位変換眼球反射(人形の目反射)：両側あれば脳幹障害 ● Babinski 反射，Chaddock 徴候
その他	疼痛刺激への反応 ・項部硬直，Kernig 徴候，Jolt accentuation：髄膜炎，SAH ・羽ばたき振戦：肝性脳症 ・振戦・発汗：甲状腺クリーゼ，アルコール離脱 ・Arm drop test：てんかん性障害

Side Memo ①鑑別を意識した問診のポイント

発症形式，発症時の体位，前駆症状に注目して行う．

A) 発症経歴	・突然発症からの昏睡：脳出血，てんかん，外傷，薬物中毒 ・突然発症後に完全に改善：失神 ・数十秒〜数分の発症：迷走神経反射，低血糖
B) 発症時の 体位	・起立時：迷走神経反射，ショック ・労作時：心血管系 ・咳嗽，排尿，排便時：迷走神経反射
C) 前駆症状	・嘔気，発汗，動悸：迷走神経反射，低血糖 ・動悸：心血管系(不整脈) ・なし：心血管系(不整脈)

入院時オーダー

項目	指示内容
動脈血液ガス＋血算・生化学（＋尿：トライエージ）	動脈血液ガスで酸塩基平衡や酸素化, CO_2 貯留, 電解質がすぐにわかる.
頭部CT	頭蓋内病変の有無を確認する.
腰椎穿刺	原因不明の痙攣や意識障害, 麻痺がある場合には全例に施行. 中枢神経感染症を疑う発熱, 頭痛, 髄膜刺激徴候がある場合にも全例に施行する.
血液培養, 尿培養	菌血症, 敗血症による意識障害の可能性を考慮する場合
心電図	失神の可能性が除外できない場合や胸部症状がある場合

②昏睡カクテル coma cocktail

麻薬中毒が比較的多い国では, 下記の薬物を投与して意識が回復するかどうかみて意識障害の診断, 治療を行うことがある. 本邦での有用性は議論が残る.

チアミン 100 mg, 50％ブドウ糖 40 mL, ナロキソン塩酸塩 0.4 mg, フルマゼニル 0.5 mg 静注

③意識障害を表現する用語

昏睡(coma)	いかなる刺激にも脊髄反射以外の反応を示さない状態. 強い痛み刺激に対して四肢を動かしたり, 顔をしかめたりする状態を半昏睡(semicoma)と呼ぶ.
傾眠(somnolence), 嗜眠(lethargy)	痛みや強い刺激で一時的に覚醒するが, 刺激がなくなると眠ってしまう状態. 嗜眠はより重度の傾眠状態を指す.
昏迷(stupor)	意識は失われていないが, 周囲の状況への関心, 認識が狭小化して外界からの刺激に対し反応が鈍くなり, 意思の表出がなくなった状態. 刺激を続けると簡単な質問や指示に応じることもある.
せん妄(delirium)	失見当など意識レベルの低下に加えて幻覚・妄想が見られ, 精神運動興奮を呈する状態. 被害的な妄想や恐怖感から大声をあげて暴れることがある. 急性錯乱(acute confusion)とも呼ばれる.

無動性無言(akinetic mutism), 失外套症候群(apallic syndrome), 閉じこめ症候群(lock ed-in syndrome)	いずれも開眼しているが眼球運動を除いて自発的な運動がない状態.意識障害の程度は病態によりさまざまであるが,睡眠のリズムは保たれている.橋・延髄腹側部の病変による閉じこめ症候群では上行性網様体賦活系が障害されていないため,意識は清明である.
失神(syncope)	中枢神経系の一過性虚血による意識障害で,虚血の解除により速やかに消失し,神経学的後遺症を残さない.
脳死 (brain death)	脳幹を含めた脳機能のすべてが不可逆的に失われた状態で,昏睡となり脳波は平坦化,脳幹反射・自発呼吸は完全に消失する.大脳機能は障害されているが脳幹・小脳機能が維持されている植物状態とは厳密に区別される.

参考文献

1) Buist M, et al. Resuscitation 62：137-141, 2004(PMID15294398)
2) Carter BG, et al. Anaesth Intensive Care 35：984-987, 2007(PMID18084996)

4 失神

疾患概念

- 失神（syncope）とは脳全体の血流低下により，一過性に意識消失をきたし，自然に，また完全に意識の回復がみられるものである．てんかんや脳血管障害など脳全体の血流低下によらない一過性意識消失は，失神とは別の概念である（『3 意識障害』図1参照，p.15）．

診断の要点

- 詳細な病歴聴取が最も重要である．本人，および目撃者より，失神時の状況，体位，前兆の有無，外傷の有無，回復の状態，降圧薬などの服薬歴，家族歴などを詳細に聴取する．
- 失神は①心原性失神，②反射性失神，③起立性低血圧に分類される〔**Side Memo**（①，p.27）参照〕．このうち，心原性失神は生命予後が悪く（1年目の死亡率は24％），心原性失神を見逃さないことが重要である[1]．

初期対応のポイント

- 心原性失神を見逃さないことが最も重要である．
- バイタル不安定など緊急を要する状態であれば，急性の心疾患や消化管出血を考慮し迅速に対応する．
- 初期評価で診断が未確定の場合はリスクの層別化を行い，リスクに応じて対応する．

初期対応

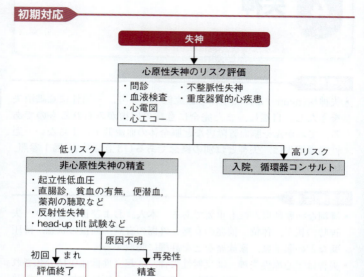

❶ 失神の初期評価として，病歴聴取，バイタルサインの測定，心電図検査を行う

- バイタルサインが不安定であれば，心原性失神(表1)を考慮し，迅速に心電図，心エコー検査などの画像検査を行う．バイタルサインが安定していれば，詳細に病歴を聴取する．失神は一部の脳血流低下から起こるものではないので頭部CTに臨床的意義は少ない．

❷ 診断が困難であればリスクの層別化を行い，心原性失神の高リスクであれば入院精査を考慮する

- 心原性失神の高リスク所見の有無をチェックする(表2，図1)．高リスク所見を1つでも有すれば，専門医に相談し，入院によるモニター観察を考慮する．

❸ 低リスクであれば緊急検査は不要．再発性である場合は精査を行う

- 短期間に繰り返す再発性失神の場合，反射性(神経調節性)失神が疑われればhead-up tilt試験などを行い，必要に応じて心原性失

表1　失神の分類

種類	疾患	特徴	検査
心原性失神	頻脈/徐脈性不整脈，大動脈弁狭窄，肺塞栓，大動脈解離，重症冠動脈疾患など	突然発症することが多い	Holter 心電図，心エコー，大動脈/肺動脈造影 CT，ループレコーダー，電気生理学的検査など
起立性低血圧	自律神経障害，二次性自律神経障害（糖尿病やパーキンソン病），脱水や出血（消化管など），薬剤性（特にβ遮断薬）	立ちくらみを訴えることが多い	head-up tilt 試験便潜血，血算
反射性失神	迷走神経反射，頸動脈洞症候群	発作直前の前駆症状がみられることが多い	頸動脈洞マッサージ

表2　失神患者の高リスク基準

1　重度の器質的心疾患あるいは冠動脈疾患

心不全，左室駆出分画低下，心筋梗塞歴

2　臨床上あるいは心電図の特徴から不整脈性失神が示唆されるもの

① 労作中あるいは仰臥位の失神

② 失神時の動悸

③ 心臓突然死の家族歴

④ 非持続性心室頻拍

⑤ 二束ブロック（左脚ブロック，右脚ブロック＋左脚前枝 or 左脚後枝ブロック），QRS ≧ 120 ms のその他の心室内伝導異常

⑥ 陰性変時性作用薬や身体トレーニングのない不適切な洞徐脈（< 50/分），洞房ブロック

⑦ 早期興奮症候群

⑧ QT 延長 or 短縮

⑨ Brugada パターン

⑩ 不整脈原性右室心筋症を示唆する右前胸部誘導の陰性 T 波，イプシロン波，心室遅延電位

3　その他

重度の貧血，電解質異常など

〔日本循環器学会：失神の診断・治療ガイドライン（2012 年改訂版）．http://www.j-circ.or.jp/guideline/pdf/JCS2012_inoue_h.pdf（2018 年 11 月閲覧）〕

　神も考慮のうえ精査を行う．この際，植込み型ループレコーダーの使用は非常に有益である．失神発作が初回かあるいはまれな場合には，さらなる精査は必要なく評価をこの時点で終了する．

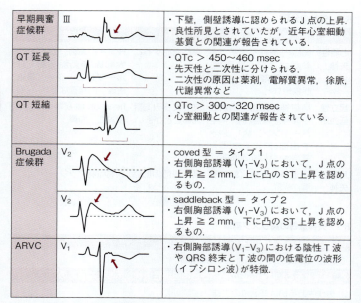

図1 高リスクとなる心電図所見
J点：QRS波とST部分の接合部，ARVC：不整脈原性右室心筋症

❹ 治療について

心原性失神の治療に関しては専門的な要素が強く，専門医に委ねるのがよい．

反射性失神，起立性低血圧を疑う場合には，生活指導や増悪因子の除去を行う．それでも頻回の失神を起こす症例に対しては薬物療法が行われるが，決定的な薬効が証明された薬剤はない．

参考文献
1) Soteriades ES, et al. N Engl J Med 347(12)：878-885, 2002(PMID 12239256)
2) 日本循環器学会．失神の診断・治療ガイドライン(2012年改訂版)
3) Brignole M. Tilt table testing. In：Grubb BP, et al, eds. Syncope：Mechanism and Management. pp.159-168, Blackwell Publishing Malden, MA, 2005

①反射性失神，起立性低血圧に対する指導

1. 病態の説明
2. 誘因を避ける：脱水や飲酒，塩分制限など．起立性低血圧であれば急激な起立の回避，反射性失神であれば長時間の立位など．
3. 誘因となる薬剤の中止・減量：α，β遮断薬，利尿薬，硝酸薬など．
4. 前駆症状出現時の失神回避法：前兆を自覚した場合には，その場でしゃがみ込んだり横になったりすることが最も効果的である．それ以外に①立ったまま足を動かす，②足を交差させて組ませる，③お腹を曲げてしゃがみ込ませる，④両腕を組み引っぱり合うなどの体位あるいは等尺性運動によって血圧を上昇させ，失神発作を予防することができる．

② head-up tilt 試験

▶ ACC 勧告と ESC ガイドラインより推奨されるチルト試験のプロトコール[3]

- 開始前の安静臥床：静脈カニュレーションがなければ最低 5 分間，なされていれば最低 20 分間．
- チルトの角度：60〜70°
- 薬物負荷のない場合：20〜45 分間施行
- 薬物負荷のない試験が陰性の場合：イソプロテレノール（点滴静注）負荷もしくはニトログリセリン（舌下）負荷によるチルト試験を 15〜20 分間．
- イソプロテレノール負荷：チルトを継続したまま負荷前より約 20〜25％の心拍数の増加を目標に，1 μg/分より 3 μg/分まで徐々に増加．
- ニトログリセリン負荷：チルトを継続したまま 400 μg のニトログリセリンスプレーを舌下投与※．
- 失神が誘発されるか，薬物負荷を含めたチルトの予定時間を完遂したら終了とし，失神が誘発されれば陽性とする．

※わが国ではニトログリセリン錠剤 0.3 mg の舌下投与またはスプレー 1 噴霧 0.3 mg を使用する．

③失神とてんかん発作の鑑別

criteria	スコア
舌を噛んで目が覚める	2
異常行動の目撃	1
感情的ストレスによる意識消失	1
発作後の意識障害	1
頭部回旋	1
デジャブなどの前駆症状	1
前失神	－2
長時間の座位や立位による意識消失	－2
発作前の発汗	－2

1点以上でてんかん発作(感度・特異度：94％)
(J Am Coll Cardiol 40：142-148, 2002 より改変)

④失神患者の自動車運転に関する指針

診断	自家用運転	職業運転
不整脈		
薬物治療	治療の有効性が確認されるまで禁止	治療の有効性が確認されるまで禁止
ペースメーカー	1週間は禁止	ペースメーカーの適切な作動が確認されるまで禁止
カテーテルアブレーション	治療の有効性が確認されるまで禁止	長期間の有効性が確認されるまで禁止
植込み型除細動器	一次予防で30日，二次予防で6か月禁止	永久的禁止
反射性失神		
単発，軽症	制限なし	危険を伴わない場合(高速運転など)は制限なし
再発性，重症	症状がコントロールされるまで禁止	治療の有効性が確認されなければ禁止
原因不明の失神	重症の器質的心疾患や運転中の失神がなく，安定した前駆症状がある場合には制限なし	診断と適切な治療の有効性が確認されるまで禁止

(ESC ガイドライン 2009 より)

5 頭痛

疾患概念

国際頭痛分類（第3版beta版，2014年）では，頭痛を一次性頭痛，二次性頭痛，有痛性脳神経ニューロパチー・他，の3つに大別している．

〈一次性頭痛〉
　1．片頭痛
　2．緊張型頭痛（TTH）
　3．三叉神経・自律神経性頭痛（TACs）
　4．その他の一次性頭痛疾患
〈二次性頭痛〉
　5．頭頸部外傷・傷害による頭痛
　6．頭頸部血管障害による頭痛
　7．非血管性頭蓋内疾患による頭痛
　8．物質またはその離脱による頭痛
　9．感染症による頭痛
　10．ホメオスターシス障害による頭痛
　11．頭蓋骨，頸，眼，耳，鼻，副鼻腔，歯，口あるいはその他の顔面・頭蓋の構成組織の障害による頭痛あるいは顔面痛
　12．精神疾患による頭痛
〈有痛性脳神経ニューロパチー，他の顔面痛およびその他の頭痛〉
　13．有痛性脳神経ニューロパチーおよび他の顔面痛
　14．その他の頭痛性疾患

診断の要点

- 頭痛診療は，一次性頭痛と二次性頭痛を鑑別するところからはじまる．
- 一次性頭痛とは，おおむね6か月以上同様のパターンの続く慢性の経過をとる頭痛である．最初に，緊張型頭痛，片頭痛，群発頭

痛, を鑑別する.

- 「前兆のない片頭痛」の診断基準(**表1**)を熟知し, 他の頭痛はこれと対比して診断するとよい.

表1 「前兆のない片頭痛」の診断基準(国際頭痛分類第2版, 2004年)

(A) B～Dを満たす頭痛発作が5回以上ある
(B) 頭痛の持続時間は4～72時間(未治療もしくは治療が無効の場合)
(C) 頭痛は以下の特徴の少なくとも2項目を満たす
　　①片側性
　　②拍動性
　　③中等度～重度の頭痛
　　④日常的な動作(歩行や階段昇降など)により頭痛が増悪する, あるいは
　　　頭痛のために日常的な動作を避ける
(D) 頭痛発作中に少なくとも以下の1項目を満たす
　　①悪心または嘔吐(あるいはその両方)
　　②光過敏および音過敏
(E) その他の疾患によらない

- 三叉神経痛は三叉神経第2枝, 第3枝に始まることが多く, 両側性に生じることはまれである. 一方, 穿刺様頭痛は眼窩, 側頭部, 頭頂部の三叉神経第1枝に生じ, 穿刺様の疼痛は同側または対側に移動することがある.

- 何らかの疾患により生じる頭痛, すなわち症候性の頭痛を二次性頭痛という. 原因は多岐にわたり, 症状の強さとは無関係に緊急性を要することが多い. 原因を診断し, 治療することが目標である.

  - くも膜下出血, 髄膜炎, 脳動脈解離, 脳静脈洞血栓症, 脳腫瘍, 下垂体卒中, 緑内障, 急性副鼻腔炎, 側頭動脈炎, 低髄圧頭痛, 高血圧性危機, 帯状疱疹など, 二次性頭痛は多岐にわたるが, 生命を脅かす頭痛は最初に除外する.

  - 雷鳴頭痛は脳動脈瘤破裂時の頭痛に似ている. くも膜下出血, 脳出血, 大脳静脈血栓症, 脳動脈解離, 下垂体卒中など鑑別する.

初期対応のポイント

- 生命を脅かす二次性頭痛を見逃さない．夜間救急外来を受診する頭痛患者は，特に注意が必要である．いつもと違う頭痛には要注意．
- 救急外来を受診する一次性頭痛患者は，片頭痛と群発性頭痛の頻度が高い．迅速な治療がよい結果につながるため，発作から治療開始までの時間を短縮する．
- 救急外来では，薬物乱用頭痛の頻度も多い．病歴聴取が重要であり，原因薬物を繰り返し処方しない．

初期対応

❶ 診断

- まず二次性頭痛を除外診断することが重要．
- 二次性頭痛を疑う症状・所見として「いつもと様子の違う頭痛」，「今まで経験したことがない頭痛」，「最近どんどん悪くなってくる頭痛」，「最初にして最悪の頭痛」，「突然の頭痛」など．
- 神経学的に異常があれば二次性頭痛である可能性が高く，神経画像検査が有用である．
  - くも膜下出血を疑えば頭部CT，脳動脈解離を疑えば頭部MRI・MRAというように，神経画像検査を使い分ける．
- くも膜下出血を疑い，神経画像検査で診断困難な場合には髄液検査を行う．
- 片頭痛を疑う入り口は，「反復性の日常生活に支障のある頭痛」である．診断にあたっては以下に注意する．

> ・スクリーニング：①生活に支障があるか，②悪心があるか，③光過敏はあるか，の3項目に注目する．
> ・常に片側性で拍動性か？：片頭痛の40％は両側性に痛み，50％に拍動感がない．
> ・嘔吐を伴う頭痛：片頭痛が多いが，なかには脳腫瘍や髄膜炎のこともある．

- 朝からの頭痛は片頭痛，群発性頭痛，薬物乱用頭痛のほか，脳腫瘍，副鼻腔炎，睡眠時無呼吸症候群などがある．

❷ 治療

▶ 片頭痛の急性期・発作時治療

> **処方例**
>
> スマトリプタン（イミグラン）注　1回3mg　1時間以上あけて
> 　　1日2回まで　皮下注
> または
> リザトリプタン（マクサルト）1錠　1回10mg＋ドンペリドン
> 　　（ナウゼリン）錠　1回10mg　リザトリプタンは2時間以上
> 　　あけて1日2回まで　頓服

　スマトリプタン（イミグラン），ゾルミトリプタン（ゾーミッグ），エレトリプタン（レルパックス），リザトリプタン（マクサルト），ナラトリプタン（アマージ），いずれを使用してもよい．

▶ 群発性頭痛の急性期・発作時治療

> **処方例**
>
> スマトリプタン（イミグラン）注　1回3mg　1時間以上あけて
> 　　1日2回まで　皮下注
> または
> 100%酸素（7L/分以上）15分間の吸入

▶ 緊張型頭痛の急性期治療・頓挫療法

> **処方例**
>
> アセトアミノフェン（カロナール）錠　1回500mg　頓服
> または
> イブプロフェン（ブルフェン）錠　1回200mg　頓服

参考文献
1) 日本頭痛学会. 慢性頭痛の診療ガイドライン 2013
　 http：//www.jhsnet.org/guideline_GL2013.html

6 脳血管障害

疾患概念

- 多くは脳の動脈硬化性病変を背景に，血管が閉塞する脳梗塞と，血管が破れる脳出血を総称して脳血管障害 cerebrovascular disease（脳卒中）という．脳動脈瘤の破裂によるくも膜下出血なども含まれる．

診断の要点

- 急性発症である．
- 局所神経症状や特定の脳動脈領域徴候が認められる．

初期対応のポイント

- 画像から脳梗塞と脳出血を区別する．低血糖による片麻痺にも注意．
- 脳梗塞では tPA 適応か否かを判断し，非適応例では病型別に治療計画を立てる．
- 脳出血・くも膜下出血では直ちに血圧コントロールを行い，手術適応を検討する．

初期対応

❶ 神経学的所見から病変部位を推定する

- NIHSS（表 1）を用いて重症度評価を行う．

❷ 両側で血圧を測定する

- 大動脈解離の合併を確認するため．
- 20 mmHg 以上の左右差を異常とする．10 mmHg 以上の差はないのが普通．
- 腕頭動脈が解離で狭窄すれば右上肢の血圧が低下し，左鎖骨下動脈が解離で狭窄すれば左上肢の血圧が低下する．通常，左に解離が起こるため左上肢の血圧が低くなる．
- 左右差がなくても，脳卒中で血圧が低めのときは大動脈解離に注意．

表1 National Institute of Health Stroke Scale (NIHSS)

1-a	意識水準	0	完全覚醒
		1	簡単な刺激で覚醒
		2	繰り返し刺激, 強い刺激で覚醒
		3	完全に無反応
1-b	意識障害(質問) 「今月の月」 「年齢」	0	両方正解
		1	片方正解
		2	両方不正解
1-c	意識障害(従命) 「開眼・閉眼」 「手を握る・開く」	0	両方可
		1	片方可
		2	両方不可
2	最良の注視 水平眼球運動のみ	0	正常(正中を越えて左右に動く)
		1	部分的注視麻痺(異常であるが固定した偏視や完全注視麻痺ではない)
		2	頭位変換眼球反射でも克服できない固定した偏視や完全注視麻痺
3	視野 片眼ずつ	0	視野欠損なし
		1	部分的半盲(4分盲を含む)
		2	完全半盲(同名半盲を含む)
		3	両側性半盲(皮質盲を含む全盲)
4	顔面麻痺 歯を見せて笑う 額のしわ寄せ 眼を閉じる	0	正常
		1	軽度の麻痺(顔面下半分に麻痺はあるが少しは動く)
		2	部分的麻痺(顔面下半分の完全な麻痺)
		3	完全麻痺(顔面上半分及び下半分の完全な運動麻痺)
5	上肢の運動 掌を下に向けて 臥位→45度を保持 座位→90度を保持 非麻痺側から実施	0	下垂なし(10秒間肢位を保てる)
		1	10秒以内に下垂するがベッドまでは落ちない(動揺する場合も含む)
		2	10秒以内に下垂しベッドまで落ちる(重力に抗して動きはある)
		3	ベッドにバタっと落ちるが, 動きがみられる(重力に抗して動かない)
		4	ベッドにバタっと落ち全く動きがみられない
		N	切断・関節癒合

(次頁に続く)

表1（続き）

6	下肢の運動 臥位で30度を保持 非麻痺側から実施	0	下垂なし（5秒間肢位を保てる）
		1	5秒以内に下垂するがベッドまでは落ちない（動揺する場合も含む）
		2	5秒以内に下垂しベッドまで落ちる（重力に抗して動きはある）
		3	ベッドにバタっと落ちるが，動きがみられる（重力に抗して動かない）
		4	ベッドにバタっと落ち全く動きがみられない
		N	切断・関節癒合
7	運動失調 「鼻-指-鼻試験」 腕がしっかり伸びる位置 「膝-踵試験」	0	なし
		1	1肢に存在
		2	2肢に存在
		N	切断・関節癒合
8	感覚 「顔面」「上肢」「下肢」 「体幹」にpin prick	0	障害なし
		1	軽度～中等度（軽い痛み刺激はわからないが，強い痛み刺激はわかる）
		2	重度～完全（触られていることもわからない）
9	最良の言語	0	失語なし
		1	軽度～中等度（検者は答えを同定できる）
		2	重度（検者は答えを同定できない）
		3	無言，全失語
10	構音障害	0	正常
		1	軽度～中等度（構音異常はあるが，言っていることが理解できる）
		2	重度（言っていることが理解できない）
		N	挿管または身体的障壁
11	消去現象と注意障害	0	異常なし
		1	視覚，触覚，聴覚，視空間，または自己身体に対する不注意 あるいは1つの感覚様式で2点同時刺激に対する消去現象
		2	重度の半側不注意あるいは2つ以上の感覚様式に対する消去現象 自分の手を認識できない，あるいは空間の一側しか注意を向けない

6

脳血管障害

❸ 非麻痺側にラインを確保し，採血・血液検査をオーダーする
❹ 心電図を記録し，心電図・サチュレーションモニターを装着する
❺ 頭部 MRI(DWI・FLAIR)，MRA を撮影する
- MRI で脳出血があれば，降圧をしながら，頭部 CT を撮影する．
❻ 胸部 X 線を撮影する
- 心不全徴候に注意する．
- 大動脈解離を示唆する縦隔拡大に注意する．
❼ 脳梗塞，脳出血，くも膜下出血別に初期対応する
❽ 治療の基本原則は，①症状増悪の阻止(超急性期治療)，②原因の精査，③再発予防の開始，④残存する機能障害への対応(日常生活・社会生活を送ることが可能となるプランの作成・実施)である

脳梗塞の初期対応

- tPA 適応の場合は脳卒中チームへ連絡する．
- tPA 非適応の場合は，臨床病型を推定し，治療を選択する．

❶ アテローム血栓性脳梗塞の治療
＜標準治療＞　①～④を併用する．

> **処方例**
> ①オザグレル(カタクロット，キサンボン)注　1 回 80 mg ⎫
> 　5%ブドウ糖液　1 回 100 mL　　　　　　　　　　　 ⎬
> 　1 日 2 回(朝・夕)　1 回 2 時間かけて点滴静注
> ②濃グリセリン・果糖(グリセオール)注　1 回 200 mL
> 　1 日 3 回(8 時間ごと)　1 回 90 分かけて点滴静注
> ③エダラボン(ラジカット)注　1 回 30 mg ⎫
> 　原則として生食　1 回 50 mL　　　　　　 ⎬
> 　1 日 2 回(朝・夕)　1 回 30 分で点滴静注
> ④オメプラゾール(オメプラール)注　1 回 20 mg ⎫
> 　5%ブドウ糖液　1 回 20 mL　　　　　　　　　 ⎬
> 　1 日 1 回　静注

❷ 心原性脳塞栓症の治療

＜標準治療＞ ①～③を併用する.

> **処方例**
> ①濃グリセリン・果糖(グリセオール)注 1回200 mL
>   1日3回(8時間ごと) 1回90分かけて点滴静注
> ②エダラボン注 1回30 mg ⎫
>   5%ブドウ糖液 1回50 mL ⎬
>   1日2回(朝・夕) 1回30分で点滴静注
> ③オメプラゾール注 1回20 mg ⎫
>   5%ブドウ糖液 1回10 mL ⎬
>   1日1回 静注

- グリセオールは梗塞巣の大きさ, 心不全の程度など状態に応じて適宜増減する.

❸ ラクナの治療

＜標準治療＞ ①～③を併用する.

> **処方例**
> ①オザグレル注 1回80 mg ⎫
>   5%ブドウ糖液 1回100 mL ⎬
>   1日2回(朝・夕) 1回2時間かけて点滴静注
> ②エダラボン注 1回30 mg ⎫
>   5%ブドウ糖液 1回50 mL ⎬
>   1日2回(朝・夕) 1回30分で点滴静注
> ③オメプラゾール注 1回20 mg ⎫
>   5%ブドウ糖液 1回10 mL ⎬
>   1日1回 静注

- アテローム血栓性脳梗塞に準じる.

❹ 一過性脳虚血発作(TIA)の治療

＜標準治療＞ ①と②を併用する.

> **処方例**
> ①バイアスピリン錠(100 mg) 1回2錠 1日1回 朝食後
> ②ラベプラゾール(パリエット)錠(10 mg) 1回1錠 1日1回 朝食後

- 発症機序がアテローム血栓性もしくはラクナであれば, 抗血小板薬を開始する. 主幹動脈に狭窄があれば, アルガトロバンを追加

する.

- 発症機序が心原性であれば，抗凝固薬（ヘパリンもしくはワルファリン）を開始する.
- TIA 後患者の 15～20％は 90 日以内に脳卒中を起こし，その半数は 48 時間以内である.
  → TIA は原則入院とする.
- 早期にリハビリテーションを開始する.

脳出血・くも膜下出血の初期対応

- 脳外科/脳卒中チームに連絡する.

入院指示オーダー

項目	指示内容
安静度	• 枕をした状態で頭部をベッド上 0°に保つ.
食事	• 絶食，水分は補液管理.
モニター	• 心電図，酸素濃度
常用薬	• 降圧薬は中止
検査	• 血算，凝固（PT，aPTT，D-dimer，TAT），生化学，尿（一般・沈渣），頸動脈エコー，心エコー

参考文献
1) 脳卒中治療ガイドライン 2015（追補 2017 対応）
   脳卒中学会（http://www.jsts.gr.jp/）HP から差し換え部分の参照可能
2) rt-PA（アルテプラーゼ）静注療法適正治療指針　第二版
   脳卒中学会（http://www.jsts.gr.jp/）HP より参照可能

Side Memo ①**脳幹の神経解剖とその障害に伴う症状（Weiner ら）**

(1) 内側縦束(MLF)症候群：健眼外側を注視させると，内転すべき眼に内転障害を生じる．健眼は外転時に単眼性の眼振を生じる．輻輳は正常．病巣は内転障害をきたす側の橋に存在する.

(2) 橋底部のラクナ症候群：pure motor hemiparesis, ataxic hemiparesis, dysarthria-clumsy hand syndrome などを呈することがある.

(3) top of the basilar 症候群：脳底動脈の最上部が閉塞すると，傾眠傾向，眼球運動障害，健忘症など多彩な神経症状を呈する．精神病や脳症と誤

診しないこと．
(4) Wallenberg症候群：延髄背外側部の障害による．前庭症状，感覚障害，Horner症候群，第9・10脳神経障害，運動失調を呈する（次頁参照）．

1 中脳（第3，第4脳神経）（図は上丘レベル）

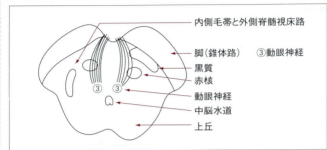

1) 中脳の障害…第3神経核および線維の障害
   ⇒瞳孔散大と眼筋麻痺
2) 上丘直下の障害…垂直性眼球運動障害
3) 赤核の障害…反対側の失調，振戦
4) 第4神経核…中脳のやや下位，単独で障害 → 頭を傾ける

2 橋（第5～8脳神経）

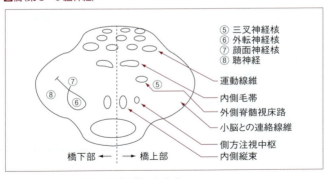

1) 第6，第7の麻痺を同時に起こしやすい
2) （内側病巣）：運動麻痺
3) （外側病巣）：知覚障害
4) 垂直性眼振 … 橋延髄移行部における脳幹部障害※

※ただしバルビタール剤を服用していないとき，先天的でないとき．

5) 角膜反射…同側三叉神経の障害（求心路は三叉神経，遠心路は顔面神経）
6) 温痛覚障害
　　　　橋上部 ⇒ 反対側の顔面・上下肢．
　　　　橋上部より下 ⇒ 同側の顔面，反対側の上下肢．

3 延髄（第9～12脳神経）

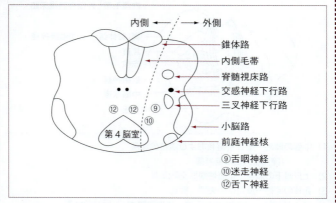

1) 延髄で最もよくみられる血管障害
　延髄外側症候群（椎骨動脈または後下小脳動脈の閉塞）
　　・患側：顔面のしびれ・温痛覚障害，眼球上の痛み，四肢運動失調，Horner症候群．
　　・反対側：上・下肢の温痛覚障害．
　　・めまい，嘔気，しゃっくり，嚥下困難，構音障害．
2) 顔面神経は延髄にはない
3) 舌下神経核⑫の障害
　病側の線維束攣縮と病側への偏位．
4) 舌咽神経核⑨と迷走神経核⑩の障害
　嚥下障害．

Side Memo ② ABCD₂ スコア

TIA の再発リスクは ABCD₂ スコアで評価する.

A：年齢

☐1　60 歳以上　☐0　60 歳未満

B：血圧

☐1　収縮期血圧 > 140 mmHg　または　拡張期血圧 > 90 mmHg

C：臨床症状

☐2　一側の筋力低下　☐1　麻痺を伴わない構音障害　☐0　その他

D：持続時間

☐2　60 分以上　☐1　10～59 分　☐0　10 分未満

D：糖尿病

☐1　あり　☐0　なし

　　　　　　　　　　　　　　　　　　　　　　　　計　　　／7 点

最初の受診日より 2 日以内に脳梗塞を起こすリスクは,
0～3 点　1.0%
4～5 点　4.1%
6～7 点　8.1%

〔Johnston SC, et al. Lancet 369：283-292, 2007（PMID17258668）より改変して引用〕

③ CHADS₂ スコア

心房細動による塞栓症のリスクは CHADS₂ スコアで評価する.

うっ血性心不全(CHD)	1点
高血圧(HT)	1点
年齢(Age：75歳以上)	1点
糖尿病(DM)	1点
脳卒中の既往(Stroke)	2点

計 _____ / 6点

【評価】
- 0点　　低リスク群(年間発症率　2％)
- 1〜3点　中リスク群
- 4〜6点　高リスク群(6点の年間発症率　18％)

中リスク群・高リスク群では抗凝固薬を適応する.

④ CHA₂DS₂-VASc スコア

CHADS₂ が 0〜1 点の場合，CHA₂DS₂-VASc スコアを評価する.

うっ血性心不全，左室収縮機能障害	1点
高血圧	1点
年齢(75歳以上)	2点
糖尿病	1点
脳梗塞，TIA の既往	2点
血管疾患(心筋梗塞，末梢動脈疾患，大動脈プラーク)	1点
年齢(60〜74歳)	1点
女性	1点

計 _____ / 9点

【評価】
2点以上で抗凝固薬を適応する.

7 痙攣

疾患概念

痙攣(convulsion/seizure)は筋肉の不随意で発作性の収縮を表現する症状名である。てんかん(epilepsy)は、大脳神経細胞が突発的で無秩序な過剰放電を生じることで引き起こされる、反復性(24時間以上の間隔で2回以上)の発作を主徴とする疾患の総称である。

診断の要点

- 既にてんかんと診断されている場合、突然発症の意識消失で痙攣を伴っていれば、てんかん発作の可能性が高い。
- てんかん発作は焦点の有無で部分発作と全般発作に分類される。部分発作は①単純部分発作、②複雑部分発作、③二次性全般化発作、全般発作は①強直間代性発作、②強直発作、③間代発作、④ミオクロニー発作、⑤欠神発作、⑥脱力発作のいずれの発作型であるかを記述する。
- てんかんの鑑別を考えることは、急性症候性発作(acute symptomatic seizure、状況関連性発作)の原因を特定することと同じである[1]。
  - 意識障害は、postictal か否か不明の場合を含め、『3 意識障害』(p.15)を参照のこと。
  - 失神は心循環系疾患を軸に、起立性調節障害、迷走神経反射などを鑑別する(文献3参照)。
  - アルコール離脱痙攣はビタミン B_1 欠乏のみならず、低 Mg 血症にも注意する。
  - 低血糖・高血糖、低 Na 血症・高 Na 血症、低 Ca 血症、低 Mg 血症、低 P 血症で痙攣を生じる。
  - 薬物中毒、薬物離脱(例：ベンゾジアゼピン)による痙攣も考えておく。
  - 救急外来では通常の血算・生化学検査に、CK、アンモニアは追加しておく。頭部 CT も忘れずに行う。
  - 初発痙攣、重積発作は専門医にコンサルトする。

初期対応のポイント

- てんかん診療では，①発作の診断（てんかんか否か，てんかんであれば発作型は何か），②病因の特定，③誘発因子の同定の3要素が重要である．
- てんかんではない痙攣発作（急性症候性発作）においても，抗てんかん薬が必要であることは多く，ジアゼパム，ホスフェニトインまたはフェノバルビタールの投与を躊躇する必要はない．
- 強直間代発作重積はてんかん重積の中で頻度が高く，生命を脅かす危険性があり，後述の手順に従って迅速に対応する．

初期対応

❶ 痙攣発作を止めるため，ジアゼパムを静注する

処方例

ジアゼパム（ホリゾン，セルシン）注（10 mg/アンプル）
　　1回5 mg/0.5 A　2〜3分ごとに静注　計20 mgまで可

- 呼吸抑制を起こすことがあるので，バッグバルブマスクの準備をしておく．
- ジアゼパムの筋注は効果がない．腸注（保険適用外）は10分で効果が出現する．
- 低血糖が疑われる場合，ジアゼパム静注に先立ち，ビタミンB$_1$ 100 mgと50%ブドウ糖液40 mLを静注する．

❷ 再発作を予防するため，ジアゼパム静注と同時にホスフェニトインを点滴静注する

処方例

ホスフェニトイン（ホストイン）注（750 mg/バイアル）
　　1回1,125 mg/1.5 V　10分かけて点滴静注

- 生理食塩液で溶解する．
- ホスフェニトインは20〜30分で効果が現れる．
- 痙攣が止まれば，12時間後に0.5 Aを10分かけて点滴静注する．以後24時間ごとに0.5 Aずつ投与．
- ホスフェニトインは有効血中濃度内でも徐脈性不整脈を起こす場合がある．過剰投与では失調症状が出現する．

❸ 痙攣発作が止まらない場合，発作持続時間が5〜10分でも重積状態と考えて専門医に連絡する

❹ 入院適応か否か迷う場合

　てんかんの診断のもとに長期管理が行われている，再発発作の原因が特定できる，神経学的に新たな異常が認められないなどの場合は，必ずしも入院とはならない．しばらく経過観察し，痙攣発作が繰り返さないことを確認して帰宅可能である．

参考文献
1）日本神経学会．てんかん治療ガイドライン 2018
　　http://www.neurology-jp/guidelinem/tenkan_2018.html
2）日本てんかん学会．てんかん診断・治療ガイドライン
　　http://square.umin.ac.jp/jesl
3）日本循環器学会．失神の診断・治療ガイドライン（2012 年改訂版）
　　http://www.j-circ.or.jp/guideline/pdf/JCS2012_inoue_h.pdf

8 胸痛

疾患概念

胸痛（chest pain）とは前胸部，左あるいは右胸部，心窩部までの広い範囲に自覚する痛みを表現する症状名である．診断において，痛みの性状を病態学的に分類することは有用である．

診断の要点

- 胸痛をきたす疾患は心疾患だけでなく多種の臓器の疾患が原因となりうる．また胸痛をきたしている原因が明らかとならない症例もある．持続性，反復性の胸痛で心疾患が疑われるのであれば専門医にコンサルトすることが望ましい．
- 生命にかかわる，急性冠症候群（acute coronary syndrome；ACS），重症心筋炎，急性大動脈解離，胸部大動脈瘤（切迫）破裂，急性肺塞栓症，緊張性気胸，消化管穿孔，食道破裂をまず念頭において鑑別する．
- 心電図で ST 上昇心筋梗塞が疑われた場合，即循環器専門医にコンサルトする．心電図はまず行うべき検査であり，必ず採血より優先して行う．
- 鑑別において病歴聴取は非常に有用である．
  - 気胸は急性発症であり，呼吸により増悪する胸膜性の痛みである．
  - 肺塞栓も胸膜性の痛みを呈することが多い．
  - ACS の胸痛は，締め付けられるような痛みを前胸部，時には心窩部に自覚する．右冠動脈が責任病変であるときは嘔気，嘔吐を伴うことも多い．両肩，顎，背中に放散する放散痛を伴うこともある．冷汗は頻度の高い随伴症状である．労作性胸痛の既往があれば積極的に疑う（冠動脈リスクは『9 急性冠症候群』p.50 を参照）．
  - 急性大動脈解離は典型的には「引き裂かれるような痛み」の胸痛をきたす．また痛みの部位は経過とともに移動する，あるいは背部や腹部，鼠径部などに広がることがある．解離の進展部位

によっては下肢麻痺をきたす.

初期対応のポイント

- 前述した生命にかかわる疾患を見つけることが重要.高齢者では症状が非特異的なことも多く注意.
- 心電図異常を伴う胸痛は,基本的に循環器内科専門医にコンサルト.
- ACS の診断は症状,心電図,心筋バイオマーカー(可能であればトロポニン T か I,後述)で判断する.3 項目のうち 2 項目が陽性であれば ACS が強く疑われるが,1 項目だけであれば可能性は低い.

初期対応

❶ 緊急疾患かどうかを判断する

　胸痛が急性発症の強い痛みで,進行性,バイタルサインが不安定などを満たしていれば緊急疾患と考え下記 work-up に移る.ショック状態であれば診断と並行して迅速な治療が必要である(『2 ショック』p.10 を参照).緊急疾患の可能性が低ければ詳細な問診,身体所見を取りつつ原因疾患を推定し,翌日以降の専門外来へコンサルトする.

❷ 12 誘導心電図をチェックし ACS,特に STEMI を除外する

- 冠動脈支配に一致した ST 上昇,および鏡面像と考える ST 低下を認めれば STEMI(ST 上昇型心筋梗塞)と診断し,直ちに循環器オンコールにコンサルトする.到着後 10 分以内の心電図記録がガイドライン上推奨されている.
- 初回心電図で診断されなくても,症状が継続すれば 5〜10 分ごとの心電図記録を行う.
- non STEMI(非 ST 上昇型心筋梗塞)と考えられる心電図異常(2 誘導以上での ST 低下,T 波の陰転化)があれば循環器専門医にコンサルトする.
- 前述したように STEMI に典型的なものは,冠動脈の支配に一致した ST の上昇,鏡面像の ST 低下を伴うものである.心膜炎の場合は四肢,胸部誘導で ST 上昇,PR 短縮をきたし,ST 低下は認めない.

- ACS に典型的な胸痛が持続する場合は，他の緊急疾患の鑑別を進めつつ，可能な限り頻回に心電図を再検し，T 波増高，ST 上昇などの出現に注意する．
- 心電図が正常，あるいは非特異的な異常であれば胸痛の評価をしつつ胸腹部造影 CT 検査の準備を行う．

❸ 末梢静脈ルートを取り，採血をとる

- D-dimer は大動脈解離でも肺塞栓でも有用なマーカー．大動脈解離で感度 97％，特異度 47％，肺塞栓で感度 95％以上．陰性なら否定的である可能性が高い．
- 血算，生化学（CRP，Cr，CK，AST/ALT，LDH，血糖，PCT），心筋バイオマーカー（トロポニン I か T），D-dimer，血液ガスを早期にチェックする．
- 心筋バイオマーカーは特異度が高いが，感度は高くない．特に発症初期は上昇しないため注意を必要とする．また腎不全であれば上昇するので解釈に注意が必要である．
- ただし，トロポニンが上昇するまで 1〜2 時間かかるため，発症直後に受診した場合は陰性になることがあるため要注意．

❹ 胸部 X 線写真

- 緊張性気胸であれば CT，胸部 X 線写真を待たず臨床徴候で診断する必要がある．
- ACS の場合は心不全の併発の有無，程度を早期に評価する必要がある．

❺ 胸腹部造影 CT 検査

- 上述の緊急疾患を疑うときは胸腹部造影 CT 検査を撮像する．肺塞栓を疑うときは，Well's score を算出し，検査前に確からしさを評価する．
- 肺塞栓症，大動脈解離は基本的には造影 CT 検査なしでは診断が困難．肺塞栓症（『13 肺塞栓症』p.94 参照）を疑う場合は score を算出し，造影 CT の必要性を考慮する．D-dimer は特異度は低いが感度が高く，陰性であれば除外可能である．

❻ 上記の緊急疾患が除外されても症状が継続している場合は，再度心電図をチェック．また 2 時間ほど空けて心筋バイオマーカーもチェックする

- 症状が非特異的でも心筋バイオマーカーが陽性であれば循環器専

門医にコンサルトする.

> **①心エコー**
> ・可能な限り早期に評価する必要があるが,深追いせず,詳細な評価は専門医に委ねる.
> ・ACS であれば,冠動脈支配領域に一致した左室壁運動低下を認める.
> ・肺塞栓症を疑う場合は右室負荷を評価する.右心系の拡大,左室の収縮時あるいは拡張時の拡張不全(D-shape),右室収縮低下を評価する.
> ・大動脈解離を疑う場合は上行大動脈内に flap の有無,心膜液貯留,大動脈弁逆流の有無を評価する.
> ・心筋炎であれば全周性の壁運動低下が特徴的.

9 急性冠症候群

疾患概念

急性冠症候群(acute coronary syndrome；ACS)は主に冠動脈内のプラーク破綻で生じた血栓が冠動脈を閉塞させる病態で，不安定狭心症(unstable angina；UAP)，非ST上昇型心筋梗塞(non STEMI)，ST上昇型心筋梗塞(STEMI)に分類される．

診断の要点

❶ 病歴・症状
- 冠危険因子(1.喫煙，2.高血圧，3.糖尿病，4.脂質代謝異常，5.家族歴)の聴取は最重要．労作性症状を伴うことが多い．胸痛だけでなく，左肩痛，歯痛，悪心，倦怠感などもある．1分以上持続し，ニトログリセリン舌下で改善するのも特徴である．急性心筋梗塞は，突然発症，不安定狭心症，(安定)狭心症から発症し，各々1/3である．

❷ 心電図
- ER到着後10分以内に行う．定型的ST変化(ST上昇やST下降)を認めることが多い．回旋枝の閉塞や多枝病変の場合，ST変化がなくてもACSを否定できないので要注意である(図1)．

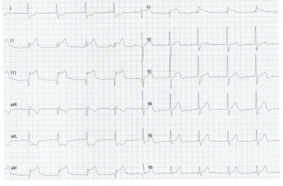

図1 典型的なSTEMIの心電図

- 心筋梗塞の場合は必ず大なり小なり心筋梗塞が発生している部分と対側誘導に ST 低下を伴う(reciprocal change). 本症例では下壁梗塞であるため, 前壁側の胸部誘導に ST 低下がみられる.
- 典型的な非 ST 上昇型心筋梗塞(non STEMI)または不安定狭心症の心電図を図 2 に示す. non STEMI と UAP は有意な CK/トロポニンの上昇の有無によって診断されるため, ER では区別がつかない.

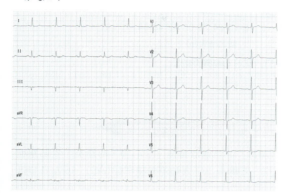

図2 non STEMI, UAP の心電図

❸ 採血
- トロポニン T/I, 心筋逸脱酵素(CK, AST, LDH)を測定すると発症時間が推定できる(図 3). 発症直後はすべて正常である. トロポニンは 2〜3 時間, CK は 6 時間, AST は 12 時間, LDH は 24 時間後に上昇を開始する. 白血球増多は早くみられ, 感度は高いが, 特異性が低い. 緊急カテーテル前に腎機能異常, 貧血, 電解質異常なども調べ, 輸液, 利尿薬, 人工透析の必要性などの検討をしておく.

❹ 胸部 X 線
- 心不全や肺炎の合併, 縦隔拡大の有無を確認する.

❺ 冠動脈造影(coronary angiography ; CAG)
- 救急患者の診療で冠動脈疾患を疑ったら, 原則 CAG を行うことが重要であるため躊躇なく専門医を呼ぶ必要あり.

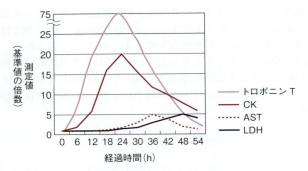

図3 CK, AST, LDH の経時的変化
単位:倍. 発症前の値を1とする. ただし, 症例によって CK, AST, LDH の値は異なる.

鑑別診断と鑑別の要点(忘れてはならない鑑別診断)

①大動脈解離(AD), ②急速な貧血, ③心膜・心筋炎, ④肺塞栓症(PE), ⑤気胸, ⑥肺炎, ⑦大動脈弁狭窄症(AS), ⑧たこつぼ型心筋症

 典型的な ACS, 特に STEMI の診断は迷うことがない. しかし上記疾患が併存し, ACS が前面にでると診断は困難で注意を要する. 特に AD や貧血との併存には注意を要する.

❶ 大動脈解離(aortic dissection;AD)

 ACS と AD の鑑別も時に難しいが, AD に合併する STEMI が問題である. AD の約5%に急性心筋梗塞が合併する. 右冠動脈障害が多い. 起始部閉塞なので右室梗塞になりやすい. 背部痛や心嚢液貯留に $V_{3R〜4R}$ の ST 上昇を伴う下壁梗塞をみたら AD を疑い, 胸部造影 CT を先行したほうがよい.

❷ 急速な貧血

 冠動脈狭窄が背景にあると比較的急速な貧血で ACS を惹起する. ヘモグロビン低下が急速に起これば狭心痛が生じる. 原因は上部消化管出血の頻度が多く, CAG 前に緊急上部消化管内視鏡が必要である.

❸ 心膜・心筋炎

冠動脈支配領域に一致しない広範囲な ST 上昇，吸気で増強する胸痛（胸膜痛）をみたら心膜炎を疑う．

❹ 肺塞栓症（pulmonary embolism；PE）

血液ガスで PO_2 の低下と過換気による PCO_2 の低下がみられ，心エコーでは右室拡大による左室圧排像がみられることが多い．D-dimer の上昇と胸部 X 線で胸水や肺うっ血がないことも特徴．

❺ 気胸

胸部 X 線にて肺の虚脱を確認することで容易に鑑別可能．

❻ 肺炎

CT にて肺うっ血と異なる陰影を呈する．

Side Memo **① ACS の重症度診断**

(1) ACS のポンプ不全の重症度分類（Killip 分類，1967 年）

Class	心不全	所見	院内死亡率
Ⅰ	（－）	心不全徴候（－）	5 → 5.6%
Ⅱ	軽～中等症	ラ音（＋），全肺野 < 50%	17 → 4.4%
Ⅲ	重症	ラ音（＋），全肺野 ≧ 50%	38 → 7.8%
Ⅳ	心原性ショック	< 血圧 90 mmHg，尿量↓，チアノーゼ，冷感，意識障害	81 → 18.0%

※院内死亡率は論文 1967 年当時→東京 CCU ネットワーク（2005～2008 年）．治療が進歩し，院内死亡率は改善している．

(2) GRACE スコア：入院時重症度から院内死リスクの予測スコア

5 予測因子（① Killip，②収縮期血圧，③心拍数，④年齢，⑤ Cr）を点数化し，3 因子（入院時心停止，ST 異常，心筋逸脱酵素上昇）の有無を加味して合計点で院内死リスクを計算する．

〔Granger CB, et al. Arch Intern Med 163：2345-2353, 2003（PMID14581255）〕

(3) Cadillac risk score：PCI 後の死亡予測スコア

7 予測因子（①年齢，② Killip，③ LVEF，④貧血，⑤腎機能，⑥ 3 枝病変，⑦ TIMI）で 30 日と 1 年後の死亡予測を行う．

〔Halkin A, et al. J Am Coll Cardiol 45：1397-1405, 2005（PMID15862409）〕

9

急性冠症候群

❼ 大動脈弁狭窄症（aortic stenosis；AS）

相対的虚血になるため，不安定狭心症様の症状を呈する．心エコーにて大動脈弁の石灰化，弁口面積，流速測定が重要．

❽ たこつぼ型心筋症

手技や手術後，事故や外傷，精神的ショック後などさまざまな誘因により発症する心筋症でほとんどが可逆的．心尖部の壁運動のみが著しく低下する．ACSとの鑑別のため，CAGを可能な限り行う．

初期対応のポイント

- 安易にACSを否定しないことが重要！
- ACS患者のリスクは病歴と検査からを判定し，層別化する．さらに高リスク患者の重症度を判定する．
  1. 病歴，症状，心電図 → STEMIの診断と除外
  2. 高リスク患者の抽出（TIMI risk score 5点以上，図4）

年齢	65歳以上	1点
症状	24時間以内に胸痛発作2回以上	1点
危険因子	冠動脈疾患の家族歴，喫煙，高血圧，糖尿病，脂質代謝異常のうち3つ以上	1点
既往	7日以内にアスピリンを内服 50%以上の冠動脈狭窄	各1点ずつ
心電図	0.5 mm以上のST低下，20分未満持続するST上昇	1点
生化学	トロポニンT > 0.1 ng/mL または CKMBの上昇	1点

図4　TIMI risk score
0〜2 低リスク，3〜4 中リスク，5〜7 高リスク

初期対応：救急室での処置

ACSのトリアージ（『8 胸痛』p.46参照）→ ACSのリスク評価（同）→薬剤，酸素治療＋循環器内科医呼び出し→緊急カテーテル．

Side Memo ② IABPの適応と禁忌

適応 薬剤抵抗性の心原性ショック

禁忌 大動脈解離，大動脈瘤，中等度以上の大動脈弁閉鎖不全がある場合

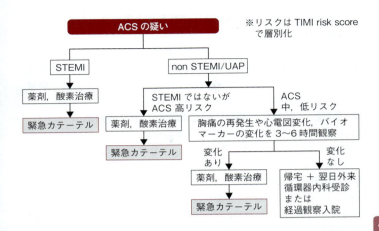

※リスクは TIMI risk score で層別化

❶ 救急室での薬剤，酸素処置

- 胸痛の対処：モルヒネ注　2〜4 mg 静注
- 酸素(Oxygen)投与：O_2 2〜3 L/分で $SpO_2 ≧ 90\%$ を維持する
- 硝酸薬(Nitrate)：ニトログリセリン(ニトロペン)錠　1 錠舌下
- 抗血小板薬(Antiplatelet)…今までに未処方の場合
　　アスピリン錠　200 mg ＋ クロピドグレル(プラビックス)錠　450 mg またはプラスグレル(エフィエント)錠　20 mg
- 抗凝固薬：ヘパリン 5,000 単位　静注

❷ 状況に応じて追加・変更する処置

a. 血圧 ≧ 150 mmHg や冠攣縮が強く関与する場合

ISDN〔硝酸イソソルビド(ニトロール)〕注　1.5〜2.5 mg を 1 回静注する．過度な降圧(＜収縮期 100 mmHg)は尿量低下の原因となるので要注意．

b. 頻脈(≧ 120 bpm)の場合

プロプラノロール 1 mg を 1 回静注．静注後徐拍化が不十分(≧ 100〜110)ならばさらに 1 mg 静注を追加する．

c. ショック(収縮期血圧 ＜ 80 mmHg)

薬物による血行動態安定化などで時間を費やすことなく，IABP(大動脈内バルーンパンピング)挿入のため心カテ室に急行する．

- 心原性ショックを伴う STEMI が最も死亡率が高いため，いかに迅速に対応するかがポイント．
- 薬物治療（緊急カテーテルの準備と並行して行う）
- ノルアドレナリン 1 mg + 生理食塩液 20 mL を 1 mg 適宜静注，血圧が上昇したら 3 mL/時間から持続静注に切り替え適宜増減．可能な限り SBP が 80 mmHg 以上を保つ．

d. 不整脈（心室頻拍が頻回に起こる場合）に対する対応

(1) 血行動態が安定している場合 – 薬物療法
　　※リドカイン（キシロカイン）50 mg 1 分で静注 改善しない場合
　　アミオダロン（アンカロン）注　125 mg + ブドウ糖液 100 mL 600 mL/時間で静注
(2) ショック状態の場合（意識がない場合）
　　※上記薬物療法後 DC（直流通電）を心電図同期して最大出力で行う（除細動器によって出力が異なる）．
　　※心室細動の場合は躊躇なく DC を非同期で最大出力で行う（通常の心肺蘇生法に準ずる）．

e. 右冠動脈近位部の閉塞による右室梗塞に対する場合

- 肺灌流低下 → 全身灌流量低下 → 血圧低下が発生するため，大量輸液が必要．ニトログリセリンなど血管拡張薬や β 遮断薬などの降圧薬，血管拡張作用のあるモルヒネは避ける

再灌流療法：早期再灌流（$\leqq$ 90 分）で予後が改善

　　責任病変の同定，側副血行路，他の冠動脈病変などの情報を収集し，治療方針の確認と再灌流の必要性を判断する．多枝病変で責任病変の同定が困難な場合，心電図，心エコー，左室造影，側副血行路などから総合的に責任病変を推定する．血管病変ばかりに気を取られず，血圧，呼吸管理などの全身状態にも常に気を配る．造影剤の影響や臥床のため，心不全が増悪することがある．血行動態が不安定ならば早期に IABP 挿入や挿管による呼吸管理を決断する．

▶ ACS に対する緊急 PCI の基礎知識

- 発症 12 時間以上経過し，無症状の完全閉塞は緊急 PCI の適応ではない（class Ⅲ）．→ヘパリン，抗血小板薬などの薬剤治療で安定した後に待機的 PCI を行う．
- 責任病変以外の病変に対する PCI は適応外（class Ⅲ）．→責任病

変の安定化後に待機的 PCI を行う.
- 血栓吸引は,slow flow を有意に抑制し,TIMI 3(**Side Memo** ④参照)で終了できる確率を上げる.
- 再灌流前のニコランジル投与は生命予後を改善する.

Side Memo ③ 経静脈的血栓溶解療法の適応と禁忌

ショックでない STEMI 患者の早期血栓溶解療法で死亡率が有意に減少する. 早期投与ほど TIMI3(**Side Memo** ④参照)達成率は高く,梗塞サイズは縮小する. 75 歳以上や発症 12 時間以上では脳出血や合併症発生率が増加する.

適応:ACS での gold standard は direct PCI であるが,PCI まで時間を要する場合(カテ室が使用不可や転院など)で禁忌(下表)がない場合

血栓溶解療法の禁忌項目(JCS2013 STEMI 診療参考)

絶対禁忌	①頭蓋内病変:脳出血既往,脳梗塞(≦ 6 か月),新生物,動静脈奇形,②活動性出血,③大動脈解離および疑い
相対禁忌	①管理不良の重症高血圧(≧ 180/110 mmHg),②出血性素因,抗凝固療法中,③心肺蘇生(≧ 10 分),大手術・外傷・内出血の既往(≦ 4 週間),④妊娠など

処方例:血栓溶解薬(t-PA)の投与
- 13,750 単位/kg 生食液 10 mL で溶解して 1 分で静注
- 80 万単位 ≒ 58.2 kg,100 万単位 ≒ 72.7 kg,120 万単位 ≒ 87.3 kg
- 半量(13,750 単位/kg)でも TIMI2 達成率は同等で,出血が少ない.
- 投与後 6 時間以内はヘパリン投与は極力控える.
- 投与量は GFR や血液透析に関係しない. 半減期(β)7.8 時間

Side Memo ④ TIMI 血流分類(flow grade):再灌流後の血流量評価法

TIMI(Thrombolysis In Myocardial Infarction)研究の分類

TIMI 0	全く血管が造影されない.
TIMI 1	部分的に血管が造影される.
TIMI 2	血管全体が造影されるが造影遅延がある.
TIMI 3	血管全体が造影され造影遅延もない.

⑤ ACS 時の緊急 CABG

下記の場合には CABG を考慮する．

- 左主幹部および主幹部相当病変（Class Ⅰ）
- PCI が無効・不成功で胸痛や虚血が残存する場合（Class Ⅰ）
- 左前下行枝入口部病変（Class Ⅱa）
- 心不全を有する 2 枝以上の病変（Class Ⅱa）

CCU 管理

AMI の大まかな重症度は peak CK（壊死心筋量）で推定する．早期再灌流すると CK はより高値に，より早期に peak を迎える（通常 12 時間程度）．

❶ 全身および薬物管理

- **呼吸管理**：低酸素血症がなくても peak CK を過ぎるまでの時間帯は少量酸素（経鼻 2 L/分程度）を投与する．低酸素血症やポンプ失調がなければ長時間酸素投与（＞ 6 時間）が良いという確証はない．
- **ヘパリン**：目標 ACT が 200 秒程度になるよう 500〜1,000 単位/時間で調節する．
- **ニコランジル**：48 mg を生食液 48 mL で溶解（1 mg/mL）．3〜6 mL/時間で点滴静注．血圧が高い場合は硝酸薬を使用してもよい．
- **食事**：PCI 後は絶食，peak CK を越えたら飲水から開始する．
- 排便は血圧や心拍数を増加させるので，合併症を起しやすい重症例ほど緩下剤（Mg 製剤）を積極的に使用する．
- **心臓リハビリテーション（心リハ）**：STEMI に対する心リハの目的は，下肢筋力と運動耐容能の低下予防と QOL 改善である．食事開始後から開始する．期間の目安は軽症 1 週間，中等症 1〜2 週間，重症 2〜3 週間とする．心破裂リスク群（再灌流療法未施行や不成功例，特に ST 上昇持続や再上昇例，心嚢液貯留の増加例）は，発症 9 日目まで血圧上昇を伴う積極的運動療法は控えたほうが安全である．

- **入院時オーダー例**（表1）

入院先は全身状態をみて CCU を選択.

表1 入院時オーダー

検査	採血（CK，AST，LDH は4時間ごとのフォローアップを CK 値が peak になる時期まで繰り返す） 心電図 胸部 X 線 酸素飽和度持続モニター
輸液	酢酸リンゲル（ソリューゲン F）液（食事摂取開始して終了）
薬剤	アスピリン（バイアスピリン）錠，プラスグレル（エフィエント）錠内服 頓服処方〔ロキソプロフェン（ロキソニン）錠 60 mg 疼痛時，トラゾドン（レスリン，デジレル）錠 25 mg 不眠時，ニトログリセリン（ニトロペン）舌下錠 0.3 mg 胸痛時舌下〕 頓服注射〔モルヒネ（モルヒネ塩酸塩）注　胸痛時，メトクロプラミド（プリンペラン）注　悪心嘔吐時〕
安静度	ベッド上フリー，リハビリテーションは CK が peak になる時期を越えたら開始，食事は塩分制限6 g/全量.
生活指導	栄養指導，喫煙者は禁煙指導

Side Memo ⑥ peak CK による簡易重症度分類

重症度	peak CK（IU）	注意事項
軽 症	< 2,000	ほとんど合併症を起こさない
中等症	2,000〜10,000	時々，致死的不整脈を惹起する
重 症	> 10,000	ショック，心不全，心破裂，難治性不整脈を合併しやすい

ACS 後の内服治療：目標は AMI の二次予防

- **抗血小板薬**：ステント留置後ならば DAPT（dual anti platelet therapy，アスピリン 100 mg/日＋クロピドグレル 75 mg/日）を少なくとも半年〜1年間継続する．その後1剤に減量して継続する．

- **β遮断薬**：カルベジロール 1.25〜2.5 mg/日から開始し，10 mg/日まで増量する．低左心機能ならば 20 mg/日まで増量を試みる．

- **RAS 系阻害薬**（ACE/ARB）：エナラプリル 2.5〜5 mg/日
- **スタチン系**：LDL ≦ 80〜100 mg/dL，LDL/HDL ≦ 2 を目標にプラバスタチン 5〜20 mg/日やアトルバスタチン 5〜10 mg/日で調節．

心電図変化による梗塞巣の部位診断と経時的変化

梗塞巣を図 6 に示す．

- **前壁中隔梗塞　左前下行枝が責任病変**

  前胸部誘導（V_1〜V_4，V_5，V_6）で ST 上昇や T 波陰転がみられる．

- **下壁梗塞　右冠動脈が責任病変**

  下壁誘導（Ⅱ，Ⅲ，aVF）に ST 上昇や T 波陰転がみられる．

- **後側壁梗塞　左回旋枝が責任病変**

  V_1 の R 波増高，Ⅰ，aVL での ST 上昇や T 波陰転がみられる．心電図変化が出にくい．

- **経時的変化**

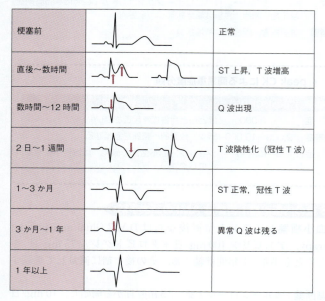

梗塞前		正常
直後〜数時間		ST 上昇，T 波増高
数時間〜12 時間		Q 波出現
2 日〜1 週間		T 波陰性化（冠性 T 波）
1〜3 か月		ST 正常，冠性 T 波
3 か月〜1 年		異常 Q 波は残る
1 年以上		

前壁中隔梗塞

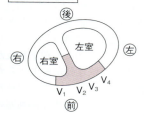
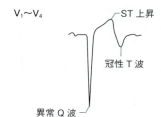

側壁梗塞

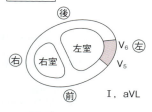

I, aVL

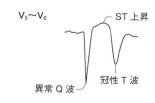

下壁梗塞

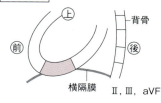

II, III, aVF

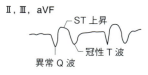

後壁梗塞

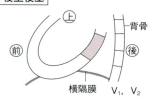

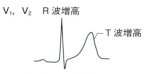

V_1, V_2, (V_3)にR波増高, ST低下, T増高が見られる.
(異常Q波, ST上昇, 冠性T波は見られない)

図6 心電図変化による梗塞巣の部位診断

▪ 右室梗塞とその他の心筋梗塞の対応の違い

右室梗塞は右冠動脈から分枝する右室枝の閉塞によって発生し，右室の壁運動が低下 → 肺灌流量低下 → 全身灌流量低下をきたす．よって，うっ血のような左心不全を起こす可能性は低く，むしろ全身低灌流による血圧低下を起こしやすい．一方，左前下行枝が閉塞する前壁中隔梗塞では左室から心尖部の壁運動が低下するため，肺うっ血を主とする左心不全を発症しやすい．よって右室梗塞の治療は大量輸液による全身灌流量の確保であり，前壁中隔梗塞の場合は輸液量を制限しながら血圧を IABP や少量の昇圧薬でコントロールすることが主な治療となり，治療方法が異なる．

参考文献

1) Antman EM, et al. ACC/AHA Guidelines. Circulation 110：588-636, 2004（PMID15289388）
2) 日本循環器学会. JCS2007 改訂版：急性冠症候群の診療に関するガイドライン
3) Killip T, et al. Am J Cardiol 20：457-464, 1967（PMID15289388）
4) Mehta RH, et al. J Am Coll Cardiol 45（4）：471, 2005（PMID15708688）
5) Anderson JL, et al. N Engl J Med 376（21）：2053-2064, 2017（PMID28538121）
6) 日本循環器学会. 急性・慢性心不全治療ガイドライン（2017 年改訂版）

10 急性心不全（慢性心不全の急性増悪を含む）

疾患概念

- 心不全とは，「何らかの心臓機能障害，すなわち心臓に器質的および/あるいは機能的異常が生じて心ポンプ機能の代償機転が破綻した結果，呼吸困難・倦怠感や浮腫が出現し，それに伴い運動耐容能が低下する臨床症候群」である．近年では，急性・慢性の分類の重要性は薄れてきている．また，心不全は増悪寛解を繰り返し，いずれ生命を脅かす連続性のある病態として包括的な管理が必要である．

診断の要点

❶ 病歴

　原因のない心不全は存在しない．増悪因子と背景因子に分けて把握する（参考：FAILURE）．

F ： forgot drug
A ： arrhythmia, anemia
I ： infection, ischemia
L ： life style
U ： upregulators
R ： rheumatic, regurgitation
E ： embolism

- 増悪因子：怠薬/利尿薬の使用，塩分摂取過剰，血圧・体重の変化，感冒・発熱のエピソード，その他，生活の変化・ストレスなどを聴取する．
- 背景因子：心不全の既往，虚血性心疾患，弁膜症，不整脈，高血圧などを聴取する．その他，基礎疾患として糖尿病，脂質異常症，喫煙歴なども把握できると良い．

❷ 身体所見/Framingham criteria

検査が進歩した現代でも，心不全診断の基本は身体所見である．Framingham criteria（**表1**）を参考にしながら，頸静脈怒張，肝

表1　うっ血性心不全の診断基準(Framingham criteria)

大症状2つか，大症状1つおよび小症状2つ以上を心不全と診断する
[大症状]
- 発作性夜間呼吸困難または起座呼吸
- 頸静脈怒張
- 肺ラ音
- 心拡大
- 急性肺水腫
- 拡張早期性ギャロップ(Ⅲ音)
- 静脈圧上昇(16 cmH$_2$O 以上)
- 循環時間延長(25秒以上)
- 肝頸静脈逆流
[小症状]
- 下腿浮腫
- 夜間咳嗽
- 労作性呼吸困難
- 肝腫大
- 胸水貯留
- 肺活量減少(最大量の1/3以下)
- 頻脈(120/分以上)
[大症状あるいは小症状]
- 5日間の治療に反応して4.5 kg以上の体重減少があった場合，それが心不全治療による効果ならば大症状1つ，それ以外の治療ならば小症状1つとみなす

頸静脈反射，湿性ラ音，Ⅲ音・心雑音，下腿浮腫などを確認する.

❸ 検査所見

- **心電図**：P波の有無，心拍数，RR間隔の整不整，ST-T変化などをまず確認する. 過去の心電図があれば必ず比較する.
- **心エコー**：左室駆出率(LVEF)，壁運動異常(asynergy)の有無，弁膜症(カラードプラー)，右室圧推定(TRPG > 40 mmHg，IVC > 21 mm，IVC呼吸性変動 < 50%)を評価する. その他，心嚢液貯留，右室拡大など.
- **胸部X線**：心胸郭比(CTR)の拡大，肋骨横隔膜角(CP angle)の鈍化，butterfly shadow(蝶形像)，Kerly's A/B line, vanishing tumor(一過性腫瘤状陰影)などを確認する. 比較する場合は，撮影条件が同じであることを必ず確認.
- **血液検査**：血算，炎症反応，心筋逸脱酵素，NTproBNP/BNP，腎機能，電解質，血ガスなどを網羅的に確認する.

❹ 鑑別診断

肺炎，気管支喘息，COPD増悪，肺血栓塞栓症などが特に鑑別を要する．心不全は，他疾患と臨床像が似かよっていることも多く，また他疾患との合併例も多いため注意が必要である．その他，腎不全に伴う溢水や悪性新生物に伴う胸腹水貯留も鑑別となる．

---

①見落とされがちな心不全　心機能正常型心不全(Heart failure with Preserved Ejection Fraction；HFpEF)

かつて心不全は，左室駆出率低下に代表される左室収縮機能障害により生じると考えられてきたが，その後の研究により心不全症例の30〜60％で左室駆出率が保持されている(EF ≧ 50％)ことが明らかとなった．このような心不全は左室拡張機能障害に起因するとされ，駆出率が低下した心不全(HF with reduced EF；HFrEF)でも拡張機能障害を認めることが多いため，近年はHFpEF(HF with preserved EF)と呼ばれることが多い．HFpEFは高齢の女性に多く，原因疾患は高血圧性心疾患が最も多いが，有効な治療法は十分には確立されていない．予後は駆出率の低下したHFrEF(EF < 40％)同様に不良である．また，近年その中間病態としてHFmrEF(HF with mid-range EF)が定義されるようになった．

初期対応の要点

▶ 初期対応から急性期対応への流れ

- まずは緊急の処置が必要な心不全を見極める．
- 血行動態の安定/不安定(ショック・徐脈・末梢低灌流)の判定と急性冠症候群(ACS)の除外が急務である．
- これらに続く急性期の対応として，クリニカルシナリオ(CS)分類やNohria-Stevenson分類が有用である．
- ただしこれらはあくまで急性期の対応を行ううえでの分類であり，治療の効果判定と並行して，原因疾患の精査と追加治療の要否を判定していく必要がある(図1，2)．

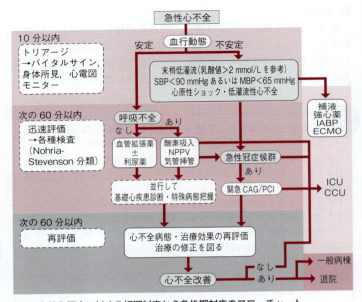

図1 急性心不全に対する初期対応から急性期対応のフローチャート
〔Mebazaa A, et al. Intensive Care Med：147-163, 2016(PMID26370690)より改変〕

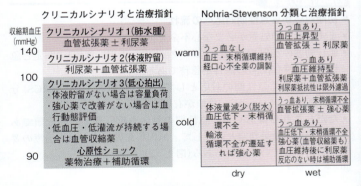

図2 急性心不全の初期対応から急性期病態に応じた治療の基本方針
〔Mebazaa A, et al. Crit Care Med 36：S129-S139, 2008(PMID18158472), Stevenson LW. Eur J Heart Fail 1：251-257, 1999(PMID10935671)より改変〕

初期対応の実際

❶ 循環動態の不安定な心不全への対応

a. 心原性ショック/カテコールアミンの投与方法

▶ **ノルアドレナリン（NAd）：強力な血管収縮作用（α作用）で血圧を上昇させる**

処方例
> ノルアドレナリン（ノルアドリナリン）注 1 mg/1 mL ＋生食液
> 19 mL ＝ 1 mg/20 mL
> ・体重 50 kg 換算：0.05 γ ＝ 3.0 mL/時間から開始
> ・血圧をみながら 0.05 γ ずつ増減する

▶ **ドブタミン（DOB）：主に強心作用（β₁作用）を期待して使用する．用量により作用が異なる**

処方例
> ドブタミン塩酸塩（ドブポン）注 0.3％シリンジ（原液）＝ 150 mg/50 mL
> ・体重 50 kg 換算：1 γ ＝ 1.0 mL/時間から開始
> ・低心拍出量症候群の症状，尿量などをみながら 0.5〜1.0 γ ずつ増減する

- 用量依存的に陽性変力作用を発揮する
- 低用量（〜5 γ）：軽度の血管拡張作用により全身末梢血管抵抗低下・肺毛細管圧の低下をもたらす．
- 高用量（10 γ〜）：心拍数増加作用．心筋酸素需要の上昇が懸念される．

▶ **ドーパミン（DOA）：主に血圧維持目的に使用する．用量により作用が異なる**

処方例
> ドパミン塩酸塩（イノバン）注 0.3％シリンジ（原液）＝ 150 mg/50 mL
> ・体重 50 kg 換算：1 γ ＝ 1.0 mL/時間から開始

- 低用量（〜2 γ）：ドーパミン受容体（DA1）．腎血流増加→利尿（腎保護に関するエビデンスは乏しい）．
- 中等量（2〜10 γ）：β作用主体（＋α作用）．陽性変力作用＋心拍数増加＋（血管収縮作用）
- 高用量（10〜20 γ）：α作用主体（＋β作用）．血管収縮作用＋（陽性変力作用）＋（心拍数増加）

10

急性心不全（慢性心不全の急性増悪を含む）

b. 徐脈の場合

▶ 一時的ペースメーカー留置

脈拍を増加させ，心拍出量を増加させる．高度徐脈による心不全を認める際には緊急の対応が必要である．

❷ 呼吸管理

a. 体位

座位もしくは半座位(Fowler 体位)が原則．

肺容量と肺活量を増やして呼吸仕事量を減らし，心臓への静脈還流を減らすことで前負荷を軽減する．

起座呼吸のある際には，検査の時でも可能な限りベッドをフラットにしない．

b. 酸素投与

SpO_2 95％以上にコントロールできるまで増量．

リザーバーマスクで酸素化が保てない，頻呼吸・努力性呼吸・起座呼吸が改善しない，あるいは増悪する場合には，積極的に非侵襲的陽圧呼吸(NPPV)を導入する．それでもコントロールできない場合は躊躇することなく，気管内挿管を施行し人工呼吸器管理を行う．

❸ 体液管理

過剰な前負荷を是正するために，ループ利尿薬を主体とした治療を行う．

尿バルーンカテーテルを留置することで正確な in/out バランスを把握できる．

利尿薬への反応が乏しい場合には緊急血液浄化療法を考慮する．

▶ ループ利尿薬

急激な利尿による血圧低下・腎機能低下・低 K 血症に注意する(重症度や体格に応じて 1,000～2,000 mL/日程度を目安)．

急激な利尿を要する場合には，ヘパリン持続静注の併用も考慮する(当院での処方例を参考に紹介する)．

処方例 フロセミド(ラシックス)注　1 回 10～100 mg　静注
- 初回投与量の目安：10 mg 静注から開始．反応尿量をみながら用量調整
- ラシックス 10 mg 静注≒20 mg 内服と覚えておく

(参考：未分画ヘパリン持続静注：ヘパリンナトリウム注 1 万単位/10 mL ＋生食液 90 mL ＝ 100 単位/1 mL)

・初回投与量の目安：体重：10（単位/h）程度から開始
・APTT 1.5〜2.5倍程度を目標とする．安定するまで6時間ごとにAPTTフォロー．

▶ 抗アルドステロン薬

単独での利尿効果は乏しいが，ループ利尿薬と併用することで低K血症を抑制する．HFrEFの長期予後改善効果もある．

> **処方例** スピロノラクトン（アルダクトンA）錠（25 mg）　1錠　1日1回から開始．

▶ バソプレシンV₂受容体拮抗薬

自由水利尿を促す．血管内脱水をきたしにくいが，生命予後改善のエビデンスは乏しい．口渇・高Na血症に注意し，必ず飲水制限を解除する．

> **処方例** トルバプタン（サムスカ）錠（7.5 mg）　1回0.5〜1錠　1日1回から開始．

❹ 血圧管理

過剰な後負荷を是正するために，主に血管拡張薬が用いられる．SBP < 140 mmHgを目指す．

▶ **硝酸薬**：主に静脈系および冠動脈に作用する．数日以内に耐性化するため，適宜降圧薬内服などへ切り替える

禁忌　重症大動脈弁狭窄症，閉塞性肥大型心筋症など．脳血流上昇させるため頭蓋内圧亢進例では使いにくい．

> **処方例** ニトログリセリン（ミオコール）スプレー　1回1パフ（300 μg）
> ・STEMIなどの緊急時や静脈確保までに時間を要する際に有用
> ・血圧をみながら症状改善するまで5分ごとに追加投与

> **処方例** ニトログリセリン（ミオコール）注（原液）＝ 25 mg/50 mL
> ・体重50 kg換算：1γ＝6.0 mL/時間から開始
> ・血圧をみながら0.5〜1.0γずつ増減する

▶ **Ca 拮抗薬**：主に動脈系に作用する．基本的に左室収縮障害を伴う急性心不全には用いない．末梢静脈投与時は血管炎に注意

> **処方例** ニカルジピン（ペルジピン）注（原液）＝ 25 mg/25 mL
> ・体重 50 kg 換算：1 γ ＝ 3.0 mL/時間から開始
> ・血圧をみながら 0.5〜1.0 γ ずつ増減する

▶ **カルペリチド**：ヒト心房性ナトリウム利尿ペプチド（hANP）．交感神経・RAS 系の抑制効果あり．用量により作用が異なる

> **処方例** カルペリチド（ハンプ）注射用 1,000 μg（1 V）＋ 5％ブドウ糖液
> 40 mL ＝ 1,000 μg/40 mL
> ・体重 50 kg 換算：0.0125 γ ＝ 1.5 mL/時間から開始
> ・0.0125 γ：心筋保護作用
> ・0.025 γ ：心筋保護作用＋利尿作用＞血管拡張作用
> ・0.050 γ ：心筋保護作用＋血管拡張作用＞利尿作用

❺ 脈拍管理

過剰な頻脈は心拍出量の低下を招くため是正する．（具体的な処方は『12 不整脈』p.79 を参照）

ただし，心不全が原因となった代償性頻脈の可能性もあり，不用意に脈拍を減少させることはリスクが高い．

不整脈が心不全増悪に寄与している場合には状況により除細動も考慮する．

初期対応から病態に応じた対応へ

初期対応の後は速やかに治療効果判定を行い治療戦略の調整が必要である．

また，心不全に陥った原疾患の精査（虚血性心疾患，弁膜症，心筋症，収縮性心膜炎，感染性心内膜炎など）と追加治療の要否の判定も並行して進めていくことが重要である．

専門医紹介のタイミング

血行動態が不安定な場合は，早急に補助循環を含めた治療介入が必要であり，迅速に専門医へ対応を依頼すべきである．また，心不全は増悪寛解を繰り返して徐々に増悪していく疾患であるため，診

断に至ったら長期的な管理を含めて専門医に指示を仰ぐ必要がある．

参考文献
1）日本循環器学会．急性・慢性心不全治療ガイドライン（2017 年改訂版）．2017

11 高血圧症(緊急対応中心)

疾患概念

- 著しい高血圧を認めたとき，「高血圧緊急症(hypertensive emergency)」か，「高血圧切迫症(hypertensive urgency)」かを，判断する必要がある．鑑別のポイントは重篤な臓器障害(心，腎，中枢神経系合併症)の有無である．よって降圧の緊急度が変わる．

診断の要点

単純に血圧が高いだけでなく，進行する臓器障害，乳頭浮腫，高血圧性脳症，脳出血，くも膜下出血，アテローム性脳梗塞，急性大動脈解離，急性心不全，急性腎不全，急性冠症候群などを合併しているかを診断することが重要．

a. 高血圧緊急症

血圧の高度上昇(多くは 180/120 mmHg 以上)によって，脳，心，腎，大血管などの標的臓器に急速に障害が進行する病態である．症状を十分聴取し，採血，胸部 X 線，心電図，頭部 CT を速やかに行って，診断を行う．無症状であったとしても臓器障害が進行していることがあるため，要注意．ただちに経静脈的に降圧を開始し，入院管理(集中治療管理)の必要がある．

b. 高血圧切迫症

180/120 mmHg 以上であっても臓器障害の急速な進行がない場合(検査を行って臓器障害がない，または進行性ではない場合)は緊急症ではなく，切迫症として扱う．来院時は臓器障害がみつからなくても，時間の経過によって急速の増悪することもあるため，帰宅させる場合は最低数時間の経過観察を必要とする．降圧薬内服による降圧を基本とし，必ずしも入院の適応はなく，数時間以内に開始する．

> **Side Memo**
>
> **①一過性の血圧上昇**
>
> 進行性あるいは慢性の臓器障害がなく，一過性の著明な血圧上昇例は，基本的には緊急の降圧の対象ではない．ただし，褐色細胞腫は一過性の血圧上昇をきたす疾患であり，注意が必要である．
> ・圧受容体反射機構の障害（高齢者や自律神経障害の患者）
> ・不安に伴う過換気
> ・パニック発作
> ・褐色細胞腫
> ・その他，疼痛，喫煙，飲酒，興奮，運動など

初期対応のポイント

- 緊急症か切迫症かの判断が重要であり，高血圧緊急症では原則入院が必要となる．
- 急速な降圧は，虚血性の臓器障害を促進する可能性があるため，下記（初期対応）のような降圧を行う．ただし，大動脈解離では急速に解離が広がる可能性が高いため，早急な降圧と疼痛管理が必要となる．
- 臓器灌流障害の有無を判断するため，尿量や採血，血ガスの乳酸値を経時的に測定する．

初期対応

❶ 臓器障害の有無を判断する

病歴，身体所見，採血，X線，CT，MRI，エコー，心電図などを用いて判断する（**表1**）．

表2に緊急症，切迫症それぞれの対応を示す．

表1　高血圧緊急症を疑った場合の病態把握のために必要なチェック項目

病歴，症状	高血圧の診断・治療歴，交感神経作動薬ほかの服薬，頭痛，視力障害，神経系症状，悪心・嘔吐，胸・背部痛，心・呼吸器症状，乏尿，体重の変化など
身体所見	**血圧**：測定を繰り返す（拡張期血圧は 120 mmHg 以上のことが多い），左右差 **脈拍，呼吸，体温** **体液量の評価**：頻脈，脱水，浮腫，立位血圧測定など **中枢神経系**：意識障害，痙攣，片麻痺など **眼底**：線状‐火炎状出血，軟性白斑，網膜浮腫，乳頭浮腫など **頸部**：頸静脈怒張，血管雑音など **胸部**：心拡大，心雑音，Ⅲ音，Ⅳ音，肺野湿性ラ音など **腹部**：肝腫大，血管雑音，（拍動性）腫瘤など **四肢**：浮腫，動脈拍動など
緊急検査	尿，末梢血（スメアを含む） 血液生化学（尿素窒素，Cr，電解質，糖，LDH，CK など） 心電図，胸部 X 線（2 方向），必要に応じ動脈血ガス分析 必要に応じ，心・腹部エコー図，頭部 CT スキャンまたは MRI，胸部・腹部 CT スキャン 必要に応じ，血漿レニン活性，アルドステロン，カテコールアミン，BNP 濃度測定のための採血

（日本高血圧学会：高血圧治療ガイドライン 2014 より転載）

表2　高血圧緊急症，切迫症の対応

	緊急症	切迫症
急速な臓器障害	あり	なし，慢性の臓器障害のみ
検査	採血，胸部 X 線，頭部 CT，心電図	採血，胸部 X 線，頭部 CT，心電図
緊急入院	必要，集中治療	経過観察後帰宅可. ただし，緊急症の除外が困難な場合や症状が遷延する場合は入院したほうが安全
降圧目標	2〜6 時間で 160/100 mmHg へ	24〜48 時間で 160/100 mmHg へ
主な薬剤治療	注射液（ニカルジピンやニトログリセリンなど）	内服薬（ARB や Ca 拮抗薬など）
血圧モニター	動脈圧ライン	血圧計
専門医への連絡	緊急コンサルト	専門科外来受診

a. 降圧目標が異なる臓器障害

▶ 高血圧性脳症

血圧上昇により脳血流の自動調節能が破綻し，必要以上の血流量と圧のために脳浮腫を生じる状態．降圧のタイミングやスピードは専門医との相談が必要．

▶ 脳血管障害

急性期には積極的な降圧をしない場合があり，専門医へのコンサルトが必要．

▶ 大動脈解離

前述のとおり，急速な悪化，大動脈破裂のリスクがあるため，急速な降圧が必要(降圧目標 1〜2 時間で 130/80 mmHg)．Stanford A 型解離の場合は緊急手術の適応となることが多く，専門医への緊急コンサルトも必要．

b. 特殊な高血圧

▶ カテコールアミン過剰分泌による高血圧

①褐色細胞腫：カテコールアミンの過剰分泌により急激な血圧上昇をきたす．フェントラミンを投与すると同時に，選択的 α 遮断薬であるドキサゾシン(カルデナリン)などを投与する．頻脈に対しては β 遮断薬が有効であるが，必ず十分量の α 遮断薬投与後に用いる．治療に難渋することが多いため，内分泌専門医と相談して治療することが必要．

> **処方例**
> フェントラミン(レギチーン)注 (10 mg/1 mL)
> 生理食塩液を加え 10 mg/10 mL として，2〜5 mg を血圧が落ち着くまで 5 分ごとに静注，あるいは初回静注後に 0.5〜2 mg/分で持続静注．

②コカインやアンフェタミンなどの麻薬使用：カテコールアミンの過剰によるものであり，β 遮断薬の単独投与は行ってはならない．これらの場合はニカルジピンなどによる治療が推奨されている．

▶ 妊娠高血圧症候群(PIH)の重症高血圧および子癇

妊娠後期に悪化することが多い．催奇性の観点から Ca 拮抗薬による血圧コントロールが最も安全と考えられている．

▶ 高血圧性急性左心不全

血管拡張薬(主にニトログリセリン)による降圧が第一選択とな

る．高血圧性でない左心不全であっても呼吸困難のため血圧が上昇することがあり，基礎心疾患の原因検査が必要．また，高度の大動脈弁狭窄がある場合はニトログリセリンによって左室-大動脈間の圧較差が増悪してしまうため，Ca拮抗薬を使用する．

❷ 病態ごとに適切な静注降圧薬を選択する

※緊急症では始めの1時間以内に平均血圧で25%以上は降圧せず，次の2〜6時間で160/100〜110 mmHg程度の血圧を目標として降圧する．切迫症の場合は数時間以内に降圧治療を開始し，24〜48時間かけて160/100 mmHgまで降圧する．

a. 一般的な緊急症の場合，急速に降圧が必要な場合

処方例

ニカルジピン（ペルジピン）注 （10 mg/10 mL）
0.5γより開始（原液の場合，体重50 kgで1γ＝3 mL/h）．
反応不十分であれば，0.5〜1.0γずつ増量．最大6〜10γまで増量可能．

［特徴］ 主として動脈系に作用し，脳血管拡張作用・冠血管拡張作用・血圧降下作用を有する．

［注意1］ 強力な血管拡張作用により反射性に心拍数を増加（反射性頻脈）させることがあり，その場合はβ遮断薬の併用を検討する．

［注意2］ 末梢静脈から投与すると血管炎を起こすことがある．特に5γ以上の高用量を投与する場合は注意が必要で，中心静脈ラインより投与するか，早い段階でニトログリセリンなど他の静注降圧薬の併用を検討する．

b. ある程度時間をかけて降圧したい場合，心不全を伴う場合，冠動脈血流を増加させたい場合

処方例

ニトログリセリン（ミオコール）注 50 mg/100 mL
1回3 mL静注後，0.5γより開始して，血圧の推移を見ながら数分おきに0.5γずつ増量する（原液の場合，体重50 kgで1γ＝6 mL/h）．

［特徴］ 動脈の拡張作用とともに，強力な静脈拡張作用を有しており，前負荷を軽減させることで心負荷の軽減を図ることができる．また，太い冠動脈の拡張作用を有し，coronary steal現象をき

たさずに冠血流を増やす.

［注意1］　重症大動脈弁狭窄症,　閉塞性肥大型心筋症,　バイアグラ,　レビトラ,　シアリスなどの PDE-5 阻害薬服用患者では過度に血圧が下がる恐れがあり禁忌となる.

→ニカルジピンを使用する.

［注意2］　抵抗血管の拡張作用が弱いことから,　降圧のために高用量を要する場合がある.

［注意3］　長期使用で耐性の問題があるため,　適宜降圧薬の内服へ切り替える.

静注降圧薬として上記2剤が最も多く使用されている.　プロプラノロール（インデラル）も静注降圧薬として使用可能であるが,　徐脈や過剰な血圧低下が発生しやすいのであまり使用されていない.

❸ 慢性期管理

初期の降圧目標に達したら,　内服薬を開始し,　注射薬の用量を漸減しながら注射薬を中止する.

内服薬の種類としては Ca 拮抗薬,　ACE 阻害薬,　ARB,　直接レニン阻害薬,　利尿薬,　β遮断薬,　α遮断薬などがあり,　各病態に応じて使い分ける.　単剤ではコントロール困難なことが多く,　2〜3種類の組み合わせが必要となることが多い.　ただし,　いきなり多剤を処方すると急激な血圧降下を招くことになるため,　まずは単剤から開始し,　血圧をみながら追加していく.

> **処方例**
> ・心疾患がある場合
> オルメサルタン（オルメテック OD）錠　20 mg　1回1錠　1日
> 　2回または1回1〜2錠　1日1回　降圧作用が出るまで
> 　12〜24 時間かかる.　1錠で収縮期血圧 10〜20 mmHg,　2錠
> 　で 20〜30 mmHg の降圧効果
> ・妊娠,　妊娠中,　授乳中の場合
> ニフェジピン（アダラート CR）錠　20 mg　1回1〜2錠　1日
> 　2回　効果発現まで比較的早く,　8〜12 時間後程度より降圧効
> 　果が得られる.　1錠で収縮期血圧 20 mmHg,　2錠で 30〜
> 　40 mmHg 程度の降圧が得られる.

ACE 阻害薬,　ARB を用いる際にはレニンやアルドステロン測定値が変化してしまうため,　二次性高血圧の検査後（内分泌学的検査,

11 高血圧症（緊急対応中心）

腎動脈エコー)に腎機能障害,高K血症に注意しながら開始する.

専門医紹介のタイミング

- 「高血圧治療ガイドライン2014」では高血圧緊急症は「高血圧専門医のいる施設に治療を依頼する」,切迫症も「紹介するのが望ましい」と記されている.
- 緊急症は専門医へコンサルトを行いながら,迅速に治療介入できる準備を整える.
- 切迫症では,内服加療の継続が必要なことがあり,主治医へ紹介,もしくは背景の心血管イベントのリスクが高い場合,治療抵抗性,血圧コントロール不良な場合には専門医へ紹介する必要がある.

診療のピットフォール

高血圧治療では,血圧を下げることにのみ意識を集中しすぎず,患者背景にある基礎疾患への治療介入が遅れないように的確な状態把握にも努めなければならない.

参考文献
1) 日本高圧学会高血圧治療ガイドライン作成委員会(編). 高血圧治療ガイドライン2014. ライフサイエンス出版, 2014
2) Marik PE, et al. Chest 131：1949-1962, 2007(PMID 17565029)
3) Vaughan CJ, et al. Lancet 356：411-417, 2000(PMID 10972386)

12 不整脈

疾患概念

不整脈は正常洞調律以外の心臓の調律であり，洞結節-房室結節-His 束-脚-Purkinje 線維を介した心臓の電気的流れ（刺激伝導系）の異常による．安静時心拍数の上下限は 50〜100 回/分であり，これらを下回るもしくは上回る心拍数を，徐脈または頻脈と呼ぶ．

弁膜症や虚血性心疾患，心筋症などの基礎心疾患があると不整脈は併発しやすいが，特発性のものも多い．機序は異常自動能，撃発活動，リエントリーがある．

診断の要点

診察時のポイント

- まず血行動態と症状（意識レベル，バイタルサイン，胸部症状の有無など）を確認し，血行動態が落ち着いていれば 12 誘導心電図を分析する．
- 不整脈の発生には自律神経の関与が大きく，発熱，運動，精神的緊張，感染，飲酒，甲状腺機能亢進症などは交感神経系を亢進させる状態であり不整脈発生に影響する．問診では①不整脈を含む心疾患の既往失神歴や動悸症状の有無，②家族歴（心臓疾患や突然死の有無），③内服薬（抗不整脈薬，抗精神病薬，抗うつ薬，抗菌薬，抗潰瘍薬など）を聴取しておく．

❶ 頻脈性不整脈

上室性（心房を介したもの）と心室性に分かれる．上室性は発作性上室頻拍，心房細動，心房粗動，心房頻拍がある．上室性の頻拍は動悸などの症状はあっても血行動態の異常を伴うことは少ないが，器質的疾患に合併すると心不全の原因となる．

心室性不整脈は心室頻拍と心室細動であるが，心室頻拍は器質的心疾患に伴うことが多く，しばしば血行動態の破綻が見られるため迅速な対応が要求される．心室細動は心停止と同じであり，すぐに

直流通電（DC）による除細動を行わなければならない.

a. 12誘導心電図の鑑別

	リズム：規則的 regular	リズム：不規則 irregular
QRS波 狭い narrow （<0.12秒）	regular narrow QRS tachy-cardia ● 洞性頻脈（ST） ● 心房頻拍（AT） ● 心房粗動（AFL） ● 房室回帰性頻拍（AVRT），房室結節リエントリー性頻拍（AVNRT）	irregular narrow QRS tachy-cardia ● 心房細動（AF） ● 多源性心房頻拍（MAT）
QRS波 広い wide （≧ 0.12秒）	regular wide QRS tachy-cardia ● 変行伝導を伴う上室性頻拍 ● 心室頻拍（VT）	irregular wide QRS tachy-cardia ● 変行伝導を伴う AF，MAT ● 心室細動（VF）

▶ **QRS は <u>wide</u>（120 ms 以上, 25 cm/s で 3 mm 分）か <u>narrow</u>か**

- 上室性（narrow QRS）であれば緊急度は高くないが，心室頻拍ではしばしば血行動態が悪化して DC を使用する場合がある.

①緊急を要する上室性頻拍は以下の2つである.
- <u>1：1伝導を呈する心房粗動</u>
- <u>WPW 症候群に伴う心房細動（wide QRS の irregular tachycardia になる）</u>

いずれも著しい心室レートの上昇により，ショックもしくは心室細動へ移行することがあるため.

②上室性頻拍でも wide QRS を呈しうる.
- もともと脚ブロックがある
- 頻拍時に脚の機能的ブロックによる変行伝導（aberrant conduction）
- 顕性 WPW 症候群があり副伝導路の順行性伝導を伴う頻拍

③心室頻拍と変行伝導を伴う上室性頻拍との鑑別法が Brugada らの報告で提唱されているが，鑑別は容易ではないため，典型的な脚ブロック型でない場合には <u>wide QRS 頻拍は基本的に心室頻拍として対処してよい</u>.

心機能に異常がない血行動態が安定した wide QRS 頻拍の場合に

はすぐに循環器内科医をコールする.

▶ RR 間隔が規則正しいか不規則か

irregular rhythm は, まず心房細動を考える.

ただし房室伝導比が変化する心房粗動か, 心房頻拍もあり心房波の波形で判断するがわからなければ心房細動として対処しておく.

心房細動は, 心房細動かどうかの鑑別が重要である. 左心耳内血栓に注意が必要で, 抗凝固療法が導入されていない場合にはショックバイタルを除いて安易に除細動を行ってはいけない.

▶ 上室性頻拍(narrow QRS regular tachycardia)の鑑別は心房波の形態を見る

P 波あり	II, III, aVF で陽性	洞性頻脈, 心房頻拍
	II, III, aVF で陰性	発作性上室頻拍(房室回帰性頻拍), 心房頻拍
P 波なし	発作性上室頻拍(房室結節リエントリー性頻拍)	
鋸歯状波	心房粗動	

b. 診断のポイント
①洞性頻脈　sinus tachycardia

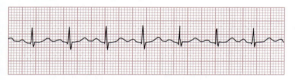

- ①心拍数 >100/分, ②P 波は I, II で陽性, ③同一の P-QRS 間隔が続く.
- 12 誘導心電図で心房波は正常洞調律時の P 波と同型. 以前に記録した心電図があれば比較し, P 波の極性が同じであるかを確認する.
- モニター心電図のトレンドでは warm up 現象と cool down 現象 (心拍数が徐々に上昇したり下降する現象) が見られる.
- 発熱や脱水, 感染などが背景にあるため基礎疾患の治療を行う.

②心房細動　atrial fibrillation(AF)

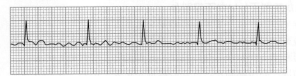

- ①P波がない，②f波がある，③RR間隔が不規則．
- 絶対性不整脈であり，基線の揺れ（細動波）が見られる．
- 頻脈性心房細動は心不全をきたす可能性があり，胸部X線や心エコーも行い評価する．
- 左房内血栓を合併し塞栓症をきたす恐れがあるため，血栓症のリスク評価を行う（CHA_2DS_2-VAScスコア，p.42で評価）．

③心房粗動　atrial flutter(AFL)

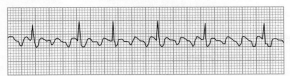

- ①正常なP波がない．
- 三尖弁輪部で電気的興奮が反時計方向に旋回するマクロリエントリーである．
- 典型的な波形は②Ⅱ, Ⅲ, aVF誘導で下向きF波を呈する．
- 心拍数(HR)は2:1伝導でHR 150前後のregularな頻拍として遭遇することが多いが，③心室への伝導比によってHRは異なるため，上図のようにirregular rhythmとなることもある．
- 心房細動に合併し，Ⅰ群抗不整脈薬を使用しているときに認めることがある(Ic flutter)．薬物治療や血栓症の予防も心房細動に準じて行う．

④心房頻拍　atrial tachycardia(AT)

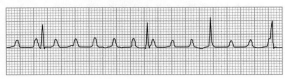

- 規則的なP波が見られ，心房内の起源によってP波の形態が異なる．
- 器質的心疾患や心臓術後に認めることが多い．
- 治療は心房細動に準じて行い，心室伝導比が高く頻拍であればレートコントロールを行う．

⑤発作性上室頻拍　paroxysmal supraventricular tachycardia(PSVT)

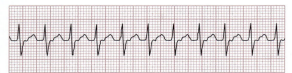

- HRは150～220/分程度．発症と停止が突然に起こる．
- 心房頻拍を除くと，機序は房室回帰性頻拍(WPW症候群に伴うもの)と房室結節リエントリー性頻拍の2種類がある．いずれも頻拍回路に房室結節を含んでいるため，房室結節に作用する薬剤(アデノシン，ベラパミルなど)で停止可能．

⑥心室頻拍　ventricular tachycardia(VT)

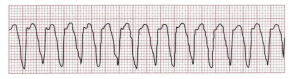

- 器質的心疾患に合併し血行動態の破綻をきたしやすいため，直ちにDCが行えるよう準備する．
- 房室解離(RR間隔とPP間隔が異なる)や融合収縮(上室と心室からの伝導が重なった幅広いR波)が見られれば，VTを示唆する所見である．
- 特発性心室頻拍は右室流出路起源(左脚ブロック型，下方軸)と，左脚後枝起源のベラパミル感受性心室頻拍(右脚ブロック型，上方軸)が有名である．

⑦心室細動　ventricular fibrillation (VF)

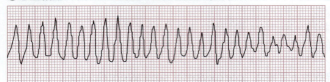

- ①まったく不規則な振幅ならびに波形，②QRS, ST 部分 T 波の区別ができない，③基線が不規則．
- 心停止状態であり蘇生処置を行いながら DC で直ちに除細動を行う．

❷ 徐脈性不整脈

　洞機能不全と房室伝導障害に分けられる．洞不全症候群は洞徐脈（P 波の間隔が長い），洞停止（P 波が認められない）があり，房室ブロックの重症度は I 度から III 度まである．徐脈性心房細動は心房細動に合併した房室伝導障害と考える．いずれも徐脈による症状があるかどうかがポイントであり，徐脈とめまいや失神の関連がはっきりしていれば，徐脈の程度にかかわらずペースメーカー植込みの適応となる．

- 鑑別すべきは①洞不全症候群，②房室ブロック，③徐脈性心房細動，④房室ブロックを伴う心房期外収縮である．
- 徐脈に関連した症状の有無（めまい，ふらつき，失神歴，倦怠感，息切れなど）を確認する．徐脈と症状の因果関係が明らかであればペースメーカー植込みの適応となる．
- 抗不整脈の投与によって徐脈が顕在化することもしばしばあり，治療に不可欠な薬剤によって徐脈が不可避である場合もペースメーカーの適応となる．

a. 洞不全症候群　sick sinus syndrome (SSS)
①洞性徐脈　sinus bradycardia

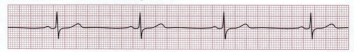

- 正常 P 波型．夜間睡眠中の徐脈は気にしない．日中の活動時に徐脈が見られるかどうかが大事．

②洞停止　sinus arrest

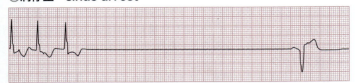

- 頻脈に伴って見られることが多く，頻拍停止時にP-QRSの脱落によるpauseを認める(徐脈頻脈症候群　RubensteinⅢ型).
- 頻拍がコントロールされれば徐脈も認めなくなるが，洞機能不全を伴った状況での頻拍への薬剤コントロールは困難であり，ペースメーカーによるバックアップが必要となることが多い.

b. 房室ブロック　atrioventricular block (AVB)

①Ⅰ度房室ブロック　1st degree AVB
- PQ間隔の延長として観察される．基本的に経過観察であるが器質的異常がないかをチェックする．

②Ⅱ度房室ブロック　2nd degree AVB
- PQ間隔が徐々に延長してQRSの脱落を見るWenckebach型と，PQ間隔延長を伴わず突如QRSが脱落するMobitzⅡ型がある．Wenckebach型は基本的に迷走神経緊張で見られることが多い機能的ブロックであり経過観察となることが多いが，MobitzⅡ型は器質的異常に伴うことが多く，高度房室ブロックに進展する可能性があり注意．
- 特に心房から心室への伝導比が2：1のものは2：1房室ブロック，伝導比が3：1以下のものを高度房室ブロック advanced AVBと呼び，完全房室ブロックへ進展する可能性が高い．

③完全房室ブロック　complete AV block

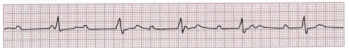

- 心房波と心室波が完全に解離した状態．心室波はブロック部位以下の自動中枢による補充収縮である．His束以下であればQRSは幅広くなる．補充調律が出なければ心停止となるので要注意．
- 徐脈によってAdams-Stokes発作を繰り返す場合には，経皮ペーシングや，緊急で体外式ペースメーカーの挿入が必要と

なる．
- しかし無症状のⅢ度房室ブロックに対するペースメーカー植込み適応は class Ⅱa であり，安定した補充収縮があり徐脈の症状がなければ経過観察となることもある．

④多枝ブロック

受診時にⅡ度以上の房室ブロックを認めていない場合でも，2束ブロック（右脚ブロック＋左脚前肢 or 後枝ブロック），または3束ブロック（2束ブロック＋Ⅰ度房室ブロック）を認める場合は，注意が必要である．繰り返すめまいや失神の既往がある場合は，発作性の房室ブロックを起こしている可能性があり，その時点でペースメーカーによる治療の必要性を吟味する必要がある．

▶ **徐脈性心房細動　AF bradycardia**

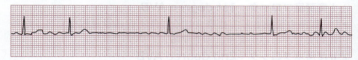

- 心房細動に房室伝導障害が合併した状態と判断する．
- 完全房室ブロックを伴うと心房細動ではあるが接合部または心室補充調律となるため，RR は一定となる．
- pause の有無や徐脈に関連する症状（めまい，心不全徴候など）の有無で治療の適否を判断する．
- 薬剤性（β遮断薬など）で発生することが多いので，内服薬の確認が必要．

▶ **房室ブロックを伴う心房期外収縮　blocked PAC**

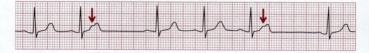

- 心房期外収縮による興奮に対して房室ブロックが生じ QRS が脱落するため，RR が延長する．P 波の連結期が短いため T 波に重なっていることが多くわかりにくいが，PAC を伴った場合には上図のように T 波にノッチ（↑）を認める．

❸ その他の不整脈をきたす病態

a. Brugada 症候群

- coved 型＝タイプ 1

右側胸部誘導(V_1～V_3)において，J 点の上昇 ≧ 2 mm，上に凸の ST 上昇を認めるもの．

- saddleback 型＝タイプ 2

右側胸部誘導(V_1～V_3)において，J 点の上昇 ≧ 2 mm，下に凸の ST 上昇を認めるもの．

- V_1～V_3 の右側胸部誘導での ST 上昇（coved 型，saddleback 型）が特徴で，心室細動の発作による突然死の原因となり得る．
- アジア人の男性で年齢は 20～50 歳代に多い．
- 繰り返す失神の既往や，突然死の家族歴がある場合には注意．
- 背景にイオンチャネルの異常があり，ST 上昇は Na チャネル遮断薬の使用により顕在化する．

b. QT 延長症候群

- 後天性のものは薬剤性と電解質異常によるものが多く，徐脈は QT 延長を助長する（表 1）．

▶ 先天性 QT 延長症候群での多型性心室頻拍

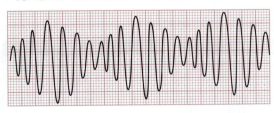

表1 QT延長の原因

先天性	Jervell-Lange-Nielsen症候群			
	Romano-Ward症候群			
後天性	1. 徐脈	房室ブロック，洞徐脈		
	2. 薬剤	抗不整脈薬	I群	ジソピラミド，プロカインアミド，シベンゾリンなど
			III群	ニフェカラント，ソタロールなど
			IV群	ベプリジル
		抗精神病薬	ハロペリドールなど	
		三環系抗うつ薬	イミプラミン，アミトリプチリンなど	
		抗生物質	エリスロマイシン，ST合剤など	
		高脂血症薬	プロブコールなど	
		抗潰瘍薬	シメチジン	
		その他		
	3. 電解質異常	低K血症，低Mg血症，低Ca血症		
	4. 中枢神経疾患	くも膜下出血，脳出血，脳外科手術		
	5. 急性心筋虚血			
	6. その他			

初期対応と治療

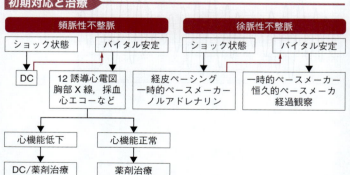

※DCを繰り返してもショック状態から改善しない場合，CPRを行いながらPCPS（経皮的心肺補助装置）を留置するかどうかを検討する．

❶ 期外収縮

- 基本的には経過観察でよいが，有症状の場合には治療を検討する．器質的心疾患や失神歴がないかを検索する．

❷ 頻脈性不整脈

- まず血行動態を確認する（意識レベル，血圧，症状を確認）．VT/VF もしくは波型によらず頻拍でショック状態ならば，直ちに DC を行う．
- 血行動態が落ち着いていれば，速やかに 12 誘導心電図を取り循環器科をコール（VT でも安定していれば可能な限り心電図を記録する）．

a. AF（AFL/AT も AF の治療に準じて行う）

- CHA_2DS_2-VASc スコアが 2 点以上あれば血栓塞栓症の危険があるため，安易に DC は行わず，循環器内科医を呼んで経食道心エコーを行い，左心耳血栓がないことを確認して行う．基本的には β 遮断薬などを使用したレートコントロールと抗凝固療法を行う．

  ※ガイドライン上では有症候性で発症時期が明確かつ 48 時間以内であり，血栓症のリスクが低い状況では鎮静下に DC を行ってもよい．

①レートコントロール

▶ **心房細動で心機能低下や心不全徴候がある場合には以下を使用する**

> **処方例** ベラパミル（ワソラン）注　1 回 5 mg（1 管）　生食液 50 mL に希釈して 10 分で点滴静注

- 房室伝導を抑制し心拍数の減少を図る．
- 陰性変力作用，血管拡張作用があるため，低左心機能，心不全状態，血圧が低い場合には使用しない．

> **処方例** ジゴキシン（ジゴシン）注　1 回 0.25 mg（1 管）　生食液 20 mL に希釈して 5 分で静注（急速飽和法）

- ベラパミルと同様に房室伝導を抑制して心拍数を減少させる．
- 心機能低下時に使用する．血圧を下げずに脈拍数を下げることができるが，効きはワソランほど鋭敏でない．

- 腎機能低下時は血中濃度が上昇しやすく，中毒を起こしやすいため，使用量を最小限に留める．

　※ベラパミルやジゴキシン使用後に心拍数を維持するため，静注後に内服薬に切り替える．

> **処方例** ランジオロール（オノアクト）注　1回50 mL（1管）　生食に溶解して1〜10 μg/kg/分で点滴静注

- 心機能低下例の頻脈性心房細動・心房粗動に適応あり．
- 短時間作用型で β_1 選択性が高いため，喘息患者に禁忌でないが，症状が出たらすぐに中止する．
- 陰性変時作用が先に現れ房室伝導を抑制し頻拍をコントロールする．

②リズムコントロール

　※**AF によってショック状態になっている場合，発作性 AF など
で早期に洞調律に戻す必要がある場合**

▶ DC の使用方法

　50 J（2 相性）/100 J（単相性）から開始し，改善しなければ100 J（2相性）/200 J（単相性）→ 200 J（2 相性）/360 J（単相性）へ止まるまで徐々に強くする．

> **処方例** プロカインアミド（アミサリン）注　1回200〜1,000 mg
> 　　　　（10 mg/kg）　生食100 mL に希釈して10分で点滴静注

- Ia 群の Na チャネル遮断薬でリズムコントロールに使用する．
- 陰性変力作用があるため，低左心機能，心不全状態，血圧が低い場合には使用しない．

> **処方例** アミオダロン（アンカロン）注　5％ブドウ糖液に溶解して使用
> 　　①初期投与　125 mg（2.5 mL）＋ブドウ糖液100 mL へ溶解し
> 　　　600 mL/時間で10分間
> 　　②負荷投与　750 mg（5 管）を5％ブドウ糖液500 mL へ溶解し
> 　　　33 mL/時間で6時間
> 　　③維持投与　負荷投与からそのまま17 mL/時間へ減速し42時間で点滴静注

- 心抑制が少なく，腎機能障害にも使用可能．
- β 遮断作用も有しており，アミオダロンのみでも心拍数低下が得

られやすい.
- 慢性期の副作用として肝機能障害,甲状腺機能,間質性肺炎などがあるためモニタリングが必要であり,開始時にチェックしておく.

> **①抗不整脈薬の使い方**
>
> いずれも催不整脈作用があるため,基本的には常用量より少な目から開始することが多い.高齢者や基礎疾患のある患者では特に血中濃度が上昇し有害事象を招く恐れがあるため,1/2 もしくは 1/3 と少ない量から慎重に開始しなければならない.はじめのうちは必ず上級医・専門医へ相談してから使用すること.

b. PSVT

- PSVT と診断したらまずは非侵襲的な方法として Valsalva 手技(息こらえ)を試してみる.反射的に迷走神経緊張を高めることで房室伝導を抑制し頻拍停止を図る.

処方例 アデノシン(アデホス-L)注 1回10 mg(1管) 急速静注

- 10 mg を bolus で投与する(ゆっくりでは効果がない).生食などで後押しする.無効なら 20 mg を追加静注する.
- 一時的に房室ブロックを生じる.事前に胸部絞扼感が起こるが 30 秒以内に落ち着くことを説明する.
- 喘息には禁忌.
- 心機能低下患者は心停止する時間が長くなるため 5 mg から開始する.

処方例 ベラパミル注 1回5 mg(1管) 生食 50 mL に希釈して10分程で点滴

- 房室伝導を抑制し頻拍を停止させる.
- 陰性変力作用,血管拡張作用があるため,低左心機能,心不全状態,血圧が低い場合には使用しない.

▶ **ショック状態,薬剤が無効である場合は DC を行う**

50 J(2相性)/100 J(単相性)から開始し,改善しなければ100 J(2

相性)/200 J(単相性)→ 200 J(2相性)/360 J(単相性)へ徐々に強くする.

- 鎮静下に必ず R 波同期を確認して通電すること.

c. VT

- 器質的心疾患に合併し血行動態の破綻をきたしやすいため, 直ちに DC が行えるよう準備する.
- DC の使用方法:心電同期し, 最大出力 200 J(2相性)/360 J(単相性).
- 血行動態が安定しているときは DC をスタンバイしながら薬物治療を試みる.

> **処方例** リドカイン(キシロカイン)注 1回 50 mg(0.5管) ゆっくり静注

※Ib 群.心室筋へ作用する.チャネルとの結合解離が早いため心抑制が少ない.停止率は高くないが比較的安全に使用可能.

> **処方例** アミオダロン注 5%ブドウ糖液に溶解して使用
> ①初期投与 125 mg(2.5 mL)+ブドウ糖液 100 mL へ溶解し 600 mL/時間で 10 分間
> ②負荷投与 750 mg(5管)を 5%ブドウ糖液 500 mL へ溶解し 33 mL/時間で 6 時間
> ③維持投与 負荷投与からそのまま 17 mL/時間へ減速し 42 時間 点滴静注

- QT 延長を伴う Torsades de points(TdP)では QT 延長をきたしている原因を是正し, マグネシウムを静注する.

> **処方例** 硫酸マグネシウム(硫酸 Mg 補正液)注 1管(20 mEq/20 mL)を 生食 50 mL で希釈して約 5〜10 分以上かけてゆっくり点滴静注

※マグネシウム静注は灼熱感を伴う.

❸ 徐脈性不整脈

- 症状の有無を確認する(めまい, ふらつき, 失神歴, 胸痛, 倦怠感, 息切れなど)
- 可逆性の原因(薬剤, 高 K 血症など)があればまずその是正を行

いつつ，ペースメーカーの適応を検討する．

a. SSS や自律神経に関与した機能的房室ブロック

処方例
- アトロピン（アトロピン硫酸塩）注　1 回 0.5 mg（1 管）　静注
- イソプレナリン（プロタノール L）0.2 mg（1 管）を生食 100 mL で希釈して 15～30 mL/時で点滴静注
- ドーパミン（イノバン）注　600 mg/300 mL　3～5 μg/kg/分

- イソプレナリンは β 作用で血管拡張をきたし血圧が低下することがある．
- いずれも一過性の徐脈に対する対処と，ペースメーカー植込みまでの繋ぎと考える．

b. 有症候性のⅡ度以上の房室ブロック

- ブロックの部位が His 束以下であると補充収縮が安定せず，徐脈，心停止から心室細動をきたす場合もあり経皮ペーシングをスタンバイしながら体外式ペースメーカー挿入を行う．
- 右冠動脈の閉塞による高度房室ブロックを見落とさないよう心電図，心エコーを確認する．

②カテーテルアブレーション

不整脈の非薬物的治療法として近年進歩を遂げている．PSVT や VF は，1 回の治療で根治率が高く，ガイドラインでも治療法の第一選択として位置づけられている．また AF や VT などの頻拍に対しても薬物治療が無効な症例では考慮すべきであり，頻脈のコントロールが困難な症例は専門医へ相談を．

参考文献
1) 日本循環器学会．不整脈薬物治療に関するガイドライン（2009 年改訂版），日本循環器学会ホームページ（http://www.j-circ.or.jp/guideline/pdf/JCS2009_kodama_h.pdf）
2) 日本循環器学会．心房細動治療（薬物）ガイドライン（2013 年改訂版），日本循環器学会ホームページ（http://www.j-circ.or.jp/guideline/pdf/JCS2013_inoue_h.pdf）
3) Brugada P, et al. Circulation 83：1649-1659, 1991（PMID2022022）

13 肺塞栓症

疾患概念

- 肺塞栓症(pulmonary embolism；PE)は静脈・心臓内で形成された血栓や腫瘍細胞が遊離して肺動脈を閉塞することにより生じる疾患である．PE には急性と慢性に分類されるが，ここでは急性の PE を扱う．急性の PE の主な病態は急速に出現する肺高血圧・低酸素血症であり，重症度・致死率ともに非常に高い．そのため初期対応する医師が PE を鑑別に入れて診療にあたるかどうかが，患者の予後に大きく影響する．外来・入院を問わず発症する可能性があり，また内科のみならず，整形外科や産婦人科領域においても発症する可能性があるため，さまざまな臨床現場で遭遇する疾患である．

診断の要点

- PE は，主に下肢・骨盤内の静脈に形成された血栓が血流に乗って肺動脈まで到達し，肺血管を塞栓することで発症する．血栓形成の危険因子は，Virchow の 3 徴(1)血流の停滞，(2)血管内皮の障害,(3)血液凝固能の亢進に沿って分類すると整理しやすい．代表的な危険因子を表1 に記載する．

表1 主な危険因子

	後天性因子	先天性因子
(1)血流の停滞	長期臥床や長時間の座位保持 肥満 妊娠 うっ血性心不全 下肢麻痺 下肢静脈瘤	
(2)血管内皮の障害	外傷・骨折 中心静脈カテーテル留置 カテーテル治療・検査 血管炎	高ホモシステイン血症

(次頁に続く)

表1 （続き）

	後天性因子	先天性因子
(3)血液凝固能の亢進	悪性腫瘍 薬物（経口避妊薬・エストロゲン製剤など） 感染症 脱水 骨髄増殖性疾患・多血症 抗リン脂質抗体症候群	アンチトロンビン欠乏症 プロテインC欠乏症 プロテインS欠乏症 プラスミノゲン異常症 異常フィブリノゲン血症 など

- PEに特異的な症状はなく，塞栓の範囲・時間経過・患者の心肺予備能などによって多彩な臨床像を呈する．それが診断の遅れや見落しを招く理由のひとつである．急性発症の胸痛・背部痛や呼吸困難をみた場合，急性冠症候群や急性大動脈解離・急性心不全・気胸などの疾患を想起することは難しくないが，特に上記のような危険因子を有する場合は，PEも鑑別に入れたうえで初期対応を行う必要がある．またPEは失神発作の原因にもなりうるため，失神を診た際にも，致死性不整脈や急性の消化管出血などとともに，PEも鑑別に挙げることが必要である．肺血栓塞栓症の鑑別対象となる主訴は非常に幅広く，いずれの鑑別疾患も致死的な病態であるため迅速に上級医・循環器内科医へコンサルトすることが重要である．

❶ バイタルサイン

- 頻脈
- 呼吸数の増加
- 低酸素血症
- 血圧低下
- 発熱（肺梗塞を伴った場合）

❷ 身体所見

　心音の聴診ではⅡp（肺動脈閉鎖音）の亢進や右心系のⅢ音，肺野の聴診では呼吸音の低下やcrackleが聴取されることもあり，塞栓による右心負荷を反映して頸静脈の怒張や下腿浮腫が認められることもある．また塞栓源である静脈血栓による症状として下腿の発赤や腫脹・疼痛を認める場合がある．後述する検査前確率推定のスコアリングにも関係するため下肢は必ず診察する．

❸ 心電図

PEに特異的な心電図所見は存在せず，最も高頻度に認められる心電図所見は洞性頻脈である．SIQⅢTⅢ（Ⅰ誘導でS波，Ⅲ誘導でq波と陰性T波が認められること）がよく知られているが，診断における感度は低く，所見が認められなくてもPEは否定できない（図1）．

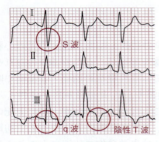

図1 SIQⅢTⅢの心電図

❹ 血液検査

動脈血ガス分析ではPaO_2は低下し，また呼吸数の増加を反映して$PaCO_2$も低下していることが多い．$A-aDO_2$は開大する．D-dimerは後述する．またトロポニンTは急性期に上昇し，予後不良因子のひとつとされる．

❺ 胸部単純X線写真

肺高血圧を反映した肺門部陰影の拡大（Knuckle sign）や限局性の肺血管陰影の減少（Westermark's sign），楔状の浸潤影（Hampton's sign）を認めることがあるが，ここで診断に至ることは少ない．

❻ 経胸壁心エコー（図2）

急性期にベッドサイドで右心負荷を評価できる唯一の検査であり，非常に重要である．

- 右室の拡大：右室が左室の2/3より大きい（心尖部四腔像）．
- D-shape：左室の拡張期に右室圧により全周性に拡張できずD型に見える（短軸像）．
- 推定右室圧の上昇：三尖弁逆流の連続波ドプラの最大流速を用いて右室-右房間の圧較差を計算し測定する（心尖部四腔像）．

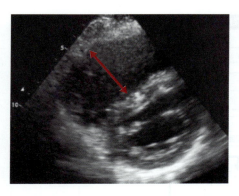

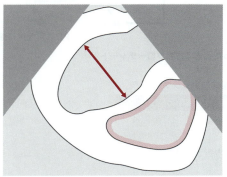

図2 **右室の拡大と D-shape**

- 患者の病歴や上記の検査から PE が鑑別に挙がった場合は，図3 のステップで診断を進める．なおショックバイタルや血圧低下を伴っている場合は，バイタルサインを安定化させた後に速やかにダイナミック CT の施行を検討する．

a. 検査前確率を評価する

PE の検査前確率を評価するためのスコアとして Wells score が提唱されており，それらを簡素化(Simplified)したスコアも提唱されている(表2)．既往・バイタルサイン・病歴・臨床症状・身体所見などをスコア化し，PE likely(肺血栓塞栓症らしい)か PE unlikely (肺血栓塞栓症らしくない)に分類する．

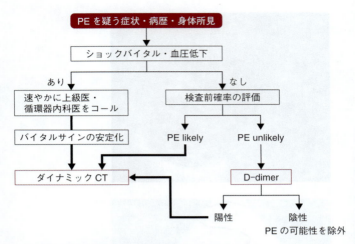

図 3 急性の PE を疑ったときの診断フローチャート

表 2 検査前確率評価のスコアリング

Wells score(simplified)	
PE・DVT の既往がある	1
心拍数 ≧ 100 回／分	1
4 週以内に手術・固定を行っている	1
喀血がある	1
活動性の悪性腫瘍を有する	1
DVT の臨床所見がある	1
PE 以外の鑑別診断に乏しい	1

0-1 点：PE unlikely
2 点以上：PE likely
※ DVT：Deep Vein Thrombosis(深部静脈血栓症)

b. PE likely の場合

ダイナミック CT を施行する．

c. PE unlikely の場合

D-dimer を測定し陽性であればダイナミック CT を施行する．D-dimer のカットオフ値として 50 歳以上であれば年齢 × 10 μg/L を用いるのが良いとされる．D-dimer が陰性であれば PE 以外の原因

疾患を検索する.

❼ ダイナミック CT

造影剤注入後に時相をずらして複数回動的に撮影を行う造影 CT 検査であり,確定診断の能力が最も高い検査である.造影剤注入直後の動脈相で肺動脈内血栓の存在診断を行い,やや時間を空けて撮影した静脈相で四肢〜体幹部の深部静脈血栓の存在診断を行う.血栓は造影不良域として描出され,肺動脈ではおおよそ区域枝レベルまでの血栓を検出可能である.

a. リスク分類

PE と診断したら次はバイタルサイン,simplified-Pulmonary Embolism Severity Index(sPESI)(表3),心エコー所見,心筋バイオマーカーを用いてリスク分類を行う(図4).

b. 治療

リスク分類に応じて治療法を選択する(表4).

表3 sPESI

年齢 ≧ 80 歳	1
悪性腫瘍の既往がある	1
心不全・慢性肺疾患の既往がある	1
脈拍 ≧ 110 回/分	1
収縮期血圧 < 100 mmHg	1
SpO_2 < 90%	1

13
肺塞栓症

初期対応・オーダー

PE が鑑別に挙がった時点で迅速に上級医・循環器内科医へコンサルトすることを忘れてはならない.

❶ 急性期治療

- ヘパリン注 1 A(5,000 単位/5 mL)を静脈注射する
- 10 単位/kg/mL/h を目安にヘパリンを持続静脈注射する

> **処方例** ※当院での処方
> ヘパリン注 2 A(10,000 単位/10 mL)を生食 90 mL に希釈して 100 単位/1 mL とし点滴静注(例:体重 60 kg なら 6 mL/h = 600 単位/時間で持続静注を開始する).

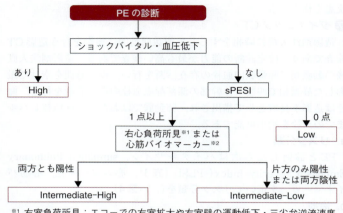

※1 右心負荷所見：エコーでの右室拡大や右室壁の運動低下・三尖弁逆流速度の増加など
※2 心筋バイオマーカー：トロポニンI・トロポニンT・脳性ナトリウム利尿ペプチド（BNP）の上昇

図4 PE のリスク分類フローチャート

表4 リスク分類に応じた治療法

リスク	治療法	
High	集中治療室での管理・抗凝固療法	再灌流療法※を積極的に検討
Intermediate-High	集中治療室での管理・抗凝固療法	必要に応じて再灌流療法※の追加を検討
Intermediate-Low	入院での抗凝固療法	
Low	入院または外来での抗凝固療法（DOACなど）	

※再灌流療法：tPA 投与や外科的血栓除去・経カテーテル的血栓除去術など

- 6時間ごとに APTT を測定し，APTT 2倍を目標に投与量を調整する．

❷ 原因・リスク検索
- 下肢静脈エコー
- 凝固素因の異常評価：プロテインC活性・抗原量，プロテインS抗原量，ホモシステイン，抗核抗体，ループスアンチコアグラント，抗カルジオリピン抗体など

参考文献

1) 日本循環器学会．循環器病の診断と治療に関するガイドライン―肺血栓塞栓症および深部静脈血栓症の診断，治療，予防に関するガイドライン―(2017年改訂版)Guidelines for the Diagnosis, Treatment and Prevention of Pulmonary Thromboembolism and Deep Vein Thrombosis(JCS2017)

2) 2014 ESC guidelines on the diagnosis and management of acute pulmonary embolism. Eur Heart J 35：3033-69, 3069a-3069k, 2014

14 呼吸不全

疾患概念

- 急性呼吸不全：室内気呼吸で $PaO_2 < 60$ Torr（$SpO_2 < 90\%$）の病態をいう．
- 慢性呼吸不全：呼吸不全（respiratory insufficiency）の状態が1か月以上続くものをいう．

> **①「呼吸困難」にもきちんと対応を！**
>
> 呼吸不全がなくても呼吸困難は辛い症状であり，呼吸困難の場合も原因の評価や症状への対応が必要となる．

診断の要点

▶ I型呼吸不全とII型呼吸不全

炭酸ガス分圧上昇の有無によりI型とII型に分類する．

I型呼吸不全　$PaO_2 < 60$ Torr, $PaCO_2 \leq 45$ Torr
II型呼吸不全　$PaO_2 < 60$ Torr, $PaCO_2 > 45$ Torr

▶ 呼吸不全の4つの病態生理と鑑別疾患

分類	病態	代表的鑑別疾患	酸素投与
①肺胞低換気	肺胞内に空気が出入りできない病態．喀痰や異物による気道閉塞，気管支喘息発作などの気道狭窄，オピオイドなど呼吸運動の低下などで起こる．	気道閉塞，喘息発作，COPD増悪，オピオイド過剰，神経疾患	無効な場合もある

（次頁に続く）

（続き）

分類	病態	代表的鑑別疾患	酸素投与
②V/Qミスマッチ	換気(V)に対し血流(Q)が少ないhigh V/Q，血流(Q)に対し換気(V)が少ないlow V/Qの2つがある．high V/Qは血流が途絶する肺塞栓や毛細血管が破壊される肺気腫で，low V/Qは肺胞内に水や膿がたまる心不全や肺炎，肺胞出血やARDSで認められる．	(high V/Q)肺塞栓，肺気腫(low V/Q)肺炎，心不全，ARDS，肺胞出血	有効
③シャント	肺動脈奇形や卵円孔開大などの解剖学的シャントがある．	肺動静脈奇形肝肺症候群など	無効
④拡散障害	肺胞の空気と毛細血管を隔てる間質が厚くなったときに起こる．	間質性肺炎など	有効

初期対応のポイント

- 緊急度を判断し病歴聴取や身体診察を行う
- 血液ガスで $PaCO_2$ 上昇がないか，pH 低下がないかを確認する
- 原因となる疾患や酸素化の状態を考え，鼻カニューレやマスク，NPPV や HFNC，気管内挿管などの必要な酸素デバイスを選択する

NPPV：non invasive positive pressure ventilation（非侵襲的陽圧換気療法），HFNC：high flow nasal cannula（高流量鼻カニューレ）

初期対応

▶病歴聴取・身体診察

※緊急性が高い場合は，まず酸素化を改善する治療をしながら検査を行う．

病歴では呼吸不全発症までのスピード，胸痛など随伴する症状を聴取する．

喀痰による気道閉塞も病棟では多い．

診察ではまずバイタルサインの確認．特に意識障害や異常な呼吸様式，呼吸数増加，チアノーゼは呼吸不全の可能性が高い大事な所見である．鑑別疾患を念頭に置きながら，head to toe 診察をする．

▶検査

まず行うべき検査として以下がある．

1. 動脈血液ガス分析　2. 血液検査　3. 胸部単純X線写真
4. 心電図

血液ガスではpHやPaCO$_2$, HCO$_3^-$の値・変動から病態の鑑別, 重症度を判断する.

血液検査は血算と一般生化学検査をオーダーする.

画像検査は胸部単純X線写真を行い, 必要であれば心エコーやCT検査なども施行する.

▶血液ガスで PaCO₂ と pH をチェック

CO$_2$貯留(PaCO$_2$ > 45 Torr)がある場合, 酸素化の手段が変わる. pHの低下(pH < 7.2)を伴うのであれば臓器障害をきたしうるので, 補助換気を行いCO$_2$を下げる努力をする. pHが正常範囲の場合は慢性的なCO$_2$貯留が考えられ, ナルコーシスを防ぐためSpO$_2$は88〜92％を目標に酸素投与を行う.

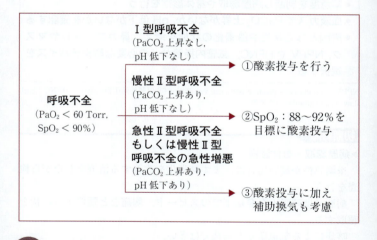

Side Memo ② CO₂ ナルコーシス

CO$_2$貯留により意識障害や換気不全を起こした状態で, 呼吸性アシドーシス, 意識障害, 自発呼吸低下を認める. CO$_2$貯留(Ⅱ型呼吸不全)患者への酸素投与によって, 呼吸中枢を刺激していた低酸素血症が改善されること

で，換気機能が低下しナルコーシスが起こる．CO_2 貯留による症状としては
・10 Torr 以上の急激な上昇で意識障害，振戦
・30 Torr 以上の急激な上昇で昏睡，頻脈，高血圧，縮瞳が認められる．
　COPD 患者や間質性肺炎末期の患者で多くみられ，注意が必要である．
（対応）
　換気不全によるものなので，換気量を増やすよう補助換気を行う
① バッグバルブマスク
② NPPV（後述）
③ ①②で改善しない場合は気管内挿管による人工呼吸器管理

▶酸素化障害に対する実際の対応

a. 低流量酸素投与

$SpO_2 > 90\%$，$PaO_2 > 60$ Torr を目標に酸素投与を開始する（Ⅱ型呼吸不全なら SpO_2：88〜92%）．

まずは低流量の鼻カニューレ，フェイスマスク，リザーバーマスクを使用する．低流量式は 100% 酸素をそのまま各デバイスから投与する方法である．患者の吸気流速に応じて投与した酸素と大気が混合して吸気されるため，FiO_2 は安定しない．

酸素投与量と FiO_2 の関係

流量（L/分）		1	2	3	4	5	6	7	8	9	10
FiO_2	鼻カニューレ	0.24	0.28	0.32	0.36	0.40	—	—	—	—	—
	マスク	—	—	—	—	0.4	0.5	0.6	0.6	—	—
	リザーバーマスク	—	—	—	—	—	0.6	0.7	0.8	0.9	0.99

鼻カニューレは 5〜6 L/分以上では FiO_2 の上昇は期待できず，フェイスマスクは 1〜3 L/分の低流量では呼気を再呼吸し CO_2 貯留を起こすリスクがある．またリザーバーマスクはリザーバーが膨らむだけの酸素流量（5 L/分以上）が必要となる．

b. 高流量酸素投与：ベンチュリーマスク

患者の吸気流速を上回る流速で酸素入り混合気を投与すれば，理論上は FiO_2 は安定する．このような酸素投与方式が高流量式である．最も簡便な高流量式はベンチュリーマスクである．患者の換気量に左右されずに安定した吸入酸素濃度（FiO_2：0.24〜0.5）で投与で

きる.

COPD などの II 型呼吸不全の患者で，吸入酸素濃度の調整が必要な患者で使用する.

ベンチュリーマスクの吸入酸素濃度と流量

デバイスの色	青	黄	白	緑	赤	橙
FiO_2	0.24	0.28	0.31	0.35	0.40	0.50
流量/分	4 L	4 L	6 L	8 L	8 L	12 L

※流量などの設定は各デバイスに記載してあるので，参考にすること.

c. NPPV(non invasive positive pressure ventilation，非侵襲的陽圧換気療法)

上記の酸素投与で改善が見られない場合は NPPV 使用による補助換気を検討する.

下記の疾患などは，病態から NPPV が有効であることが多く，始めから使用を検討する.

> ・COPD 増悪　・心原性肺水腫　・神経筋疾患

また生理的な指標としては下記を参考にする.

急性呼吸不全での NPPV の適応(NPPV ガイドラインより抜粋・一部改変)

- 呼吸補助筋の緊張
- $PaCO_2 > 45$ Torr, $pH < 7.35$
- 頻呼吸(呼吸数 > 24 回/分)
- $PaO_2/FiO_2 < 200$

NPPV の実際の使用例

【初期設定例 1) COPD 増悪】

- CPAP のみでも呼吸仕事量は軽減し CO_2 貯留は改善することが多い
- CPAP モード：5～8 cmH_2O，FiO_2：SpO_2 90～95% を保つように設定
- CO_2 貯留が遷延する場合，BIPAP で換気量を増やすため吸気時圧(IPAP)も設定する
- S/T モード，IPAP：8～10 cmH_2O，EPAP：4～5 cmH_2O，f：12～16 回/分，FiO_2：SpO_2 85～90% を保つように設定

【初期設定例2）心原性肺水腫】
- CO_2 貯留を認めない場合，CPAP で吸気/呼気時間わず持続的に圧をかけ酸素化改善を図る
- CPAP モード：5～8 cmH$_2$O，FiO$_2$：1.0
※ FiO$_2$：1.0 としているが，高濃度酸素による有害事象を防ぐため，SpO$_2$ を見ながら FiO$_2$ は早めに下げるように心がける．

③ NPPV 設定時の用語について

CPAP (continuous positive airway pressure) は自発呼吸のある患者で吸気/呼気問わず常に一定の圧力をかけることであり，BIPAP (biphasic positive airway pressure) は吸気時と呼気時にそれぞれ 2 相性の圧力をかけることを意味する．

IPAP (inspiratory positive airway pressure) は吸気時にかける圧力のことで，呼吸仕事量が減り 1 回換気量を増やし PaCO$_2$ を下げる．

EPAP (expiratory positive airway pressure) は呼気時にかける圧力のことで，機能的残気量を増やし肺胞虚脱を防ぐことで PaO$_2$ を上げる．

低酸素血症だけでなく CO$_2$ 排出も必要な患者では BIPAP が，CO$_2$ 貯留はなく肺胞虚脱を防ぎたい低酸素血症の患者には CPAP が用いられる．

また BIPAP での S/T mode とは S：spontaneous ＝患者の呼吸努力を感知し決められた圧を送る，T：timed ＝患者の呼吸が認識できない場合に f で設定した呼吸回数に合わせて強制的に換気してくれるモードのことである．

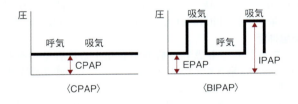

下記の場合は NPPV の適応注意または禁忌なので，気管内挿管の適応を検討する．

NPPV の適応注意または禁忌（NPPV ガイドラインより抜粋・一部改変）
- 不穏状態や認知症が強く治療に非協力でマスクが装着できない
- 気道が確保できない
- 呼吸停止や心停止
- ドレナージのできていない気胸の存在
- 大量に気道分泌物がある，または咳反射がなく排痰もできない
- 顔面の外傷などでマスクがフィットできない

d. HFNC（high flow nasal cannula）

加温加湿を施した鼻カニューレにより最大 60 L/分の高流量酸素を流せることで FiO_2 最大 1.0 まで酸素供給が可能となる．明確な使用基準は決まっていないが，NPPV やマスク換気などとの比較検討も次々に報告され，最近は急速に利用頻度が高まっている．

気管挿管や NPPV での加療が困難な患者や代換法として使用頻度が増えている．

※閉口時には若干の圧力効果（3〜5 cmH_2O）もあると言われるが，実際の現場では PEEP 効果は期待せず高濃度 FiO_2 を必要とする場合に検討すること．

（使用例）設定するのは酸素流量（30〜60 L）と FiO_2（0.21〜1.0）
- 流量：40〜50 L
- FiO_2：0.4〜0.5 で開始して患者の状態に合わせ調整を行う．
（※流量：40 L，FiO_2：0.4 で 100% 酸素 16 L の投与に匹敵する）

e. 気管挿管

上記を施行しても患者の病態が悪化する場合や，そもそも NPPV が禁忌な場合などは気管挿管を施行し人工呼吸器管理（侵襲的陽圧換気療法）の検討となる．

一般的に気管挿管の適応としては，①低酸素血症および高二酸化炭素血症による呼吸不全，②舌根沈下や咳嗽反射喪失など気道防御機能の破綻，③ NPPV で改善しない呼吸不全などが挙げられる．気管挿管を行う場合は，集中治療病棟へ速やかに移動して治療を行う．

▶原疾患の治療

上記のように酸素化の対応を行いながら，得られた病歴や身体所見，検査結果から呼吸不全を招いた原疾患の治療を行う．

参考文献

1) 日本呼吸器学会．NPPV（非侵襲的陽圧換気療法）ガイドライン（改訂第2版）
2) Global Strategy for the Diagnosis, Management, and Prevention of Chronic Obstructive Pulmonary Disease（updated 2016）

15 # 気管支喘息，慢性閉塞性肺疾患（COPD）

疾患概念

- 気管支喘息（bronchial asthma）は，気道の慢性炎症により気道狭窄，気道過敏性の亢進が生じ，喘鳴や咳嗽，呼吸困難が生じる閉塞性肺疾患である．一方，慢性閉塞性肺疾患（chronic obstructive pulmonary disease：COPD）はタバコ煙を主とする有害物質を長期に吸入曝露することで生じた肺の炎症反応に基づく進行性の気流制限を呈する疾患である．増悪期の対応など共通点も多いが，臨床経過や治療は大きく異なる．両疾患の異同に注意しながらまとめて解説する．

気管支喘息の診断の要点

▶ 気管支喘息の診断の目安

1. 発作性の呼吸困難，喘鳴，胸苦しさ，咳の反復
2. 可逆性の気流制限
3. 気道過敏性の亢進
4. 気道炎症の存在
5. アトピー素因
6. 他疾患の除外

   （1，2，3，6 は診断に重要である．4 が好酸球性の場合は診断的価値が高い．5 は喘息の診断を支持する．）

- 上記の 1，2，5 が重要である
- 3，4 の存在は喘息の診断を指示する
  注①：呼気 NO 試験が有用：好酸球性の炎症を反映するため気管支喘息では呼気 NO が上昇する．22 ppb 以上で喘息診断において感度 91％，特異度 84％[1]

（日本アレルギー学会監修：喘息予防・管理ガイドライン 2018，協和企画）

表1 wheeze の分類

Jonsson の分類	0度	Ⅰ度	Ⅱ度	Ⅲ度	Ⅳ度
wheezes	なし	強制呼気時のみ	平常呼吸時	吸気と呼気時に	Silent chest
PEF	正常	60〜70%	40〜60%	20〜40%	20%以下

PEF：ピークフロー値

喘息発作時の初期対応

初期対応のポイント

- 他疾患の除外が必須である
- 重症度を呼吸困難の程度で大まかに判断
- 重篤な場合は，直ちに挿管・人工呼吸器の準備を行う

❶ 他疾患の除外が必須である

a. 鑑別診断

過換気，気胸，上気道閉塞，異物誤飲，心不全，気管支拡張症，肺塞栓症，腫瘍．

b. 検査

- 胸部 X 線写真をまず撮影する．胸部 CT は全例で撮影する必要はないが，上記他疾患を除外するうえで有用な場合もある
- 動脈血液ガス検査は，重症の場合は呼吸状態を評価するうえで必須

❷ 増悪の原因を考える

ダニ・ペット・花粉アレルギー/喫煙・受動喫煙/怠薬/大気汚染/ストレス/アルコール/香水などにおい/冷気/職業性喘息/呼吸器感染症/アスピリン喘息（NSAIDs 内服歴）．

❸ リスクを評価する

a. 重症度の判定基準

- 主に呼吸状態で判断，他の項目は参考にする
- 重篤な場合は，挿管をためらわない

呼吸状態	小発作	中発作	大発作	重篤
	歩行時苦しい 臥位可能	なんとか歩行可 臥位不可	歩行困難 会話困難	意識障害
%PEF	80％以上	60～80％	60％未満	測定不能
SpO$_2$	96％以上	91～95％	90％以下	90％以下
PaO$_2$	正常	60 mmHg 以上	60 mmHg 以下	60 mmHg 以下
PaCO$_2$	45 mmHg 未満	45 mmHg 未満	45 mmHg 以上	45 mmHg 以上

PEF：peak expiratory flow，%PEF ＝ PEF/PEF 予測値
NPPV 導入，気管挿管が必要な呼吸状態であれば ICU 入室を検討する．具体的には，
・PaO$_2$ ＜ 50 mmHg の重度の低酸素血症．
・PaCO$_2$ ＞ 45 mmHg 以上の高度換気障害．
・呼吸筋疲労が見られる著名な呼吸努力．

b. 喘息増悪の危険因子
- 下記に当てはまる場合は早期にステロイド全身投与を考慮

> ・挿管歴や集中治療室での治療歴がある
> ・過去 1 年間での 1 回以上の重篤発作がある
> ・1 秒率が低値である
> ・短時間作用性 β$_2$ 刺激薬（SABA）の過度依存がある

❹ 治療の具体的手順
`手順1`　酸素投与
- SpO$_2$ 95％前後を目標

`手順2`　短時間作用性 β$_2$ 刺激薬（SABA）を吸入

> **処方例**
> ①サルブタモール（ベネトリン）吸入液　1 回 0.3～0.5 mL（サルブタモールとして 1.5～2.5 mg）＋生食 2 mL ネブライザー吸入
> 20 分あけて 3 セットまで
> または
> ②プロカテロール（メプチンエアー）pMDI[注1] 2 push スペーサー吸入
> 20 分あけて 3 セットまで

注 1：ネブライザーと pMDI（加圧噴霧式定量吸入器）＋スペーサーの効果は同等
注 2：脈拍を 130/分以下に保つようにモニター
注 3：自宅で上記治療されている患者は手順 3 へ

手順3 ステロイド全身投与の必要性を考慮

- 中等度以上の発作，SABA 吸入に反応が乏しい場合は，できるだけ早期に全身性ステロイド薬投与を開始する

処方例

①プレドニゾロン（プレドニン） 1回0.5 mg/kg 1日1回 内服

または

②メチルプレドニゾロン（ソル・メドロール）注 1回40 mg ＋生食 100 mL 点滴静注

または

③プレドニゾロンコハク酸エステル（水溶性プレドニン）注 1回0.5 mg/kg ＋生食 100 mL 点滴静注

または

④ベタメタゾン（リンデロン） 8 mg ＋生食 100 mL 点滴静注

注1：点滴と内服の効果は同等である

注2：アスピリン喘息が疑われる場合，またはコハク酸エステル型ステロイド（ソル・メドロールや水溶性プレドニン）の静注で症状が増悪する場合は，プレドニン内服，またはリンデロン静注に変更する

手順4 重症例の治療

- ステロイド全身投与に即効性は認めない
- SABA で改善を認めない場合は，アドレナリン皮下注を考慮

処方例 0.1％アドレナリン（ボスミン）注 1回0.3 mL 皮下注

注1：20〜30 分ごとに反復投与できるが，脈拍を130/分以下に保つ

注2：妊婦の場合は極力避ける

手順5 帰宅可能か判断

- 歩行可能であれば外来フォローアップにしてよいが無理はしない．特に初回発作や繰り返す発作の場合は，吸入手技の確認などの教育目的に入院を考慮してよい
- 発作による再受診が予測される場合には，プレドニゾロン 1回0.5 mg/kg 1日1回 朝食後を3〜5日間処方

喘息の慢性期管理

初期対応のポイント

- 慢性期薬物治療（コントローラー）の主役は吸入ステロイドである
- 発作を起こさないようにすること，気道リモデリングへの進展を防ぐことが目標である
- 環境アレルゲンの除去も非常に重要である

表2 喘息治療ステップ

		ステップ1	ステップ2	ステップ3	ステップ4
長期管理薬	基本治療	ICS（低用量）	ICS（低〜中用量）	ICS（中〜高用量）	ICS（高用量）
		上記が使用できない場合は以下のいずれかを用いる	上記で不十分な場合に以下のいずれか1剤を併用 LABA（配合剤使用可） LAMA LTRA テオフィリン徐放製剤	上記に下記のいずれか1剤，あるいは複数を併用 LABA（配合剤使用可） LAMA LTRA テオフィリン徐放製剤	上記に下記の複数を併用 LABA（配合剤使用可） LAMA LTRA テオフィリン徐放製剤 抗IgE抗体 抗IL-5抗体 抗IL-5Rα抗体 経口ステロイド薬 気管支熱形成術
		LTRA テオフィリン徐放製剤 ※症状が稀なら必要なし			
	追加治療	LTRA以外の抗アレルギー薬（メディエーター遊離抑制薬，ヒスタミンH₁拮抗薬，トロンボキサンA₂阻害薬，Th2サイトカイン阻害薬）			
発作治療		SABA	SABA*¹	SABA*¹	SABA

ICS：吸入ステロイド，LABA：長時間作用性β₂刺激薬，LAMA：長時間作用性抗コリン薬，LTRA：ロイコトリエン受容体拮抗薬，SABA：短時間作用性吸入β₂刺激薬，抗IL-5Rα抗体：抗IL-5受容体α鎖抗体

*¹ブデソニド/ホルモテロール配合剤で長期管理を行っている場合は同剤を発作治療にも用いることができる．長期管理と発作治療を合わせて1日8吸入までとするが，一時的に1日合計12吸入まで増量可能である．ただし，1日8吸入を超える場合は速やかに医療機関を受診するよう患者に説明する．

（日本アレルギー学会：喘息予防・管理ガイドライン2018，協和企画）

▶ 未治療患者へのコントローラー導入方法

表2をもとに，患者の症状がほぼコントロールされる最低限の治療ステップを決定し維持する．十分な治療をすることが大事であり，症状がほぼコントロールされた状態が3〜6か月続いたらステップダウンを考慮する．

> **処方例** 中用量吸入ステロイド，β刺激薬吸入(ICS/LABA)の処方例
> ①サルメテロール/フルチカゾン(アドエア250)ディスカス　1回1吸入　1日2回
> ②ブデゾニド/ホルモテロール (シムビコート)タービュヘイラー　1回2吸入　1日2回

入院指示オーダー

項目	指示内容
酸素投与	• SpO_2 95%前後を維持
吸入薬	• サルブタモール　1回0.5 mL(2.5 mg)＋生食2 mL　ネブライザー1日4回
ステロイド投与	• ソル・メドロール　1回40 mg＋生食100 mL　1日2回点滴静注　軽快とともに7〜14日で中止，漸減の必要はなし
発作時	• ベネトリン　1回0.5 mL(2.5 mg)＋生食2 mL　ネブライザー • ソル・メドロール　1回40 mg＋生食100 mL　点滴静注
抗菌薬	• 原則不要．細菌感染の合併が疑われるときのみ使用
補液	• 大量の補液は不要．脱水の有無，食事摂取量に応じて実施する
入院中検査	• 胸部単純X線：入院時異常なければフォローアップ不要 • 採血：ステロイド使用時は，電解質・血糖値をフォローアップ

COPD の診断の要点

COPD とは有害物質の曝露(主に喫煙)により非可逆性の気流制限をきたした状態である．重喫煙歴，労作時呼吸困難などから疑い，気流制限による呼気延長，胸郭前後径拡大，肋間筋陥没，フーバー徴候などの身体所見を有する．

▶ **COPD の診断(GOLD2017)**
・スパイロメトリーが診断に必須である
・非可逆性の気流制限を証明する(気管支拡張薬投与後の1秒率が70%未満)
・重症度も同時に評価し治療方針を決定する
・診断には FEV_1%(1秒率)，重症度分類には% FEV_1(予測1秒量)

a. 重症度の評価
▪ 気流制限の程度による重症度(症状とは相関しない)

GOLD grade	1秒量予測値
GOLD 1：Mild	% $FEV_1 \geqq 80$%
GOLD 2：Moderate	50% $\leqq$ % $FEV_1 < 80$%
GOLD 3：Severe	30% $\leqq$ % $FEV_1 < 50$%
GOLD 4：Very Severe	% $FEV_1 < 30$%

b. 症状による重症度
▶ **mMRC(modified British Medical Research Council)息切れスケール**

Grade 0：激しい運動時のみ息切れ
Grade 1：坂道を歩行時に息切れ
Grade 2：息切れのため同年代より歩行が遅い
Grade 3：100 m または数分歩行後，呼吸のため立ち止まる
Grade 4：外出時，着替え時に息切れがする

▶ CAT：COPD assessment test

まったく咳が出ない	⓪①②③④⑤	いつも咳が出ている
まったく痰がつまった感じがしない	⓪①②③④⑤	いつも痰がつまっている感じがする
まったく息苦しくない	⓪①②③④⑤	非常に息苦しい
坂や階段を上がっても息切れがしない	⓪①②③④⑤	坂や階段を上ると，非常に息切れがする
家での普段の生活が制限されることはない	⓪①②③④⑤	家での普段の生活が非常に制限される
肺の状態を気にせず外出できる	⓪①②③④⑤	肺の状態が気になって，外出できない
よく眠れる	⓪①②③④⑤	肺の状態が気になって，よく眠れない
とても元気だ	⓪①②③④⑤	まったく元気がない

15 気管支喘息・慢性閉塞性肺疾患（COPD）

COPD の慢性期管理

▶ 慢性期管理のポイント

・禁煙が最も重要である
・薬物治療の主役は気管支拡張薬（抗コリン薬，β刺激薬）．吸入ステロイドは重症例のみ使用する．副作用や投与方法を理解し患者それぞれに合わせ適切な治療を選択することが重要
・インフルエンザワクチンと肺炎球菌ワクチンは必ず投与
・安静時に低酸素血症がある場合は，長期酸素投与を行う

❶ ABCD アセスメント

	増悪の既往	自覚症状	
		mMRC 0-1 CAT < 10	mMRC ≧ 2 CAT ≧ 10
GOLD 1 GOLD 2	0 または 1 回で入院歴なし	Group A SABA or SAMA 頓用	Group B LAMA and/or LABA
GOLD 3 GOLD 4	≧ 2 または≧ 1 増悪の入院歴	Group C LAMA + LABA または ICS + LABA	Group D LAMA + LABA + ICS

SABA：short-acting beta stimulant, SAMA：short-acting anti-muscarinic antagonist, LABA：long-acting beta stimulant, LAMA：long-acting anti-muscarinic antagonist, ICS：inhaled corticosteroid

- 気流制限の強さによる GOLD 分類だけではなく，増悪の既往の有無と自覚症状を考慮し治療を決定していく
- 第一選択薬は LAMA である．効果が乏しければ，気管支拡張薬を併用する（LAMA＋LABA）．LAMA が禁忌となる患者では LABA は良い代替手段である
- 抗コリン吸入薬の副作用は口渇，緑内障・前立腺肥大の悪化，β 刺激吸入薬の副作用は頻脈，不整脈の誘発である
- ICS 単独では呼吸機能改善や増悪予防作用はほとんどない．重症 COPD に関しては，他の気管支拡張薬との併用で，死亡率，自覚症状，増悪の抑制作用があるが，一方で感染の副作用には十分に注意する．日本のガイドラインでは原則喘息合併のみで ICS を使用することになっている．

処方例

【LAMA】

チオトロピウム（スピリーバ）吸入用カプセル　1回1カプセル　1日1回　ハンディヘラーで吸入

チオトロピウム（スピリーバ）レスピマット　1回2.5μg を2吸入　1日1回

【LABA】

インダカテロール（オンブレス）吸入用カプセル　1回1カプセル　1日1回

【LABA＋LAMA】

インダカテロール/グリコピロニウム（ウルティブロ）吸入用カプセル　1回1カプセル　1日1回　ブリーズヘラーで吸入

【ICS＋LABA】

シムビコート（ブデソニド/ホルモテロール）タービュヘイラー　1回2吸入　1日2回

サルメテロール/フルチカゾン（アドエア）250 ディスカス　1回1吸入　1日2回

ビランテロール/フルチカゾン（レルベア）200 エリプタ　1回1吸入　1日1回

初期管理のポイント

- ABC アプローチが基本（A：antibiotics 抗菌薬，B：broncho-dilators 気管支拡張薬，C：corticosteroids ステロイド）
- 慢性期管理のコントローラーは早期に導入する

❷ COPD 増悪の定義

　呼吸困難，咳，喀痰などの症状が日常の生理的な変化を越えて COPD が急激に悪化し安定期の治療内容の変更が必要となる状態

▶ 診断の目安

下記のうち 1 つでも満たせば増悪と診断
1. 呼吸困難が出現する
2. 喀痰の量が増加する
3. 喀痰の色が変わる

❸ 増悪の原因

　気道感染症（70%）：インフルエンザ菌，モラクセラ，肺炎球菌，緑膿菌，ウイルス感染
　その他：肺血栓塞栓症，環境汚染，心不全，気胸

❹ 必要な検査

動脈血液ガス	呼吸状態を評価するうえで必須
胸部 X 線検査	肺炎，うっ血，胸水，気胸の有無を鑑別するため必須
喀痰グラム染色・培養	感染を疑う場合は有用
心電図，心エコー	心不全，肺血栓塞栓症の鑑別に有用

❺ 実際の治療手順

手順1　酸素投与

- SpO_2 88〜92% にコントロールする

手順2　短時間作用性β_2刺激薬（SABA）を吸入

処方例
①サルブタモール吸入液　1回0.3〜0.5 mL（サルブタモールとして1.5〜2.5 mg）＋生食2 mL ネブライザー吸入
　　20分あけて3セットまで
　　または
②プロカテロール pMDI[注1] 2 push スペーサー吸入
　　20分あけて3セットまで

注1：ネブライザーと pMDI（加圧噴霧式定量吸入器）＋スペーサーの効果は同等

手順3　ステロイド全身投与

処方例
①プレドニゾロン　1回30〜40 mg　1日1回　内服　5〜14日間
　　または
②メチルプレドニゾロン　1回40 mg＋生食100 mL　1日1〜2回　5〜14日間　点滴静注

- 内服と点滴の効果は同等
- ステロイド投与期間が2週間以内であれば漸減の必要はない

手順4　抗菌薬投与
- 抗菌薬投与が必要例

①下記3つ中2つが当てはまる場合
　・呼吸困難増悪/喀痰量増加/膿性喀痰
かつ
②複雑性 COPD（1つ以上のリスク）
　・65歳以上/%FEV$_1$＜50%/1年間に2回以上の増悪/心疾患

処方例
①緑膿菌のリスクがある場合
　　ピペラシリン/タゾバクタム注　点滴静注
②緑膿菌のリスクがない場合
　　アンピシリン/スルバクタム注　点滴静注　または
　　セフトリアキソン注　点滴静注　または
　　レボフロキサシン内服・注　内服または点滴静注

手順5　NPPV：non invasive positive pressure ventilation が必要か考慮

- 必要例

①重症呼吸不全(頻呼吸，呼吸補助筋の使用)または②呼吸性アシドーシス(pH ≦ 7.35 かつ PaCO_2 ≧ 45 mmHg)の場合は NPPV の適応(→『14 呼吸不全』参照)

- NPPV により入院期間，死亡率，挿管必要頻度を下げることができる
- 相対禁忌に注意(①意識障害，②興奮状態，③循環動態が不安定，④多臓器障害，⑤喀痰分泌多量，⑥最近の顔面・上気道・食道・胃の手術歴，⑦ドレナージしていない気胸，⑧誤嚥・嚥下障害)

入院指示オーダー

項目	指示内容
酸素投与	• SpO_2 88〜92%前後を維持
SPO_2，心電図モニター	• モニター管理が望ましい．β刺激薬使用の際は不整脈，頻脈をモニタリングする
吸入薬	• ベネトリン 0.5 mL(2.5 mg) + 生食 2 mL　ネブライザー　1 日 4 回　症状に応じて※適宜漸減 ※気流制限(wheeze，呼気時間延長の有無)を毎日確認
ステロイド投与	• ソル・メドロール 40 mg + 生食 100 mL　1 日 1〜2 回　点滴静注　5〜14 日間　重症例では 1 日 4 回まで使用可，漸減の必要はなし
抗菌薬	• 手順 4 参照．5〜7 日間投与
入院中検査	• 胸部単純 X 線：入院時異常なければフォローアップ不要 • 採血：ステロイド使用時は，電解質・血糖値をフォローアップ
メンテナンス治療の開始	• 慢性期管理の LABA, LAMA は退院前になるべく早く始める ※ COPD の慢性期管理参照

参考文献

1) Matsunaga K, et al. Allergol Int 6：331-337, 2011(PMID21502803)

16 腹痛

疾患概念

腹痛は頻度の高い愁訴であり，大半が自然軽快する非特異的な症状であるが，特に迅速な対応が必要となる急性腹症の原因疾患も多い．

診断の要点

❶ 概要

- 急性腹症の定義：1週間以内の急性発症で手術などの迅速な対応が必要な（胸）腹部疾患．
- 急性腹症の疫学から考えると，若年者では急性胃腸炎や虫垂炎が多く，高齢者では腸閉塞や胆石症の頻度が相対的に高い．高齢者では，訴えが非特異的・非典型的な場合や，重症であっても腹痛が軽度の場合があり注意を要する．妊娠可能年齢の女性においては常に妊娠および婦人科疾患を念頭に置く必要がある．

❷ 診断の要点（鑑別診断を含む）

a. 部位別アプローチ

- 疼痛部位により原因を絞り込む方法はポピュラーであるが，放散痛などのため疼痛部位と臓器の位置は必ずしも一致せず，不用意に鑑別疾患を狭めないよう注意を要する（図1）．

①右上腹部痛

- 上部消化管または肝胆道系疾患が多く，特に胆石症・胆嚢炎，消化性潰瘍が考えやすい．消化器系疾患として膵炎や肝彎曲近傍の憩室炎，肝疾患（肝炎，肝腫瘍，肝膿瘍）も鑑別となる．
- 右腎盂腎炎や尿路結石を含む泌尿器系疾患．
- 右肺炎や肺塞栓を含む呼吸器系疾患．
- 心窩部に生じるほうが典型的であるが，急性冠症候群や大動脈解離などの循環器系疾患は否定が必要である．

②心窩部痛

- 非特異的な疼痛で緊急性が低い場合も多い一方，消化性潰瘍や膵炎を含む消化器系疾患，肝胆道系疾患，急性冠症候群や上腸間膜

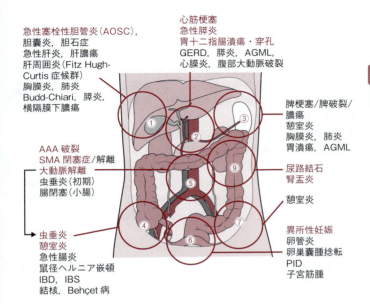

図1 各部位の原因疾患
赤字は緊急性の高い疾患
※ GERD：胃食道逆流症，AGML：急性胃粘膜病変，IBD：炎症性腸疾患，IBS：過敏性腸症候群，AAA：腹部大動脈瘤，SMA：上腸間膜動脈閉塞症，PID：骨盤内炎症性疾患.

動脈解離・塞栓症を含む循環器系疾患が鑑別となる.
- 虫垂炎の初期症状としても重要である.

③左上腹部痛
- 肝胆道系疾患を除く右上腹部痛をきたす疾患が原因となるほか，脾疾患（脾腫，脾梗塞，脾破裂，脾膿瘍，脾捻転），虚血性腸炎が鑑別となる.

④右下腹部痛
- 消化器系疾患として虫垂炎，憩室炎，感染性腸炎などによる回盲部炎が多くみられる.
- 泌尿器系疾患として尿路結石や尿路感染症が多くみられる.
- 女性であれば異所性妊娠，卵巣茎捻転，卵巣嚢胞破裂を含む緊急

産婦人科系疾患を否定する必要があり，少しでも疑わしければ妊娠反応の検査を行う．

⑤臍周囲痛

- 腹腔内は小腸のみで実質臓器が存在しない部位であるため，非特異的な腸管の疼痛の場合が多い．急性腹症としては虫垂炎の初期症状，急性膵炎，腸閉塞，動脈解離・閉塞などの鑑別を要する．

⑥恥骨上部痛

- 消化器系疾患として憩室炎，急性腸炎，虚血性腸炎，炎症性腸疾患，虫垂炎，過敏性腸症候群が考えられる．
- 泌尿器系疾患として膀胱炎，尿路結石，尿閉などが鑑別となる．
- 産婦人科疾患のすべては恥骨上部痛をきたしうるため異所性妊娠，卵巣茎捻転，卵巣嚢胞破裂，子宮筋腫，卵巣出血，骨盤内炎症性疾患など幅広く考える必要があり，積極的に産婦人科コンサルトを行う．

⑦左下腹部痛

- 左下腹部痛をきたす疾患はすべて鑑別となり，腸回転異常・内臓逆位・開腹手術後においては虫垂炎や回盲部炎も左下腹部痛をきたすことがある．加えて虚血性腸炎や便秘による閉塞が頻繁に見られる．

⑧腹部全体

- 消化管穿孔をはじめとする腹膜炎をきたす疾患，急性膵炎，腸間膜動脈・静脈塞栓症，腸閉塞など緊急処置や集中治療が必要となる疾患が少なくない．
- 代謝性疾患の一部（糖尿病性ケトアシドーシスなど）や鉛中毒，IgA血管炎なども腹部全体の疼痛の原因となるため，疼痛部位に固執せず幅広い鑑別を想起する必要がある．

⑨背部痛

- 尿路結石，大動脈解離，急性膵炎が想起されやすいが，肝胆道系疾患，帯状疱疹，圧迫骨折や悪性腫瘍骨転移も鑑別となる．

b. TAGVENUS？

　部位別アプローチと別に，網羅的な鑑別疾患を挙げるために TAGVENUS という語呂を紹介したい．下表から，腹痛患者に対して胸部から生殖器まで漏れなく診察する必要があることがわかる．コンサルト先も多岐に渡り，初診での評価が重要であることにも留意したい．

	代表疾患	コンサルト先
Thoracic （胸部臓器）	心筋梗塞，肺塞栓症，肺炎，胸部大動脈瘤破裂	心臓外科，呼吸器外科，循環器内科，呼吸器内科
Abdominal （腹部臓器）	消化性潰瘍，急性膵炎，虫垂炎，悪性腫瘍，腸閉塞，ループス腸炎，外傷	消化器外科，消化器内科，膠原病科
Gynecologic （産婦人科領域）	異所性妊娠，茎捻転，PID，月経痛	産婦人科
Vascular （血管）	大動脈解離，上腸間膜動脈血栓塞栓症，IgA 血管炎	心臓外科，循環器内科，放射線科，膠原病科
Endocrine （内分泌・代謝）	糖尿病性ケトアシドーシス，尿毒症，高カルシウム血症，ポルフィリン症	内分泌代謝科，腎臓内科
Nerve （神経）	帯状疱疹，前皮神経絞扼症候群（ACNES）	皮膚科，形成外科，神経内科
Urologic （泌尿器）	尿路結石，精巣捻転	泌尿器科
(p)**S**ychosomatic （心身症）	線維筋痛症，心身症，過敏性腸症候群	精神科，心療内科，消化器内科

初期対応のポイント

- まずバイタル管理を行う
- 部位のみでは鑑別は絞り切れない
- 妊娠は否定しておく
- 急性腹症を鑑別し，コンサルト先を検討する．

初期対応

❶ 問診

a. OPQRST・SAMPLE

- OPQRST：Onset（発症様式），Palliative/Provocative（増悪・寛解因子），Quality/Quantity（性質・強度），Region/Radiation（疼痛部位・放散痛の有無），associated Symptoms（随伴症状），Time course（時間経過）
- SAMPLE：Symptoms（症状），Allergies（アレルギー），Medications（常用薬），Past Medical History（既往歴），Last Oral Intake（最終経口摂取），Events（現症の発端となった出来事・経緯）

b. その他

生活習慣，性交渉・妊娠，生もの摂取，外傷歴，健診歴，内視鏡を含む検査歴，排尿・排便・排ガス

❷ 診察

a. 腹部診察は視診→聴診→打診→触診（膝を曲げる）の順番で行う

- 視診：体型，膨満・腫瘤，色調，静脈瘤，皮疹，外傷，手術痕（腹腔鏡手術の手術痕などはわかりにくいこともある）
- 聴診：腸蠕動音，血管雑音
- 打診：腸管の鼓音・濁音，肝脾の叩打痛，肋骨脊柱角の叩打痛，shifting dullness
- 触診：tapping pain から評価を行い，浅い触診→深い触診へ移る．疾患特異性のある疼痛部位がある場合は最後に評価する．Murphy 徴候，Blumberg 徴候なども評価し，特に腹膜刺激徴候に注意

腹部疾患以外が原因となるケースも多く，胸部，鼠径部，精巣，背部も診察し，直腸診や内診も適宜行う．

b. 検査

①血液検査，尿検査，心電図，腹部単純 X 線写真，腹部超音波検査に加えて，直腸診も検討する．急性腹症が疑わしい場合は造影CT 検査に躊躇しない．

②採取すべき血液検査項目
- 血算，血液像，BUN，クレアチニン，総ビリルビン，直接ビリルビン，ALP，LDH，AST，ALT，γGTP，膵アミラーゼ，CK，電解質（ナトリウム，カリウム，クロール，カルシウム），

血糖値，CRP
- 吐血や黒色便，その他貧血が疑われる場合や，手術・処置が必要となる可能性がある場合は血液型とクロスマッチ．

③その他検査項目
- 血液ガス：ショックや臓器虚血を疑う場合，酸素化不良がある場合，糖尿病性ケトアシドーシスがある場合，急性膵炎を疑う場合などに採取する．
- 尿検査：尿定性，尿沈渣，妊娠反応，尿アミラーゼ
- (胸)腹部単純 X 線写真：イレウスや腸穿孔時の free air の確認に有用．
- 心電図：上腹部痛では必ず虚血性心疾患などの可能性を考慮する．
- 直腸診：血便・黒色便の有無，前立腺の触診を行う．虫垂炎で圧痛が生じることがあり，子宮頸部の触診を契機に婦人科系疾患が疑える可能性もある．
- 腹部超音波：肝胆道系酵素上昇がある場合，腎結石を疑う場合，イレウスの評価に有用．婦人科系疾患の評価は困難なことも多く，経腟超音波検査も検討する．

❸ 対症療法

- まずバイタルサイン異常，特にショックがある場合には大量補液，昇圧薬，輸血などショック対応を行い，動脈ライン確保を検討しつつ迅速に評価とコンサルト先の検討を進める．発熱を伴う場合は各種培養を採取，抗菌薬を投与する．強い疼痛がある場合はオピオイドを含む鎮痛薬を早期に考慮してもよい．妊娠可能年齢の女性は放射線画像評価の前に必ず妊娠を否定しておく．
- TAGVENUS に従って鑑別を行うとコンサルト先が明確となる．胸部疾患(T)，血管疾患(V)は早急に緊急手術やカテーテル治療に繋げるべきものが多く，少しでも疑えば評価しつつ専門家へのコンサルトを躊躇しない．その他手術・IVR・内視鏡的治療を要する腹部疾患(A)，産婦人科疾患(G)，泌尿器疾患(U)を検討する．内分泌・代謝疾患(E)，神経疾患(N)は問診診察や採血で評価可能であり，除外診断として心身症(S)を考慮する．
- 疼痛部位による鑑別診断も併せて行うと診断効率が上がる．

①診断の要点

急性腹症の中でも,「○○をしていたときに生じた」または「○時○分に生じた」と明確にわかるほど突然生じる激しい腹痛の病態を,「破れる」「裂ける」「詰まる」「捻じれる」と分けて考えるとわかりやすい.大半の症例において早期介入が必須となる.

病態	代表疾患
破れる	腹部大動脈瘤破裂,肝細胞癌破裂,異所性妊娠・胎盤早期剝離,消化管穿孔
裂ける	大動脈解離,上腸間膜動脈解離
詰まる	心筋梗塞,上腸間膜動脈閉塞,腎梗塞,脾梗塞
捻じれる	絞扼性イレウス,卵巣腫瘍茎捻転,精巣捻転,腸捻転

参考文献
1) 急性腹症診療ガイドライン出版委員会(編). 急性腹症診療ガイドライン 2015, 医学書院, 2015

17 肝臓・膵臓の緊急

1 肝疾患の緊急

　肝不全は広範な肝細胞障害により合成能, 解毒能が著しく低下した病態であり, 意識障害（肝性脳症）を生じる. 肝不全は急性肝不全（劇症肝炎, 遅発性肝不全）と慢性型（肝硬変など）に大別される.

A 劇症肝炎

　劇症肝炎は急性肝不全の中でも特に重症で, 高度の肝機能不全と意識障害を特徴とする病態である. 呼吸・循環動態・電解質・血糖などの全身管理および, 合併症（消化管出血, 凝固異常, 感染症など）に対する治療が大切となる.

❶ 診断の要点

- プロトロンビン時間が40%以下に低下ないしはINR値が1.5以上となったものを急性肝不全と診断する.
- 8週以内に肝性昏睡II度以上が生じたものを昏睡型急性肝不全と診断し, 劇症肝炎がこれに当たる.
- その他, 肝性昏睡の有無や出現時期により表1のような分類がされ, それぞれの予後が異なる. 慢性肝疾患を基礎疾患として有する症例で, ウイルス感染, 薬物性肝障害, 飲酒, 感染症などが原因で肝不全が進行する病態があり, これらはacute-on-chronic liver failureに分類される. しかしacute-on-chronic liver failureは世界的に診断基準が統一されておらず, その他の急性肝不全との鑑別が難しいことが少なくない.

> **初期対応のポイント**
> - 劇症肝炎は成因により治療や予後が異なる. 病歴聴取や採血により成因の精査を行う.
> - 肝炎, 肝不全に対する治療を速やかに行う.
> - 合併症の評価, 治療を行う.

129

表 1　急性肝不全の分類

病型	分類	発症様式	肝性昏睡度	予後
急性肝不全	非昏睡型		肝性昏睡Ⅱ度未満	良好
	昏睡型	急性型	10日以内に肝性昏睡Ⅱ度以上	やや不良
		亜急性型	11日以降56日以内に肝性昏睡Ⅱ度以上	不良
遅発性肝不全			8週以降24週以内に肝性昏睡Ⅱ度以上	極めて不良

※いずれもプロトロンビン時間が40%以下ないしは INR 値が1.5以上である.

❷ 初期対応（診断，治療）

a. 問診

- 飲酒歴（アルコール性肝障害との鑑別）
- 服薬歴（免疫抑制薬やステロイドの有無や，アセトアミノフェンなどの肝障害をきたしやすい薬剤の有無），海外渡航歴（HAV，HEV 高浸淫地域への渡航），食物摂取歴（生カキなどの魚介によるA型肝炎，イノシシ・シカ・ブタによるE型肝炎）
- 性行為歴（複数のパートナーの有無，同性愛者）
- 家族歴（B型肝炎の垂直感染）を問診する．近年では，HBV 再活性化による劇症肝炎の鑑別に，免疫抑制薬の使用や化学療法についても問診する.

b. 追加採血

　IgM-HA 抗体，HBs 抗原，HBc 抗体，IgM-HBc 抗体，HBs 抗体，HBV-DNA，HCV 抗体，HCV-RNA，抗核抗体，免疫グロブリン，摂取歴に応じて IgA-HEV 抗体などを測定する．アセトアミノフェン服薬歴が疑われる場合はアセトアミノフェン血中濃度も測定する.

c. 肝炎に対する治療

　安静度は原則床上安静とし，安静や補液による肝血流の維持が慣習的に言われているがエビデンスは明らかでない．急性期の補液はアミノ酸を避け，糖を中心とした補液を経口摂取量に応じて行う.

　診断された時点で，成因に対する治療と壊死炎症反応抑制のためステロイドによる免疫抑制療法を検討する.

▶ HBV 感染の場合：核酸アナログ開始．効果発現に時間を要し，インターフェロンも併用

> **処方例**　エンテカビル(バラクルード)錠　1回　0.5 mg　1日1回　就寝前(内服する前後2時間は空腹とする)
> インターフェロンβ(IFNβ)(フエロン)注　1回　300万 IU(国際単位)　1日1回　静注

▶ 免疫抑制薬：

> **処方例**　ステロイドパルス療法(ソル・メドロール)注　1回　1,000 mg
> 1日1回　3日間点滴静注
> その後，内服や静注による後療法を行う．

d. 人工肝補助療法

　脳症惹起物質の除去および欠乏する凝固因子の補充，蛋白結合物質の除去を目的として血漿交換，血液濾過透析もしくは持続血液濾過透析を行う．希少疾患であるため明確なエビデンスは示されていないが，集学的治療の1つとして，本邦では各施設の判断で行われている．

e. 肝性脳症

　次項(p.133)を参照．

❸ 合併症の評価，治療

a. 合併症

　腎不全と DIC，感染症が 40% 前後で最も多く，脳浮腫は 20%，消化管出血は 15% で合併する．

b. 脳浮腫

　不可逆的な障害をきたすため注意する．マンニトールの投与や上半身挙上し脳圧低下に努める．

c. 凝固因子の補充

　プロトロンビン時間が 40% 以下となった際に 4〜10 単位を目安に新鮮凍結血漿(FFP)の投与を行う．DIC 時にはアンチトロンビンIII濃縮製剤．

d. 消化管出血予防

　プロトンポンプ阻害薬(PPI)投与．出血傾向，ステロイド使用，ストレスにより引き起こされやすい．

e. 肝移植

適応およびタイミングに関して検討する．親族をドナーとする生体肝移植が多い．

※劇症化の予知式，劇症化例として移植適応基準スコアリング，予後予測式などがある．

①肝移植適応基準

劇症化の予知や肝移植の適応に，欧米では古くから King's College Hospital Criteria が参考にされている．本邦でも与芝らや滝川らの劇症化予知式が知られているが，現在では，救命のための肝移植を適切に行うための予後予測が重要視されている．

肝移植の判断に，本邦では厚生労働省研究班から「劇症肝炎の肝移植適応ガイドライン：スコアリングシステム」が示されている．本スコアリングシステムで予測死亡率が示され，0～3点では25％未満，4点では50～60％，5点では約70％，6～9点では90％以上である．総スコアが5点以上の場合は予測死亡として肝移植の適応があれば，移植可能施設に速やかに搬送する．

劇症肝炎の肝移植適応ガイドライン：スコアリングシステム

スコア	0	1	2
発症・昏睡（日）	0～5	6～10	11 ≦
PT（％）	20 <	5 < ≦20	≦5
T-Bil（mg/dL）	< 10	10 ≦ < 15	15 ≦
D-Bil/T-Bil	0.7 ≦	0.5 ≦ < 0.7	< 0.5
血小板（万）	10 <	5 < ≦10	≦5
肝萎縮	なし	あり	

（厚生労働省「難治性の肝・胆道疾患に関する調査研究」班：2009）

❹ 専門医コールのタイミング

劇症肝炎の診断基準を満たす場合は，ただちに肝臓専門医をコールする．集中治療室で全身管理と人工肝補助療法を行い，肝移植可能施設への転院など治療方針を肝臓専門医と連携する．

B 肝性脳症

急性肝不全や慢性肝疾患(肝硬変など)による重篤な肝障害に起因する精神神経症状である。肝性昏睡と同義。

❶ 診断の要点
a. 定義・重症度

重症度分類を**表3**に示す。

表3 肝性脳症の昏睡度分類

昏睡度	精神症状	参考事項
I	睡眠・覚醒リズムの逆転 多幸気分,ときに抑うつ状態 だらしなく,気にとめない状態	retrospective にしか判定できない場合も多い
II	指南力(とき・場所)障害,物をとり違える(confusion) 異常行動(例:お金をまく,化粧品をゴミ箱に捨てるなど) ときに傾眠傾向(普通の呼びかけで開眼し,会話ができる) 無礼な言動があったりするが,医師の指示には従う態度をみせる	興奮状態がない 尿,便失禁がない 羽ばたき振戦あり
III	しばしば興奮状態,せん妄状態を伴い,反抗的態度をみせる 嗜眠傾向(ほとんど眠っている) 外的刺激で開眼しうるが,医師の指示には従わない,または従えない(簡単な命令には応じる)	羽ばたき振戦あり 指南力障害は高度
IV	昏睡(完全な意識の消失) 痛み刺激には反応する	刺激に対して,払いのける動作,顔をしかめる
V	深昏睡 痛み刺激に反応しない	

(第12回犬山シンポジウム)
肝性昏睡II度以上は劇症肝炎や遅発性肝不全の診断基準の1つである。

b. 鑑別

肝疾患に合併するものとして,以下のものに注意する。

① alcohol withdrawal(振戦せん妄):断酒後 48〜72 時間で生じる。②低血糖:肝硬変末期や劇症肝炎の場合。③乳酸アシドーシス:代謝障害による血中乳酸値の上昇。

肝性脳症の誘因には，①上部消化管出血，②便秘，③感染症，④脱水，⑤蛋白質の過剰摂取，⑥低血糖がある．

初期対応のポイント

- 発症形式が急性で初発である場合は劇症肝炎に併発した可能性を考慮する
- 急性肝不全の急性期に併発した肝性脳症に BCAA 製剤は投与しない
- 精神神経症状，身体症状から重症度評価を行う
- 誘因や増悪因子に対する治療を行う

---

❷ 初期対応(診断，治療)

a. 問診・診察

- 精神神経症状→傾眠傾向，応答の遷延，異常行動，指南力低下，昼夜逆転，記銘力低下．7 series や number connection test.
- 身体症状→肝性口臭(アンモニア臭)，手掌紅斑，クモ状血管腫，羽ばたき振戦，運動失調，黄疸，腹水貯留．

b. 血液検査

- 高アンモニア血症，Fischer 比(BCAA の芳香族アミノ酸に対する比率，BCAA/AAA)低下，BTR，血液ガス，血液凝固系．

c. 脳波

左右対称でびまん性の脳波の徐波化がみられる．三相波．

d. 頭部 CT/MRI

器質的疾患の除外に必要時に行う．慢性の肝性脳症では MRI で淡蒼球を中心とした基底核に T1 強調像で高信号を呈する．

e. 脳症発症時の治療

▶ 分岐鎖アミノ酸(BCAA)製剤の投与

Fischer 比の低下が脳症発症に関連した病態であるエビデンスに基づく治療．

処方例 アミノレバン注　1 回 500 mL　点滴静注(3 時間または 24 時間)

※過剰投与は窒素負荷による高アンモニア血症の増悪や重症アシドーシスを惹起するため注意が必要である．また劇症肝炎などの急

性肝不全例では効果が期待できず，窒素負荷となるため原則投与しない.

▶ BCAA 経口補充
主に脳症改善後に発症予防で用いる.

> **処方例**
> 1）リーバクト配合顆粒（4.15 g／包）　1 回 1 包　1 日 3 回（純粋な BCAA 製剤）
> 2）アミノレバン EN 配合散（50 g／包）　1 回 1 包　1 包 50 g を 180 mL の水に溶かし 1 日 3 回（アミノ酸，エネルギー負荷）

【注意】　リーバクトは総ビリルビン値が 3.0 mg/dL 以上，肝性脳症昏睡度Ⅲ度以上で禁忌.

f. 消化管浄化
腸管由来のアンモニアやその他毒素産生および吸収抑制への介入.

▶ 経口可能な場合

> **処方例**
> ラクツロース（モニラック）シロップ 65％（10 mL／包）　1 日 30〜60 mL を 2〜3 回に分けて投与

▶ 経口不可の場合

> **処方例**
> ラクツロースシロップ 1 回 100 mL　微温湯 100 mL に混じて 1 日 1〜3 回浣腸（保険適用外）

g. 誘因に対する治療
便秘のコントロール．感染の有無の評価，抗菌薬投与．消化管出血への対応．脱水，不適切な利尿薬使用の有無を確認．蛋白制限（Ⅰ，Ⅱ度では 0.5 g/kg 以下へ制限）

h. 覚醒後の再発防止治療
▶ 難吸収性抗菌薬
アンモニア産生にかかわる嫌気性菌の殺菌を目的とする.

> **処方例**
> リファキシミン（リフキシマ）錠　1 回 400 mg　1 日 3 回

リファキシミンの投与でコントロールが不十分な場合はエルカルチン製剤を追加.

> **処方例**
> レボカルニチン（エルカルチン FF）錠　1 回 0.5〜1 g　1 日 3 回

肝臓・膵臓の緊急／1　肝疾患の緊急

17

参考文献
1) 日本消化器病学会(編). 肝炎・肝硬変ガイドライン 2015, 南江堂, 2015
2) 日本肝臓学会(編). 慢性肝炎・肝硬変の診療ガイド 2016. 文光堂, 2016

2 急性膵炎

心窩部痛と血中膵酵素上昇をきたす膵臓の炎症で, 主にアルコール常飲や総胆管結石が原因となるが, 薬剤性や自己免疫なども原因となる. 重症例では今なお死亡率が高く, 予後不良症例では循環不全から多臓器不全をきたす. 補液による循環管理, 全身管理を行い発症 48 時間の初期診療が特に重要となる.

❶ 診断の要点

a. 定義

膵臓の急性炎症. 症状, 採血, 画像から診断される.

<急性膵炎の診断基準>
以下の3項目のうち2項目以上を満たし, 他の膵疾患および急性腹症を除外したもの.
1：上腹部に急性腹痛発作と圧痛がある
2：血中または尿中に膵酵素の上昇がある
3：超音波, CT または MRI で膵に急性膵炎に伴う異常所見がある

※腹痛のない急性膵炎も約 10% 存在する.

※壊死性膵炎：びまん性または限局性に膵実質が壊死に陥ったもの. 壊死組織に感染をきたすと予後不良となる(感染性膵壊死).

b. 鑑別

胆道疾患(急性胆嚢炎, 急性胆管炎), 腸閉塞, 消化管穿孔, 解離性大動脈瘤, アルコール性ケトアシドーシス, その他急性腹症.

> ## 初期対応のポイント
> - 原因を検索しつつ(胆石性の場合は内視鏡的逆行性胆管膵管造影;ERCPを検討する),速やかに重症度評価を行う.
> - 重症が疑われれば,集中治療が可能な施設で治療を行う必要がある.
> - 十分な初期輸液は死亡率と重症化の予防に重要である.
> - 軽症から重症へ移行することがあり,重症度判定を繰り返す.

❷ 初期対応(診断,治療)

a. 問診

発症前の飲酒(時間,量→アルコール性はエタノール48 g/日以上の飲酒で発症リスクは2.5倍).喫煙,内服歴,既往歴(胆石,脂質異常症),家族歴.

※アルコールと胆石で原因の6割を占める.術後,ERCP後,高トリグリセリド血症(TG > 1,000～2,000 mg/dL),高Ca血症,薬剤(フロセミド,サイアザイド,サルファ薬,ACE阻害薬など),十二指腸乳頭部腫瘍,膵腫瘍,感染(エコーウイルス,ムンプス,コクサッキーウイルスなど),外傷,虚血(血管炎,コレステロール塞栓)も原因となる.成因が特定されなければ特発性とする.

※極度の肥満(BMI > 30)があると重症化しやすい.

b. 診察

重症では血圧低下,頻脈,頻呼吸,高熱,腹痛(前屈で軽減することがある),筋性防御,背部痛,腸蠕動音減弱,出血斑(側腹壁:Grey-Turner徴候や臍周囲:Cullen徴候).

c. 血液検査(表4)

- アミラーゼは診断に有用だが,重症度は反映しない.
- 膵炎の際にアミラーゼは偽陰性(慢性膵炎の急性増悪時),偽陽性(唾液腺由来,腎不全,マクロアミラーゼ血症)がある.
- リパーゼ,膵アミラーゼは膵特異性が高い.
- 肝胆道系酵素は胆管炎併発の確認に必須である.

d. 胸腹部X線写真

- 胸部:大量補液による胸水貯留やうっ血,重症膵炎で生じやすいARDS(急性呼吸窮迫症候群)の有無を確認する.
- 腹部:下記のサインは膵炎で二次的に生じる病態である.

表4 急性膵炎の血液検査

血算	白血球数	診断・重症度判定
	白血球分画	重症度判定
	血小板数	重症度判定
生化学	アミラーゼ	診断
	リパーゼ	診断
	BUN	重症度判定
	Cr	重症度判定
	LDH	重症度判定
	Ca	重症度判定
	CRP	重症度判定
	T-bil/D-bil	原因検索
	AST/ALT	原因検索
	中性脂肪	原因検索
	IgG4	原因検索
血液ガス	PaO_2	重症度判定
	$PaCO_2$	重症度判定
	BE	重症度判定
尿検査	尿中アミラーゼ	診断

- colon cut-off sign：横行結腸まで追えた結腸ガスが脾彎曲から追えなくなる．左前腎傍腔から下行結腸に炎症波及して内腔が狭窄するため．
- sentinel loop sign：左上腹部の局所的小腸ガス（十二指腸や近位空腸）

e. 腹部超音波検査

胆管・膵管拡張，胆石・膵石の有無を評価する．

f. 腹部造影 CT

重症度判定を表5に示す．合併症の有無を評価する．

表5 重症度判定

予後因子もしくは造影 CT どちらか一方でも満たせば重症と判定．それ以外は軽症．

①予後因子（以下の該当項目 3 個以上で重症）

1：Base Excess ≦ － 3 mEq/L，またはショック（収縮期血圧 ≦ 80 mmHg）
2：PaO_2 ≦ 60 mmHg（room air），または呼吸不全（人工呼吸管理が必要）
3：BUN ≧ 40 mg/dL（or Cr ≧ 2 mg/dL），または乏尿（輸液後も 1 日尿量が 400 mL 以下）
4：LDH ≧基準値上限の 2 倍
5：血小板数 ≦ 10 万/mm³
6：総 Ca ≦ 7.5 mg/dL
7：CRP ≧ 15 mg/dL
8：SIRS（全身炎症反応性症候群）診断基準における陽性項目数 ≧ 3
9：年齢 ≧ 70 歳

②造影 CT による CT Grade 分類：Grade 2 以上で重症

造影不良 ＼ 炎症の膵外進展度	前腎傍腔	結腸間膜根部	腎下極以遠
各区域に限局しているあるいは膵周辺のみ	Grade 1	Grade 1	Grade 2
2 つの区域にかかる場合	Grade 1	Grade 2	Grade 3
2 つの区域全体あるいはそれ以上	Grade 2	Grade 3	Grade 3

Grade 1：1 点以下，Grade 2：2 点，Grade 3：3 点以上

g. 初期治療

- 外液（乳酸リンゲル液など）中心に十分な補液を行う．
- 急性膵炎でショックや脱水状態では 150～600 mL/時の急速輸液を短時間行う．脱水のない全身状態良好例でも 130～150 mL/時が必要である．尿量を 0.5 mL/kg/時以上に保つことは予後改善につながるが，実際には腎疾患や心疾患などの併存疾患を有する場合も多く，血圧，尿量，中心静脈圧などを総合的に評価し輸液速度を決める．
- 平均動脈圧 65 mmHg 以上と尿量 0.5 mL/kg/時以上が確保されたら，この指標を維持するよう補液を減量する．

h. 抗菌薬

軽症例に対する予防的抗菌薬投与は必須ではない．重症例，特に膵壊死の場合は予防的投与により感染性膵合併症の低下と予後改善が期待できる．胆管炎合併例では重症度にかかわらず必要となる．

> **処方例**
> 1)セフメタゾール(CMZ)(セフメタゾン)注　1回1g　8時間ごと
> 2)タゾバクタム/ピペラシリン(TAZ/PIPC)(ゾシン)注　1回
> 　4.5g(製剤量)　8時間ごと　点滴静注

　壊死性膵炎の際には膵移行性の良い広域スペクトラム〔イミペネム(IPM)，CPFXなど〕が検討される．

> **処方例**
> メロペネム(MEPM)(メロペン)注　1回500mg　8時間ごと
> 点滴静注

i. 鎮痛薬
　疼痛は激しく，十分な効果のある鎮痛薬を持続投与する．

> **処方例**
> 1)ペンタゾシン(ペンタジン)注　1回15mg　静注
> 2)フェンタニル(フェンタニル)注　0.01〜0.1mL/kg/hrで持続
> 　静注

　※理論的にオピオイドによるOddi括約筋の収縮による病態悪化が懸念されているが，病態の悪化は報告されていない．

j. 蛋白分解酵素阻害薬
　エビデンスが十分ではなく，重症例で死亡率に差はないが合併症が低下させたとして本邦では広く使用されている．

> **処方例**
> 1)ガベキサートメシル酸塩(エフオーワイ)注　1回300mg＋
> 　生理食塩液500mL　1日2回　点滴静注
> 2)ナファモスタット(フサン)30mg＋生理食塩液500mL　1日
> 　2回　点滴静注

　※この投与量は膵炎に対しては適用外．
　※重症例に対しては大量持続点滴静注(DIC dose：ガベキサートメシル酸塩2g/日)が行われることがある．

k. 経腸栄養
　急性期は絶食が基本であるが，発症48時間以内に低脂肪製剤を再開することで感染予防など予後改善の可能性がある．
　※膵局所動注療法：保険適用外の処置．重症急性膵炎や疼痛コントロール不良例に有効とされる．血管造影下で膵に灌流する動脈にカテーテルを留置し蛋白分解酵素阻害薬や抗菌薬を投与する．

l. PPI

胃酸による膵外分泌刺激を抑える目的で使用されてきたが，膵炎に対する有効性の報告はない．重症例では急性胃粘膜病変や消化管出血合併の予防に投与を考慮する．

m. 血液浄化療法，CHDF

十分な初期輸液にかかわらず循環動態が不安定で利尿が得られない症例や体液過剰により腹腔内圧が上昇した症例で導入を検討．

n. 呼吸管理

体液過剰による胸水や心不全，ARDS を併発し，呼吸不全徴候があれば NPPV（非侵襲的陽圧換気）や気管内挿管による人工呼吸器管理を行う．

❸ 専門医コールのタイミング

重症急性膵炎では初期治療が重要であり，集中治療室による治療を進めるとともに消化器内科をコールする．

胆石性膵炎で胆管炎や胆道通過障害を伴っている場合は緊急 ERCP/EST の適応につき消化器内科に相談する．

Side Memo ② ERCP 後膵炎

ERCP 後に 5％程度で発症し，ERCP 後にアミラーゼが正常上限の 3 倍以上に上昇し腹痛を伴うものと定義されている．重症度判定は Cotton らの分類が海外では使用されるが，本邦では入院検査を原則とする医療事情の違いから改変し使用されることが多い．

リスク因子として 50 歳未満，膵炎・ERCP 後膵炎の既往，女性，カニュレーション困難などがある．予防として直腸内 NSAIDs（ボルタレンサポ 50 mg）の投与が推奨されている．海外の報告ではインドメタシン 100 mg の直腸内投与であるが，本邦では保険適用外であり，ボルタレンサポ 50 mg などが一般的には使用されている．

参考文献
1) 急性膵炎診療ガイドライン 2015 改訂出版委員会（編）．急性膵炎診療ガイドライン 2015 第 4 版，金原出版，2015
2) 厚生労働省難治性膵疾患調査研究班・日本膵臓学会（編）．ERCP 後膵炎ガイドライン 2015

18 消化管出血

疾患概念

- 全消化管は出血の原因となり，時に静脈瘤破裂など致命的な出血をきたすことがある．Treitz 靭帯を境に口側の出血を上部消化管出血，肛門側を下部消化管出血と定義している．また吐血・血便など各用語の整理を表1にまとめておく．

表1 頻出用語

上部消化管出血	Treitz 靭帯より口側の出血
吐血（hematemesis）	上部消化管からの出血が口から嘔吐される． 赤色～黒
下血（melena）	上部消化管からの出血が肛門から排泄される． 暗赤色～黒
タール便（tarry stools）	コールタール様の黒色便
下部消化管出血	Treitz 靭帯より肛門側の出血
血便（hematochezia）	下部消化管からの出血が，肛門から排出される． 赤色～暗赤色

診断の要点

診断と同時に治療介入もできることから，消化管内視鏡検査は必須の検査である．しかし内視鏡施行前に問診，身体所見，血液検査やCT検査で出血源の目処をつけることが大切である（表2[1]）．

表2 鑑別診断

	概要	背景
上部消化管出血		
胃・十二指腸潰瘍	動脈性出血の場合もあり，緊急対応が必要	*Helicobacter Pylori* 菌 NSAIDs（アスピリン）
食道・胃静脈瘤	出血量が特に多く，緊急対応が必要	門脈圧亢進症

（次頁に続く）

表2 （続き）

	概要	背景
マロリー・ワイス症候群	一時的な症例も多いが，破裂症例もある	飲酒・嘔吐刺激
その他は胃・十二指腸びらん，食道炎，悪性腫瘍，Gastric antral vascular ectasia（GAVE）など		
下部消化管出血		
憩室出血	基本動脈性出血だが間欠的	腹痛のない血便
虚血性腸炎	内視鏡処置は不要な症例が多い	腹痛など先行症状がある
直腸潰瘍	動脈性出血の場合もあり緊急対応が必要	低栄養，動脈硬化，長期臥床がリスク
その他はポリペク後出血，炎症性腸疾患，放射線性腸炎，小腸出血など		

Side Memo

①本当に吐血？

　吐血で内視鏡検査すると食道・胃内は何も異常がないことがある．口から血が出る原因は消化管出血だけでなく，喀血や歯茎からの出血であることもある．口腔内からの出血であれば視認できるが，消化管出血と喀血の鑑別に関しては下記のように吐物の性状からある程度推測が可能である．一番の違いは，吐血では胃酸の影響を受け暗赤色の場合が多いが，喀血は鮮血の場合が多い．

	喀血	吐血
排出様式	痰とともに喀出	悪心を伴い吐出
色調・正常	鮮紅色・泡沫あり	暗赤色・泡沫なし
凝固	しにくい	しやすい
pH	アルカリ性	酸性
食物残渣	なし	あり
便	正常	黒の場合が多い
随伴症状	呼吸困難・窒息感・胸部苦悶	なし
既往・併存症	肺・心疾患	胃・肝疾患

初期対応のポイント

● 内視鏡的止血が治療の基本である．すぐに消化器内科にコール．

- バイタルが保てない場合は Hb に関係なく輸血を考慮する．
- PPI などの必須薬の投与を忘れない．
- 緊急内視鏡に備えて呼吸状態が不安定なときや不穏で体動が激しい場合は気管挿管も躊躇しない．
- 余裕があれば患者情報の収集も大切である．静脈瘤破裂や肝硬変の既往，アルコール多飲歴があれば静脈瘤出血をより考慮しなければならない．
- バイタルが安定していれば造影 CT を施行する．

初期対応

　まずは呼吸・循環の安定が必要である．誤嚥などで呼吸・循環が不安定，また緊急内視鏡中に高度な気道確保が必要と予想される状況であれば気管挿管も躊躇してはならない．バイタルが不安定であれば，急変対応が可能な救急外来や集中治療室での内視鏡的止血処置が必要である．内視鏡治療後も厳重なモニタリングが必要であり，静脈瘤破裂や胃潰瘍の大量出血で，再出血の可能性が高いと判断すれば集中治療室入室も検討する．また退院後は再出血予防が必要であり，出血の原因に応じて予防治療を行う[2]（図1）．

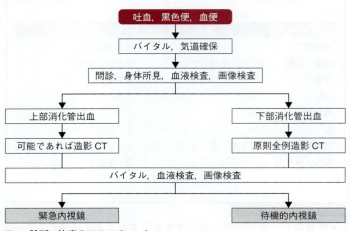

図1 　診断・治療のフローチャート

②内視鏡治療のタイミング

スタッフが多い日勤時間帯の上部消化管出血であれば緊急内視鏡を行っている．しかし夜間・休日でも緊急内視鏡をする必要性があるかを，われわれ消化器内科医は判断する必要がある．また欧州の上部消化管出血ガイドラインでは静脈瘤出血であれば12時間以内，非静脈瘤性出血であれば24時間以内での内視鏡治療を推奨している[7]．そのうえで当院では静脈瘤出血や活動性出血が考えられる場合は夜間でも緊急で内視鏡を行い，バイタルが安定し活動性出血がないと判断できる場合は24時間以内に待機的に行う方針にしている．

一方，下部消化管出血においてはガイドラインでは大腸前処置の後に待機的に行うことが推奨されている．直腸潰瘍を除き，下部消化管出血は基本的に間欠な出血である．また造影CTにおける造影剤漏出(extravasation)は緊急で内視鏡を施行するかどうかの判断材料ではなく，出血源同定のメルクマールとして考えている．そのため当院では基本的にバイタルが安定している下部消化管出血は直腸潰瘍出血を除き前処置後に待機的内視鏡を施行している．

a. バイタル管理
- 患者のバイタルから重症度を迅速に判断する
- 詳細は『2 ショック』(p.10)参照

b. fluid challenge
- 18〜20Gで最低2本のライン確保(特に上部消化管出血の場合)
- 細胞外液投与
- 細胞外液の投与でバイタルが安定しなければ，輸血を考慮する

③輸血のタイミング

消化管出血において輸血のタイミングは悩ましいポイントである．2013年のNEJMでは輸血の投与は7.0 g/dL以下に制限したほうが予後の改善に寄与すると報告されている[3]．しかし，この報告は全例に6時間以内に内視鏡的止血を行ったstudyであり，すべての施設で6時間以内の緊急内視鏡施行は現実的には難しい．当院ではその後のLancetの報告も参考に8.0 g/dL以下，または細胞外液投与を行ってもバイタルの維持ができないことを基準に輸血の適応を判断している[4]．

- 輸血は RCC が基本であるが，大量投与が必要な場合は新鮮凍結血漿も 1：1 で投与

c. 問診(表 3)

- 問診により鑑別疾患を絞ることが大切である
- 急変時で短時間に必要な情報を収集することを心がける

d. 身体所見

- バイタルの確認
- 便の性状：患者の主訴が"下血"でも実際は"血便"のことがある．視認できなければ直腸診は必須である．その際はゼリーをしっかりつけて施行する
- 顔面蒼白，眼瞼結膜の蒼白の有無
- アルコール臭：アルコール関連疾患やマロリー・ワイス症候群の可能性を示唆
- 腹部の圧痛や板状硬：消化管穿孔の可能性を考える
- クモ状血管腫，女性化乳房，脾腫，睾丸萎縮，腹水，黄疸：肝硬変を考える

表 3 問診事項

上部消化管出血	下部消化管出血
● 鮮血か黒色吐血なのか？ ● 黒色便はいつから出ているか？ ● 最終の食事摂取時間 　→Full stomach の場合内視鏡操作が困難 ● 既往歴，過去の内視鏡所見 　→過去の消化管出血や慢性肝疾患の既往 　→H.pylori 菌の感染の有無 　→手術・放射線治療歴 ● 内服薬の有無 　→NSAIDs や抗血小板薬のリスク薬剤 　→PPI が処方され，適切に内服しているか ● アルコール摂取歴 ● 吐血に先立つ嘔吐があるか？	● 最終の血便はいつか？ 　→2 時間以内であれば積極的に造影 CT ● 先行する腹痛や冷汗があったか？ ● 大腸内視鏡，前立腺生検の施行歴 　→特に 1 週間以内であればポリペクや生検後出血を強く考慮する ● 過去の下部消化管出血の既往 　→憩室出血は頻回に再発する ● 直近の ADL や栄養状態の確認 　→直腸潰瘍のリスクになる ● 放射線治療歴（特に前立腺） 　→放射線性直腸炎のリスクになる ● 痔核の既往や手術歴 　→特に術後早期の場合は術後出血を考慮 ● 抗菌薬（特にペニシリン系） 　→薬剤性腸炎のリスクになる

e. 必須薬の投与

- PPI の投与は消化性潰瘍を疑う際は必須薬である．効果発現まで6時間はかかる．

> **処方例** 内視鏡前　オメプラゾール（オメプラール）注　1回20 mg ＋生食50 mL　1日2回　点滴静注

- 食道静脈瘤破裂の場合は再出血予防や特発性細菌性腹膜炎予防のため抗菌薬を投与．

> **処方例** セフトリアキソンNa（CTRX）（ロセフィン）注　1回2 g ＋生食100 mL　1日1回　点滴静注

f. 検査

▶ 血液検査

血算・生化学・凝固と血液型・クロスマッチも含めて原則全例施行する．Hb は消化管出血の存在や輸血の適応を考える重要な情報である．また BUN/Cre > 30 以上は上部消化管出血を考慮する．

▶ 画像検査

造影 CT は上部消化管出血の場合は必須ではないが，胸痛やマロリー・ワイス症候群で消化管穿孔を疑う場合は内視鏡施行前に行うべきである．また静脈瘤の出血の可能性があり，バイタルが安定している状態であれば背景疾患精査のため施行を考慮する（ただし内視鏡後でも可）．

一方，下部消化管出血の場合は基本的に造影 CT を撮影するようにしている．上部消化管出血に比較し安定している症例が多く，また原因精査でも有用であるためである．動脈-腸管瘻，直腸潰瘍出血など内視鏡施行前に鑑別をしておきたい疾患もある．特に虚血性腸炎であれば基本的には大腸内視鏡は不要である．また特に憩室出血の場合は出血憩室の同定に造影 CT が非常に有用である．最終血便から2時間以内が造影剤漏出（extravasation）の検出を上げることが報告されている[6]．

▶ 便潜血反応検査

便潜血反応検査は原則大腸癌のスクリーニングで使用される検査であり，急性消化管出血の際に施行する意義は低いと考える．現在は免疫法が主流であり，胃液により変性したヘモグロビンは検出し

ないため，内視鏡治療の緊急性を判断する要素にはならない．

　明らかな血便や黒色便があれば，便潜血反応を確認せず内視鏡検査をすべきである．

▶ 経鼻胃管（NG）

　NG を入れる目的は，①胃内容物の性状の確認，②上部内視鏡に備えての胃洗浄である．しかし，食道静脈瘤が疑われる場合は挿入禁忌であり，そもそも明らかな吐血がある場合や，すぐに上部内視鏡が施行される場合は挿入の必要性はない．また NG で血性の内容物が吸引されなくても 15% 程度の偽陰性があると言われている．適応は限定的であるが，消化管出血を疑うが，根拠に乏しい場合は考慮しても良い．その際は 200〜300 mL の白湯で数回胃洗浄を行う[6]．

g. 内視鏡的止血

　一番エビデンスの高い消化管出血の治療法である．診断と同時に治療となる．基本的に緊急内視鏡はショックを離脱してからの施行を原則とする．ただし，動脈性出血によりショックからの離脱が困難な症例では厳重な管理のもと内視鏡を施行することもある．また虚血性腸炎は基本的に内視鏡止血は不要であり，絶食補液で改善する．

▶ 上部内視鏡

- 食道静脈瘤に対する緊急止血処置は基本的に EVL が第一選択としている．
- 胃十二指腸潰瘍に対しては Clip や焼灼術を基本とする．出血源の同定のために HSE（アドレナリン加高張食塩水）を局注し，出血を弱めることも選択肢の 1 つである．
- マロリー・ワイス症候群では Clip 縫縮を行うが，すでに止血されている症例が多く，その際露出血管がなければ処置は不要である．

▶ 大腸内視鏡

- 最も多い原因である憩室出血に対しては，当院では EBL（endoscopic band ligation）を第一選択にしている．
- その他 EBL で止血できない憩室や，潰瘍出血の場合は Clip を選択する．また大腸の粘膜は薄いため，基本的には焼灼術は行わないようにしている．

- しかし内視鏡で出血源が同定できないことが多く（70%），検査前にあらかじめ説明しておくことが必要である．
- 直腸潰瘍で内視鏡的止血が困難であれば，外科的結紮を検討する．

h. 止血処置後の管理

消化管出血に対しては絶食管理が基本である．止血処置の施行など再出血のリスクが高いと判断した症例は絶食管理にしている．

上記より当院では，再出血低リスクと内視鏡施行医が判断すれば翌日から飲水可とし，その後翌々日から流動食より3食上げとしている．また再出血高リスクと判断すれば翌日セカンドルックで止血を確認後から飲水開始としている．

食上げのペースは特に決まりはないが，当院では3食ごとに食上げしている．食上げの完了後の退院が望ましいが，入院中に栄養士による食事指導を行い，自宅での食事治療が継続できるようであれば退院時期を早めることも可能である．

例）流動食（Liquid 食）→ 3分粥（スタート食）→ 5分粥（セミソフト食）→ 7分粥（ソフト食）→通常潰瘍食（刺激物除く）

▶ 胃・十二指腸潰瘍

- PPI の投与が大切である．No acid, No ulcer. まずは胃酸の抑制が原則．

> **処方例**
> 絶食期間中　オメプラゾール（オメプラール）注　1回20 mg ＋ 生食20 mL　1日2回　静注または点滴静注

内服可能な段階で下記内服薬に切り替える．

> **処方例**
> エソメプラゾール（ネキシウム）内服　1日20 mg　1日1回 朝食後　56日分
> ボノプラザン（タケキャブ）錠　1回20 mg　1日1回　朝食後 56日分

保険適用は胃潰瘍8週間，十二指腸潰瘍6週間分まで．

- 病歴から NSAIDs 使用歴が明らかな場合でも，*H.pylori* 菌の確認は必須である．入院中は PPI が投与されており基本的に *H.pylori* 菌除菌歴がなければ *H.pylori* 抗体を測定し感染の有無を判断する．*H.pylori* 菌感染を認めれば再発予防のためにも潰瘍治療後に

除菌治療が推奨される.

- 胃潰瘍であれば胃癌の合併を考えなければならない.基本的に出血のリスクがなくなってから生検は必須である.

▶ **食道・胃静脈瘤**

- β遮断薬と硝酸塩で門脈圧を下げることで再出血を予防することが大切である[8].心拍数＜ 55 bpm を目標とすることが多い(ただし保険適用外).

> **処方例** プロプラノロール(インデラル)錠　10 mg　1回1錠　1日2〜
> 　　3回　食後
> 　　一硝酸イソソルビド(アイトロール)錠　20 mg　1回1錠　1日
> 　　2回　食後

- 食道静脈瘤硬化療法(EIS)や追加 EVL,バルーン下逆行性経静脈的塞栓術 (BRTO)の適応も検討する.

Side Memo ④抗血小板薬・抗凝固薬の取り扱いについて

2012 年の抗血栓薬服用者に対する消化器内視鏡診療ガイドラインから抗血栓薬内服の取り扱いが変更になっている.以前までは急性期治療期間は抗血栓薬の中止が推奨されていたが,現在では中止することの血栓・塞栓症のリスクを考慮する方向になっている.当院では中止期間は処方医と相談し期間を決定し,内視鏡的止血を確認した段階で早めに服用の再開を許可するようにしている[9].

専門医紹介のタイミング

消化管出血は内視鏡止血が治療の中心であり,判断したら速やかに消化器内科にコンサルトを行う.また内視鏡止血が困難な場合は速やかに IVR チームや消化器外科にコンサルト.

⑤ EBL(Endoscopic Band Ligation)

当院では出血源が同定された憩室出血の場合，止血処置としてEndoscopic Band Ligation(EBL)を第一選択にしている．原理としては食道静脈瘤に対するEVL治療と同じであり，憩室を反転させ結紮する方法である．当院のデータを含めたmeta-analysisの報告では止血クリップ群と比較して有意にTAEや外科手術への移行率を低下させることが報告されており，今後期待されている治療法である[10]．しかし30日以内の早期再出血の低下までは有意差はなく，またまれな合併症として穿孔や憩室炎の報告もあり十分なI.Cが必要である．どの手技を選択するかは各施設，施行医の判断で行われている．

参考文献

1) 福井次矢，黒川　清（監訳）．ハリソン内科学．pp264-268，メディカル・サイエンス・インターナショナル，2009
2) 藤城光弘，他：日本消化器内視鏡学会：非静脈瘤性上部消化管出血における内視鏡診療ガイドライン．Gastroenterol Endosc 57：1648-1666，2015
3) Gralnek IM, et al. Endoscopy 47：a1-a46, 2015(PMID26417980)
4) Villanueva C, et al. N Engl J Med 368：11-21, 2013(PMID23281973)
5) Jairath V, et al. Lancet 386：137-144, 2015(PMID25956718)
6) Obana T, et al. Dig Dis Sci 58：1985-1990, 2013(PMID23504354)
7) Srygley FD, et al. JAMA 307：1072-1079, 2012(PMID22416103)
8) 消化器病学会（編）．肝硬変診療ガイドライン．南江堂，2015
9) 藤本一眞，他．抗血栓薬服用者に対する消化器内視鏡診療ガイドライン．Gastroenterol Endosc 54：2075-2102，2012
10) Ishii N, et al. Gastrointest Endosc 87：58-66, 2018(PMID28843587)

19 下痢・便秘

1 下痢

概念

- 急性下痢症：下痢が1日に3回以上もしくは1日200g以上継続する.
- 慢性下痢症：4週間以上継続するもの.

診断の要点

下痢の診断ではメカニズムと症状経過の2軸を考慮し進める.

❶ メカニズム

	急性	慢性
①浸透圧性下痢 腸管内の浸透圧が上がることにより生じる	乳糖(チョコレート, 乳糖不耐症, ヨーグルト), 甘味料, 下剤, 経管栄養	吸収不良症候群, 膵機能不全, 輸入脚症候群
②分泌性下痢 腸管からの腸管液分泌が増加している	エンテロトキシンによる腸炎(コレラ菌, 赤痢菌, 腸管出血性大腸菌, ブドウ球菌)	
③滲出性下痢 粘膜の障害・破壊で生じる	細菌性腸炎(サルモネラ, カンピロバクター), ウイルス性腸炎, 抗菌薬起因性腸炎	クローン病, 潰瘍性大腸炎, 腸結核, 大腸癌, 寄生虫
④腸管運動異常による下痢		下剤の使用, 手術による腸管・迷走神経の切除 過敏性腸症候群(irritable bowel syndrome；IBS) 甲状腺機能亢進症, 糖尿病, 強皮症

❷ アルゴリズム

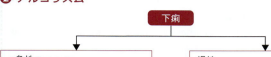

	急性	慢性
浸透圧性	経管栄養，下剤，乳糖	吸収不良症候群，輸入脚症候群，慢性膵炎
分泌性	毒素による腸炎(O-157，コレラ)	内分泌腫瘍(カルチノイド症候群)
滲出性	細菌性(カンピロバクター，サルモネラ)，ウイルス性	炎症性腸疾患(潰瘍性大腸炎，クローン病)，放射線性腸炎
腸管運動		IBS，代謝性(甲状腺機能亢進症，糖尿病性ケトアシドーシス)

脱水の評価(経口投与可能か点滴が必要か？)
便の性状(回数と量 [Side Memo ⑥，p.163] 参照)

血便
・O-157

抗菌薬使用
・CD腸炎

集団発生
・カンピロバクター
・ノロ/ロタウイルス

検査：血液検査，便中白血球，*Clostridium difficile* トキシン，内視鏡検査

治療
①補液
②整腸薬(止痢薬は基本的に必要ない)
③抗菌薬の必要性を検討

①小腸型と大腸型

病態の主座が大腸型＝腸管粘膜障害型，小腸型＝毒素による腸管分泌促進型かを分類することで，原因を絞り込む手段となる．

	大腸型	小腸型
機序	炎症性（侵襲性，細胞毒性）	非炎症性（エンテロトキシン，上皮吸着・表面的な浸潤）
疾患	感染：*C. difficile*, *Salmonella*，非感染：潰瘍性大腸炎	感染：ウイルス，*Vibrio*，非感染：吸収不良，運動異常
臨床所見	少量に頻回 発熱・腹痛あり	大量に数回程度 発熱・腹痛は軽度
便中白血球	陽性	陰性

粘膜障害と毒素による影響の両方をもつ細菌もあるため，完全に分類できるわけではない．

初期対応

❶ 初期アセスメント
- 脱水の評価（飲水ができるかどうか，点滴の必要性を判断）
  - バイタルサイン
  - 粘膜乾燥，ツルゴール低下，意識状態

❷ 問診

a. 経過
- 期間（急性，慢性）
- 血便の有無
- 量と回数
- 流行（集団発生の有無）
- sick contact

b. 食事摂取歴
- 二枚貝，寿司，生卵，焼き鳥，おにぎり，カレー

c. 海外渡航歴
- 発展途上国での飲水摂取など

d. 既往歴・服薬歴
- 薬剤使用歴（抗菌薬，制酸薬，サプリメントなど）

e. 生活歴

- ストレスの有無(IBS)
- 男性同性愛者(赤痢アメーバ, ランブル鞭毛虫)

②食中毒と起因菌

問診の際は, 発生頻度, 食事の種類, 発症時期を意識すると絞られることがある.

発生頻度(厚生労働省:2016年度食中毒発生状況)
1位:ノロウイルス, 2位:カンピロバクター, 3位:サルモネラ

食品と発症時期

	食品	潜伏期
感染型		
サルモネラ	食肉, 卵	0.5〜3日
カンピロバクター	鶏肉	2〜7日
腸炎ビブリオ	魚介類	0.5〜1日
毒素型		
黄色ブドウ球菌	おにぎり	1〜5時間
セレウス菌(嘔吐型)	加工品	1〜6時間
ボツリヌス菌	いずし, 発酵食品	8〜36時間
生体内毒素型		
ウェルシュ菌	加熱調理品(カレーなど)	8〜22時間
腸管出血性大腸菌(EHEC)	牛肉	3〜8日

③血便を起こす疾患

血便(hematochezia)は基本的に「下部消化管出血」を指す. 一方, 上部消化管出血の場合は下血(melena)という. ここでは血便の原因となる疾患を示す.

①痔核	
②腫瘍性疾患	大腸癌, ポリープ, GISTなど
③炎症性疾患:急性	虚血性大腸炎, 感染性大腸炎 直腸潰瘍, 抗菌薬起因性出血性大腸炎など
慢性	潰瘍性大腸炎, クローン病, 腸管Behçet病など
④その他	大腸憩室出血, 大腸内視鏡治療跡後出血, 血管拡張症(angioectasia), 直腸静脈瘤

❸ 検査

- 血液検査：腎機能，電解質，貧血をチェックする．
- 便培養：必須ではない．重症症例，危険地域への渡航歴があれば提出する．
- 直接鏡検：赤痢アメーバ，ランブル鞭毛虫，クリプトスポリジウム，寄生虫
- 特異抗原検査：ロタウイルス，CD トキシン，ベロトキシンの検出
- 内視鏡検査：炎症性腸疾患などが疑われたら施行する．
- 便中白血球　：必須ではない．白血球陽性なら大腸型消化管感染症/偽膜性腸炎/潰瘍性大腸炎・クローン病

❹ 治療・方針

a. まずは電解質・体液の補充と調節を行う

- 嘔吐などで経口摂取が難しければ入院適応．

b. 基本的には止痢薬は不要

- 下痢嘔吐は基本的に消化管感染症に対する生理反応であるため基本的には止痢薬は不要である．整腸薬処方を検討．

> **処方例**　下記のいずれかを用いる．
> 　　1)ミヤ BM 錠　1回1錠　1日3回
> 　　2)ビオフェルミン内服　1回1g　1日3回

c. 抗菌薬が必要な状況を見極める

- 基本的には抗菌薬は必要ないが，以下の場合は初期よりエンピリックな抗菌薬の使用を検討する．
  - 重症感染症・敗血症が疑われる場合(発熱，激しい腹痛，血便)
  - 免疫能が低下している　年齢：小児，高齢者．基礎疾患：免疫不全，担癌患者，肝硬変，腎不全，糖尿病，アルコール中毒
  - 食品取扱者，二次感染を引き起こす可能性のある集団生活者(施設入所者など)

> **処方例**　下記のいずれかを用いる．
> 　　1)アジスロマイシン(AZM)(ジスロマック)内服・注　1回
> 　　　500 mg　1日1回　内服か点滴静注
> 　　2)セフトリアキソン(CTRX)(ロセフィン)注　1回2g　1日1

回　点滴静注

3）シプロフロキサシン（CPFX）（シプロキサン）錠・注　1回
400 mg　1日2回　点滴静注，もしくは1回200 mg　1日
2回内服

4）レボフロキサシン（LVFX）（クラビット）内服・注　1回
500 mg　1日1回　内服か点滴静注

d. 把握しておきたい疾患・状況

▶ 腸管出血性大腸菌 O-157

　動物の腸管内に棲む菌であり，動物や食肉からの二次的感染である．感染力が非常に強く，数％で溶血性尿毒症症候群（HUS）を生じ，その中の約10％は死亡や腎不全のリスクがあり集団発生の原因菌になるため，一般臨床医として診断する必要がある．

- 摂食から発病まで4〜7日と長い（一般的な細菌性食中毒は12〜48時間）．
- 検査：血液検査（溶血や血小板減少の有無を確認），特異抗原（ベロトキシン），便培養
- 治療：支持療法．下痢が完全に治るまでは保育園や職場への復帰を許可しない．

▶ カンピロバクター腸炎

　卵・鶏肉の摂取で生じ，症状としては下痢と血便が多い．

- 代表的な菌は *Campylobacter jejuni* であり潜伏期間は2〜5日間．
- 大腸型の形態をとり便中白血球も陽性になる．
- カンピロバクターは特殊培地のため，疑われる際は細菌室に連絡する．
- 基本的に支持療法を主体とするが，重症例，免疫不全患者，小児，高齢者などのハイリスク患者には抗菌薬投与を考慮する．

処方例　アジスロマイシン内服・注　500 mg　1日1回　内服か点滴静注

▶ *C. difficile* 腸炎

　入院患者に最も多くみられる下痢症の原因．薬剤関連下痢の25％が該当．無症候性保菌は7〜26％程度いる．

- リスクファクター：抗菌薬使用歴，制酸薬使用，64歳以上，長期入院期間，腹部手術歴，経鼻チューブ

▪ 診断：CD トキシンと GDH 抗原による検査が普及している.

　• CD トキシン（EIA 法）：*C. difficile* が産生している毒素であり，陽性であれば現在 CD に感染していることを示す．特異度は高いが感度は低い.

　• GDH 抗原（EIA 法）：CD に特異的な蛋白である．既感染の場合も上がる.

　トキシン（＋），GDH（＋）→陽性　トキシン（－），GDH（－）→陰性としてよいが，トキシン（－），GDH（＋）のときは臨床症状とあわせて検討する．もしくは培養検査で嫌気培養を実施することも可能だが，この場合は時間を要する.

▪ 重症度判定・治療

　重症度判定を行い，それに基づいて抗菌薬治療を行う.

	Severity 重症度	検査	治療
初回	Mild 軽症	WBC < 15,000/μL かつ Cre < 1.5 mg/dL	• バンコマイシン（VCM）125 mg 経口　1 日 4 回　10 日間内服 • 上記使用できない場合，メトロニダゾール（MNZ）500 mg　経口　1 日 3 回　10 日間
	Severe 重症	WBC > 15,000/μL または Cre > 1.5 mg/dL	• VCM 125 mg　経口　1 日 4 回　10 日間
	Fulminant 激症型	低血圧やショック，イレウス，巨大結腸症のいずれかを有する	• VCM 500 mg　経口　1 日 4 回　10 日間 • イレウスの場合，VCM 500 mg を生理食塩水 100 mL に溶解し経肛門的に 6 時間ごとに投与　もしくは MNZ 500 mg　経静脈的　8 時間ごとに投与 • 手術
再発	First recurrence 初回再発		• VCM　経口　パルス漸減療法（125 mg 経口　1 日 4 回　10〜14 日間，1 日 2 回　1 週間，1 日 1 回 1 週間，2〜3 日に 1 回　2〜8 週間） • 初回治療で MNZ 使用であれば VCM 125 mg　経口　1 日 4 回　10 日間
	Second or subsequent Recurrence 2 回目以上		• VCM　経口　パルス漸減療法

〔Clin Infect Dis 2018；66（7）：e1-e48〕

Side Memo ④下痢を起こす薬剤

新規薬剤があればチェックが必要であるが，慢性的に内服しているものでも下痢を引き起こすことがある．
消化器系：PPI，下剤，制酸薬(Mg)，経管栄養
循環器系：ジゴキシン製剤，キニジン，利尿薬(フロセミド)
その他：抗菌薬，コルヒチン，アルコール，カフェイン

2 便秘

概念

便秘とは「3日以上排便がない状態，または毎日排便があっても残便感がある状態」と定義される．

診断の要点

以下のように器質性便秘・機能性便秘に分類される．

❶ 器質性便秘
大腸の腫瘍や炎症が原因となる．

❷ 機能性便秘
排便機能による障害．

a. 一過性便秘
旅行やストレス，緊張などによる一過性の便秘．

b. 習慣性便秘
- 直腸性便秘：直腸・肛門部の排泄障害や痔疾患によって引き起こされる．直腸瘤，直腸脱，直腸重積

Side Memo ⑤用語の使い分け

日常診療で間違われやすい用語について確認する．
①イレウス(ileus)：「麻痺性(機能性)イレウス」を指す．
②腸閉塞(bowel obstruction)：「機械的イレウス」を指し，閉塞起点が存在する．さらに2つに分けられる．
・単純性イレウス＝血流・循環障害なし
・絞扼性イレウス＝血流・循環障害あり

- 痙攣性便秘：左大腸の緊張が強いために右側大腸の通過時間が延長し生じる．疲労やストレスが原因で発症する IBS などがある
- 弛緩性便秘：食事量・食物繊維の摂取不足，運動不足，加齢，筋力低下により機械的腸管刺激が不足し腸蠕動の低下を起こす

❸ 続発性便秘

薬剤性（抗精神病薬，抗コリン薬など），代謝性の便秘（糖尿病，甲状腺機能低下症，副甲状腺機能亢進症），神経筋原性

初期対応

【ポイント】問診・診察を行い，腸閉塞・腫瘍を除外する．

❶ 問診

- 血便の有無（大腸癌）
- 急性か慢性か
- 基礎疾患，開腹手術歴，イレウスの既往
- 便の狭小化の有無（大腸癌）
- 嘔気や腹痛，排ガスの有無などの器質的閉塞による症状がないか
- 内服薬

  便秘をきたす内服薬
  - 循環器：Ca 拮抗薬，利尿薬
  - 消化系：制酸薬
  - 精神系：抗パーキンソン薬
  - 鎮痛薬：オピオイド（モルヒネ，フェンタニル）

❷ 診察

- 腹部膨隆の有無，手術痕の有無
- 腹部聴診（腸雑音の有無；亢進→腸閉塞，低下：麻痺性イレウス）
- 腹部触診（腫瘤の触知，圧痛，腹膜刺激症状）
- 直腸診（腫瘤の有無，便塊の確認）
- 腹部単純 X 線写真：腸管ガスやニボー像の有無を確認しイレウスや S 状結腸捻転などを鑑別する
- 腹部超音波・CT 検査：炎症や腫瘍の診断に有用．イレウスが疑われる場合は閉塞起点，絞扼の有無評価
- 下部消化管内視鏡：大腸癌を疑う場合に行う．前処置としては下剤，腸管洗浄が必要となるが，狭窄や閉塞が強い場合にはイレウスを増悪させるため注意が必要

❸ 治療

a. 緊急を要するもの

- 機械的イレウス：イレウス管による腸管減圧が必要．絞扼イレウスが生じていれば緊急手術の適応となるため，外科に緊急でコンサルトする

b. 緊急性がないもの

便通コントロールが基本となる．

▶ 下剤の種類

作用機序を理解して処方．

分類		一般名	商品名
浸透圧性下剤	(1)塩類	クエン酸マグネシウム 水酸化マグネシウム	マグコロール ミルマグ
	(2)糖類	ラクツロース	ラクツロース， モニラック
膨張性下剤		カルメロースナトリウム	バルコーゼ顆粒75%
刺激性下剤	(1)小腸	ヒマシ油	
	(2)大腸	センナ センノシド ピコスルファートナトリウム	プルゼニド アローゼン ラキソベロン
クロライドチャネル		ルビプロストン	アミティーザ
消化管運動調整薬		モサプリドクエン酸塩	ガスモチン
坐薬・浣腸		炭酸水素ナトリウム・リン酸二水素ナトリウム グリセリン	新レシカルボン坐剤 グリセリン浣腸

▶ 塩類下剤

- 機序：浸透圧を上げて水分を吸着することによって便を軟らかくする
- <u>腎機能が正常であれば第一選択</u>．腎機能障害時はMg中毒になりうるため注意

> **処方例** 水酸化マグネシウム（ミルマグ）錠（350 mg）　1回2錠　1日3回

▶ 糖類下剤

- 機序：塩類下剤と同様

- 腎機能障害患者でも使用可

> **処方例** ラクツロース（モニラック）シロップ（65%）　1回20 mL　1日3回

▶ **膨張性下剤**
- 機序：服用した水分により腸内でコロイド状になって便を膨張させる．膨張した便により間接的に腸内腔に物理的伸展をかけて腸管固有神経叢を刺激する

> **処方例** カルメロース（バルコーゼ）顆粒（75%）　1回2 g　1日3回

▶ **刺激性下剤**
- 機序：腸管固有神経叢を直接刺激することにより，腸管蠕動を促進させる
- 浸透圧性下剤との併用で用いる
- センナは習慣性便秘の原因になるため多用は避ける

> **処方例** ピコスルファートナトリウム（ラキソベロン）内用液　1回数滴　便秘時

▶ **クロライドチャネル**
- 機序：小腸粘膜上皮細胞に存在する Cl^- イオンチャネルに作用することで腸管内への水分分泌を促進し便を軟らかくする

> **処方例** ルビプロストン（アミティーザ）カプセル（24 μg）　1回1カプセル　1日2回

▶ **坐剤・浣腸**
- 機序：物理的伸展により間接的に腸管固有神経叢を刺激する
- 浣腸注入により腹圧上昇をきたし，その後の急激な排便から血管迷走神経反射によってショックをきたすことがある
- 立位で行うと直腸裂創の原因になりうるため禁忌

> **処方例** 炭酸水素ナトリウム・リン酸二水素ナトリウム（レシカルボン）坐剤　1回1錠　便秘時

▶ **処方選択のポイント**
- 第一選択は腎機能が問題なければ浸透圧性下剤を選択する

- 解離性動脈瘤，末期肝不全，麻薬使用時などは便秘が病態を悪化させるため，便秘がなくても予防的な下剤投与が望ましい

⑥ブリストルスケール

便性状を確認する際に，問診上で有用なスケールである．

消化管の通過時間				
非常に遅い（約100時間）	1	コロコロ便		硬くてコロコロの兎糞状の便
	2	硬い便		ソーセージ状であるが硬い便
	3	やや硬い便		表面にひび割れのあるソーセージ状の便
	4	普通便		表面がなめらかで軟らかいソーセージ状，あるいは蛇のようなとぐろを巻く便
	5	やや軟らかい便		はっきりとしたしわのある軟らかい半分固形の便
	6	泥状便		境界がほぐれて，ふにゃふにゃの不定形の小片便泥状の便
非常に早い（約10時間）	7	水様便		水様で，固形物を含まない液体状の便

⑦過敏性腸症候群（IBS）

ストレスに起因して，下痢や便秘を慢性的に繰り返す疾患であり30代より若い世代に多くみられる傾向がある．検査的異常は認めない．日本人のおよそ7人に1人がIBSに該当すると言われている．下痢型・便秘型・混合型・その他に分かれておりブリストルスケール（**Side Memo ⑥**）を用いて診断を進める．若年の下痢・便秘では鑑別にあがる．

　診断基準としては，「症状が少なくとも6か月前から出現し，過去3か月に1週間につき1回以上にわたり腹痛があり，①排便によって症状が改善する，②排便頻度の変化がある，③便形状の変化がある　のうち2項目以上の特徴を示す」となっている．

20 関節痛

疾患概念

関節あるいは関節周囲など関節を取り巻く組織(図1)に起因する疼痛．外傷や感染といった局所疾患から神経疾患や内分泌疾患などの全身の疾患まで，鑑別は幅広い．

診断の要点

- まず見逃してはならない疾患(感染・外傷)の除外を行う．
- 次に，頻度の高い関節痛の原因疾患(変形性関節症・リウマチ・結晶性関節炎など)を考慮する．
- 詳細な病歴聴取や身体診察を組み合わせ，ステップを踏んで鑑別を絞り込んでいく．

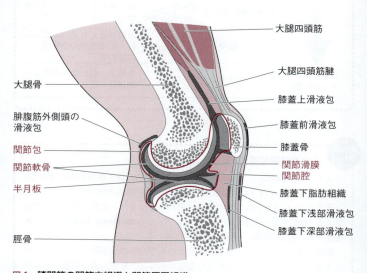

図1 膝関節の関節内組織と関節周囲組織
黒字：関節周囲組織，赤字：関節内組織．

初期対応

❶ 見逃してはならない原因疾患

- 骨折→疼痛部位の X 線写真
- 化膿性関節炎→
  - 全身状態，バイタルサインの確認
  - 抜歯歴，人工関節などの手術歴，免疫抑制薬の使用歴などの確認
  - 血液培養
  - 関節穿刺

- いかなる場合も疼痛部位の画像検査を行い，まずは骨折を除外する．急性炎症性単関節炎であれば，稀なものを除き化膿性関節炎か結晶性関節炎である．とりわけ化膿性関節炎は緊急対応が必要である．関節に腫脹や発赤があるときは，表面皮膚の感染や凝固異常がない限り，関節穿刺を行って関節液分析(表1)，グラム染色，偏光顕微鏡で結晶の観察(利用できなければグラム染色で結晶の有無を観察する)，関節液培養を施行する．関節液が少量しか採れないときは培養を最優先とする．

表1 関節液の性状

	正常	非炎症性	炎症性	感染性
外観	無色〜淡黄色，透明	淡黄色〜黄色，透明	黄色〜黄白色，混濁	黄緑色〜膿様，混濁
粘稠度	高い	高い	低い	低い
細胞数(個/mm³)	200 以下	200〜2,000	2,000〜20,000	20,000 以上
多核白血球	25%以下	25%以下	75%以上	75%以上
糖	血糖値と同じ	血糖値と同じ	血糖値より低値	血糖値より低値

▶ 関節穿刺でのポイント

- 細胞数が 20,000/mm³ を超える場合は化膿性関節炎である可能性が高い．
- 成人では黄色ブドウ球菌・連鎖球菌などグラム陽性球菌が起炎菌であることが多いが，高齢者や免疫不全症例では緑膿菌・大腸菌などのグラム陰性菌，外傷・人工関節・糖尿病の症例では嫌気性

菌の検出頻度が増える.

- 10〜20％の症例で培養陰性のことがあり，その場合は淋菌や抗酸菌，真菌，ライム病，Whipple 病なども考慮する.
- 淋菌培養は一般的な培養と異なりチョコレート寒天培地が必要なため検査室に連絡する.
- 結晶が見えたからといって化膿性関節炎は否定できない.
- 穿刺部位の皮膚に蜂窩織炎がある場合や，凝固異常がある場合，穿刺は禁忌.
- 全身状態不良，関節液分析で白血球数の著しい増加，グラム染色で菌体が確認できたとき，あるいはその他の理由で臨床的に化膿性関節炎を強く疑う場合は，抗菌薬を速やかに投与し専門科にコンサルトする．特に，穿刺・吸引がうまくいかない場合，人工関節への感染，グラム陰性菌による関節炎では，整形外科医に相談し関節切開など外科的処置を検討する.
- 膝関節穿刺は行う頻度も高く比較的容易であるため，手技をマスターしておくとよい.

❷ 頻度の高い原因疾患

- **結晶性関節炎→**
  - 脱水，利尿薬，カルシニューリン阻害薬，低 Mg 血症，甲状腺機能亢進症などリスクファクターの確認
  - 疼痛部位の X 線写真

a. 偽痛風が疑われる場合（高齢者，膝・手首・肩などの大関節）
- 両側 hand A-P（三角靱帯），両側 knee A-P，両側骨盤（恥骨結合・股関節）の X 線写真 5 枚での石灰化沈着の有無

b. 痛風が疑われる場合（中年男性，1st MTP，足首，足背部など）
- 痛風発作病歴，痛風結節，高尿酸血症の有無

c. 処方
腎機能に問題なければ NSAIDs を使用する．PPI などの消化性潰瘍予防薬の併用を考慮する．また感染が確実に除外できているのであればステロイド関節注射も検討できるが，可能な限り専門医にコンサルトすることが望ましい.

> **処方例**
> 1) ナプロキセン（ナイキサン）錠（100 mg）　1回2錠　1日3回　症状を見ながら漸減
> 2) セレコキシブ（セレコックス）錠（100 mg）　1回1錠　1日2回　症状を見ながら漸減
> 3) トリアムシノロン（ケナコルト -A）注　1回10〜20 mg　＋　リドカイン（1％キシロカイン）注　1回1〜2 mL　関節注射

❸ 関節痛の鑑別ステップ

a. ステップ1　真の関節痛かどうか

①関節，②関節周囲（腱・滑液包・靱帯・筋・骨）の痛みであるのか，③神経痛なのか放散痛であるかが問題となる．真の関節痛であれば疼痛は関節に限局し，自動運動，他動運動いずれでも疼痛が増強される．それに対して関節周囲などの問題であれば他動運動では疼痛は増強しないことが多い．

b. ステップ2　関節「炎」か関節「痛」か

熱感，腫脹，圧痛，発赤，可動域制限の有無を見て，それが炎症性か非炎症性であることを判断する．

c. ステップ3　単関節か多関節か

罹患関節の数による分類ができる．また，急性・慢性の経過も考慮する．

- **単関節炎（monoarthritis）**：化膿性関節炎が約20％，結晶性関節炎が約80％を占める．
- **少関節炎（oligoarthritis）**：罹患関節が2〜4関節の関節炎．一般的な鑑別としては結晶性関節炎，血清陰性脊椎関節炎であるが実際は多関節炎の初期を見ていることもある．
- **多関節炎（polyarthritis）**：リウマチ膠原病疾患の多くがこのカテゴリーに含まれる．しかし，急性発症の場合は多関節であれ感染の除外が重要である．代表的な多関節炎を**表2**に示す．

表2 多関節炎の鑑別診断

リウマチ膠原病疾患	関節リウマチ，SLE，Sjögren症候群，強皮症，混合性結合組織病，Behçet病，血清陰性脊椎関節症，血管炎，リウマチ性多発筋痛症，成人発症Still病
感染症	パルボウイルスB19，HBV，HCV，HIV，感染性心内膜炎，リウマチ熱
結晶性関節炎	痛風，偽痛風，アパタイト結晶性関節炎
薬剤性	薬剤誘発性ループス
その他	サルコイドーシス，溶連菌感染後反応性関節炎，Whipple病

Side Memo ①関節エコー

関節のみでなく，関節周囲組織も含めて直接観察できる．簡便かつ有用であり，関節専用の機器でなくとも，表在型のプローベがついていれば代用可能である．

関節内の滑膜の肥厚とドプラーシグナルが確認できれば滑膜炎と判断できる．その他，付着部炎やX線では指摘できないような骨折なども関節エコーで診断することができる．

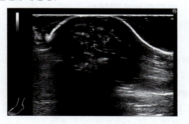

d. ステップ4　罹患関節の分布 (表3，図2)

左右対称のPIP，MCP関節炎をみたら関節リウマチを考慮する．下肢優位の非対称性の関節炎であれば乾癬やクラミジア感染など血清陰性脊椎関節症を念頭に置き，さらなる問診や身体所見を取りに行く．

表3 罹患関節の分布による鑑別疾患

下肢の関節優位	脊椎関節炎,変形性関節症,サルコイドーシス,淋菌性関節炎,感染性心内膜炎
手指 DIP 関節	変形性関節症(Heberden 結節)*,乾癬性関節炎,MRH**
PIP,MCP,手関節	関節リウマチ(90%以上が発症時に PIP,MCP を侵す),SLE
MTP 関節	変形性関節症(1st MTP のみ),結晶性関節炎,脊椎関節炎,関節リウマチ
左右対称性	関節リウマチ,SLE,ウイルス性,Sjögren 症候群,リウマチ熱,サルコイドーシス,リウマチ性多発筋痛症,変形性関節症
軸関節(仙腸関節や脊椎)	脊椎関節炎,Whipple 病

*変形性手指関節症では,ほかに PIP 関節(Bouchard 結節),1st CMC 関節も侵す.
**multicentric reticulohistiocytosis(多中心性細網組織球症).

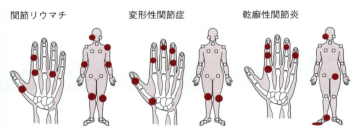

図2 各疾患の罹患関節の分布

e. ステップ5　移動性か付加性か

ある関節の病変が治ってから他の関節に病変が出てくる関節炎を移動性関節炎(migratory arthritis)といい，ある関節の病変が治らないまま他の関節の病変が加わってくる関節炎を付加的関節炎(additive arthritis)という．それぞれ**表4**のような鑑別が挙げられる．

表4　移動性および付加的関節炎の鑑別疾患

移動性関節炎	淋菌，リウマチ熱，ライム病，ウイルス性(風疹，HBV，エコー・コクサッキー)，亜急性感染性心内膜炎，サルコイドーシス，回帰性リウマチ，SLEの一部，Whipple病
付加的関節炎	関節リウマチ，SLEの一部，血清陰性脊椎関節症(SpA)などの炎症性関節炎

f.　初期治療に関する注意

検査や診断前にステロイドなどを開始すると所見がマスクされてしまうため，検査によって感染が除外されるまではNSAIDsなどによる対症療法のみにとどめるのが原則である．

参考文献
1) 岸本暢将. すぐに使えるリウマチ・膠原病診療マニュアル，羊土社，2015
2) Gary SF, et al. Kelley and Firestein's Textbook of Rheumatology, 10th ed, Elsevier, 2016

21 膠原病のエマージェンシー

疾患概念

- 膠原病類縁疾患で緊急対応が必要なケースには，原疾患およびその合併症の急性増悪と，治療薬関連の障害がある．
- 前者では，すでに膠原病と診断されていてそれが急激に再燃する場合と，膠原病の初発症状で極めて重篤な病像を示す場合がある．
- 後者では，免疫抑制療法に伴う感染症と，ステロイド治療による副腎機能不全が主なものである．特に感染症は，免疫低下のない一般的なケースよりも鑑別を拡げて，結核や真菌，ウイルス感染など日和見感染症もカバーした対応が必要となってくる．一見して重症に見えないこともあるので注意して対応する．

診断の要点

まずは膠原病疾患を疑うこと，ある種の合併症が起こりやすいことを認識しておくことが必要である．

疾患別にみた合併症(表1)，各システムでみた合併症(表2)をもとに膠原病らしいポイント(表3)をチェックすることで，特定の膠原病の合併症らしいかを判断する．

既往がわかっていれば，表1から合併症の有無をチェックする．

表1 疾患別にみた合併症

疾患名	緊急対応が必要な合併症
関節リウマチ	環軸椎亜脱臼 強膜炎による眼球穿孔 リウマチ性血管炎(悪性関節リウマチ)の合併
SLE	痙攣,サイコーシス,脳症 心外膜炎,心筋炎,心内膜炎 急性肺障害(特に肺胞出血) 肺高血圧 急速進行性糸球体腎炎 急性膵炎 腹膜炎,腸炎 重篤な血球減少,MAS(マクロファージ活性化症候群) TMA(血栓性微小血管障害)
抗リン脂質抗体症候群	CAPS(劇症型抗リン脂質抗体症候群),TMA 脳血管障害 急性心筋梗塞 網膜血管の血栓症 肺血栓塞栓症 胎盤虚血,流産
強皮症	腎クリーゼ,TMA 指趾虚血 偽性腸閉塞 肺高血圧症
MCTD	肺高血圧,左心不全
Sjögren 症候群	腎尿細管性アシドーシスによる電解質異常 新生児ループス
Still 病	MAS
皮膚筋炎	急速進行性間質性肺炎,呼吸不全 心筋炎
再発性多発軟骨炎	気管軟骨炎による気道閉塞
血管炎症候群	肺腎症候群 急性腎障害 肺胞出血,呼吸不全 膵炎 脳血管障害,脳症 虚血性心疾患 大動脈瘤,冠動脈瘤 腹腔内出血/腸管壊死 四肢壊死 虚血性網膜疾患 声門下狭窄

原疾患が不明であればROS(review of system)に従い，起こっている症状と考えられる鑑別診断を列挙する．

表2　各システムごとにみた合併症

頭頸部

- 上強膜炎，強膜炎：関節リウマチ，SLE，血管炎
- 急激な視力低下，虚血性の網膜症：SLE，血管炎(特に側頭動脈炎)，抗リン脂質抗体症候群
- 声門下狭窄：多発血管炎性肉芽腫症，再発性多発軟骨炎

呼吸器

- 間質性肺障害：感染症(異型肺炎，ニューモシスチス肺炎，粟粒結核，サイトメガロウイルス肺炎)，薬剤性肺障害(特にメトトレキサート，レフルノミド)，皮膚筋炎(特に無筋症候性皮膚筋炎)，強皮症，関節リウマチ
- 肺胞出血：SLE，血管炎
- 肺血栓塞栓症：抗リン脂質抗体症候群，血管炎
- 肺高血圧：強皮症，MCTD，SLE

循環器

- 心筋梗塞：血管炎(特に川崎病の冠動脈瘤)，抗リン脂質抗体症候群
- 心筋炎：SLE，皮膚筋炎/多発性筋炎
- 心タンポナーデ：SLE，Still病
- 不整脈(心筋線維化による)：強皮症，血管炎(特に好酸球性多発血管炎性肉芽腫症)
- 指趾壊死，壊疽：強皮症，血管炎

消化管

- 腸管虚血：抗リン脂質抗体症候群，血管炎(特にIgA血管炎)
- 腹腔内出血：血管炎症候群(特に結節性多発動脈炎)
- 急性膵炎：SLE，血管炎
- 偽性腸閉塞：強皮症，皮膚筋炎/多発性筋炎
- 腹膜炎：SLE

腎尿路

- 急速進行性糸球体腎炎：SLE，血管炎
- 腎クリーゼ：強皮症
- 電解質異常による四肢麻痺：Sjögren症候群
- 腎梗塞：抗リン脂質抗体症候群，血管炎

筋骨格

- 環軸椎亜脱臼：関節リウマチ
- 感染性関節炎

(次頁に続く)

表 2 （続き）

神経
• 脳炎，脳症：感染症（結核，真菌，ウイルスを含む．特にヘルペスウイルス属），薬剤性（抗菌薬，抗ウイルス薬，免疫抑制薬），SLE
• 横断性脊髄炎：SLE，Sjögren 症候群
• 脳血管性障害：抗リン脂質抗体症候群，SLE，血管炎

血液
• マクロファージ活性化症候群（MAS）：SLE，Still 病
• 血小板減少，溶血性貧血：SLE
• 血栓性微小血管障害（TMA）：SLE，抗リン脂質抗体症候群（特に劇症型），強皮症

内分泌
• 下垂体炎：血管炎，SLE，IgG4 関連疾患
• 副腎皮質機能低下：ステロイド投与中によるもの（**Side Memo** 参照）

その他
• 新生児ループス：抗 SS-A 抗体陽性例
• 胎盤虚血，流産：抗リン脂質抗体症候群

初期対応

初期対応のポイント

- 膠原病類縁疾患を疑う場合，各疾患に応じて適切な問診，身体診察，検査を行う（表 3）．
- エマージェンシーの主となる病態のみでなく，原疾患のその他の症状や検査所見も増悪している可能性があるため，チェックしておく．

表 3　膠原病疾患を疑うポイントと検査

疾患	所見	検査
関節リウマチ	腫脹関節，疼痛関節の分布	炎症反応（CRP・ESR），リウマチ因子，抗 CCP 抗体 血管炎の検査（後述）
SLE	発熱，皮疹，日光過敏，関節痛，粘膜疹，神経症状の有無	尿定性・沈渣，尿蛋白定量，血算・血液像，肝機能・腎機能，炎症反応（CRP・ESR），補体（C3/C4/CH50），抗核抗体，抗 ds-DNA 抗体，抗リン脂質抗体症候群の検査※，漿膜炎のチェック（胸部 X 線，腹部超音波検査，あるいは CT）

（次頁に続く）

表3 （続き）

疾患	所見	検査
※抗リン脂質抗体症候群	血栓症の既往 流産歴の有無	血算・血液像，PT，APTT，抗カルジオリピン抗体（IgG型抗体，IgM型抗体，β_2GP I 依存性抗体，中和法も含む），ループスアンチコアグラント 造影CT検査，下肢血管エコー
強皮症	皮膚硬化，爪上皮の延長・出血点の有無 Raynaud症状，逆流性食道炎の既往	尿定性・沈渣，血算・血液像，腎機能，抗核抗体，抗Scl-70抗体，抗セントロメア抗体，抗RNAポリメラーゼⅢ抗体 胸部X線，心電図，心エコー，腹部単純X線
皮膚筋炎	筋力低下，筋把握痛の有無 皮疹の有無（ヘリオトロープ疹，ゴットロン疹，メカニックスハンド，爪周囲紅斑，手指潰瘍など）	尿定性（ミオグロビン尿），CK，CK-MB，アルドラーゼ，抗核抗体（細胞質抗体），抗Jo-1抗体，抗ARS抗体 胸部X線，CT，大腿部や上腕部のMRI，心エコー
MCTD	SLE，強皮症・皮膚筋炎の身体所見，検査に加えて，抗U1-RNP抗体	
Sjögren症候群	眼乾燥症状，口腔内乾燥症状の有無	抗SS-A抗体，抗SS-B抗体
Still病	発熱（spike fever），皮疹（サーモンピンク疹など），関節痛の有無	血算・血液像，炎症反応（CRP・ESR），フェリチン
再発性多発軟骨炎	耳朶軟骨，鼻軟骨の炎症所見 関節の炎症，眼部炎症，聴器障害	心エコー（弁膜症）
血管炎症候群	発熱，体重減少，皮膚病変，粘膜病変，筋肉痛，関節痛の有無 神経所見（特に多発単神経炎），出血・血栓症の既往	尿定性・沈渣，血算・血液像，炎症反応（CRP・ESR），MPO-ANCA，PR3-ANCA，抗GBM抗体 頭部CT・MRI，心電図，胸部X線・CT，血管造影 眼底所見

　対応が多岐にわたるため，膠原病のエマージェンシーが考えられる場合は，可及的速やかに専門医に相談すべきである．

　各科専門医と協力し，循環・呼吸状態の安定のための処置を最優先とする．血液培養や画像検査も可能な限り速やかに実施するが，

結果が出そろうまで時間がかかることが多い．しかし救命のため遅滞なく治療などを始める必要があり，抗菌薬や抗ウイルス薬，ステロイド薬などを，結果を待たず同時並行で投与する．

▶ 感染症について

原疾患の病勢のみならず，膠原病患者の発熱など，急変時には感染症も考慮する必要がある．免疫抑制薬を使用している患者の感染症に関しては，使用している免疫抑制薬や原疾患の状態によって，緑膿菌など通常の市中感染症ではカバーのいらない細菌や真菌，ウイルスなど，多様な病原体を考慮する必要がある．

- 緑膿菌などの弱毒菌
- 結核や非定型抗酸菌
- サイトメガロウイルス
- カンジダやアスペルギルスを含む真菌感染

また，ステロイド内服によって症状がマスクされていることも多く，一見，風邪を引いただけに見えるような全身状態でも重篤な感染をきたしている可能性があるため，対応には十分に注意する．

抗菌薬投与のタイミングを逸すると容易に重症敗血症などになりうる患者ということを覚えておく．

- <u>重症感染症や緊急手術を要する場合にはいったんステロイドカバー以外の免疫抑制薬は中止としてよい．ただし，原疾患の活動性が高い場合には，その限りでないので，必ず専門医の指示を仰ぐ．</u>

---

①ステロイド薬投与と副腎不全

通常，ステロイドをプレドニゾロン換算で 5 mg/日以上内服している患者が，ステロイドを急に中断した場合に副腎不全を起こす．また感染や外傷生体にストレス状態，必要量が増すため，処方どおり内服していた場合でも，相対的副腎不全をきたすことがある（表4）．

ステロイド薬内服中の患者は次の項目をチェックする．

- 基礎疾患，ステロイドの種類，用法用量，期間，最近の用法用量の変化の有無
- 内服状況，自己判断での中断はないか，アドヒアランス
- バイタルサイン，血圧低下，発熱などの有無
- 採血で血糖，電解質を確認（副腎不全や糖代謝異常の有無）

表4 副腎不全の症状・所見

症状・所見	頻度
倦怠感，エネルギーの喪失	100%
腹痛，嘔気，嘔吐	98%（原発性副腎不全に多い）
筋肉痛，関節痛	6～13%
めまい	12%
発熱	頻度不明
低血圧，起立性低血圧	88～94%
低血糖	頻度不明

(Charmandari E, et al. Lancet 383：2152-2167，2014 より改変)
※高 K 血症は基本的に原発性副腎不全にしか起こらない（ミネラルコルチコイド作用不足のため）．

　ステロイド常用者の敗血症性ショックや副腎クライシスなどの緊急事態では，救急外来で速やかにヒドロコルチゾン（ソル・コーテフ）100 mg を静注して，専門医にその後の指示を仰ぐ．

　長期間のステロイド投与は感染症の治療にも悪影響を及ぼす可能性があり，ショックを離脱した場合には速やかに漸減・終了すること．

22 病棟で経験するアレルギー

病棟で経験する薬物過敏症として緊急性の高いものは**アナフィラキシー**，**重症薬疹**である．両者ともに速やかに対処し専門医にコンサルトすることが重要である．さらに**抗菌薬アレルギー**，**造影剤アレルギー**も比較的遭遇することが多いため，本項で取り上げる．

1 アナフィラキシー

疾患概念

アナフィラキシーは IgE を介して起こる即時型全身性アレルギー反応．「アレルゲン等の侵入により，複数臓器に全身性にアレルギー症状が惹起され，生命に危機を与え得る過敏反応」と定義される．

診断の要点

定義は下記のとおりであるが，臨床的には原因となる物質に曝露した後，数分〜数時間以内に皮膚粘膜症状，呼吸症状，循環器症状，消化器症状をきたした場合，アナフィラキシーの可能性を考えて対応する．

❶ 日本アレルギー学会による診断基準

①数分〜数時間以内に発症し，皮膚症状または粘膜症状が存在し，呼吸器症状や循環器症状がある

②アレルゲンへの曝露の後に数分〜数時間以内に発現する症状で，皮膚粘膜症状，呼吸器症状，循環器症状，消化器症状のうち2つ以上を満たす

③アレルゲンへの曝露の後に数分〜数時間以内に血圧低下をきたす

※皮膚症状（全身の発疹，瘙痒，または紅潮），粘膜症状（口唇，舌，口蓋垂などの腫脹），呼吸器症状（呼吸困難，気道狭窄，喘鳴，低酸素血症），循環器症状（血圧低下，意識障害），消化器症状（腹部疝痛，嘔吐）

※血圧低下：11歳以上〜成人　収縮期血圧＜90 mmHg

❷ 重症度判定

重症度の判定はアドレナリン筋注の適応があるかどうかの判定材料になる.

		グレード1（軽症）	グレード2（中等症）	グレード3（重症）
皮膚・粘膜症状	紅斑・蕁麻疹・膨疹	部分的	全身性	←
	瘙痒	軽い瘙痒（自制内）	強い瘙痒（自制外）	←
	口唇, 眼瞼腫脹	部分的	顔全体の腫れ	←
消化器症状	口腔内, 咽頭違和感	口, のどのかゆみ, 違和感	喉頭痛	←
	腹痛	弱い腹痛	強い腹痛（自制内）	持続する強い腹痛（自制外）
	嘔吐・下痢	嘔気, 単回の嘔吐・下痢	複数回の嘔吐・下痢	繰り返す嘔吐・便失禁
呼吸器症状	咳嗽, 鼻汁, 鼻閉, くしゃみ	間欠的な咳嗽, 鼻汁, 鼻閉, くしゃみ	断続的な咳嗽	持続する強い咳き込み, 犬吠様咳嗽
	喘鳴, 呼吸困難	―	聴診上の喘鳴, 軽い息苦しさ	明らかな喘鳴, 呼吸困難, チアノーゼ, 呼吸停止, SpO$_2$≦92%, 締めつけられる感覚, 嗄声, 嚥下困難
循環器症状	脈拍, 血圧	―	頻脈（＋15回/分）, 血圧軽度低下, 蒼白	不整脈, 血圧低下, 重度徐脈, 心停止
神経症状	意識状態	元気がない	眠気, 軽度頭痛, 恐怖感	ぐったり, 不穏, 失禁, 意識消失

血圧低下：1歳未満＜70 mmHg, 1〜10歳＜[70 mmHg＋（2×年齢）],
　　　　　11歳〜成人＜90 mmHg
血圧軽度低下：1歳未満＜80 mmHg, 1〜10歳＜[80 mmHg＋（2×年齢）],
　　　　　11歳〜成人＜100 mmHg
（柳田紀之, 他. 日本小児アレルギー学会誌 28：201-210, 2014 より改変）

初期対応のポイント

- アドレナリン筋注の適応をしっかり把握しておくことが重要.
- グレード3の症状がある場合や,既往のある患者や急激に進行するグレード2の症状があれば,アドレナリン筋注の適応がある.
- 気管支拡張薬吸入により改善しない呼吸症状も,アドレナリン筋注の適応となる.

初期対応

①人を集めて救急カートを用意してもらう.

②バイタルサインの確認:気道,呼吸,循環,意識状態,皮膚粘膜の確認.

③酸素投与マスク6 L/分で投与.

④アドレナリン投与.

アドレナリン0.3 mg = 1 mg/mL(エピペン,ノルアドレナリン)製剤0.3 mL

(シリンジであれば0.3 mLまで捨てて)23 Gの注射針をつけて大腿外側に筋注.

必要に応じて5〜15分ごとに2〜3回繰り返す.

⑤患者を仰臥位にして足を挙上する.

⑥必要に応じて生理食塩液またはリンゲル液を500〜1,500 mL投与.

⑦抗ヒスタミン薬投与.

d-クロルフェニラミン(ポララミン液)注5 mg(H_1ブロッカー)+ラニチジン(ザンタック)注50 mg(H_2ブロッカー)を生理食塩液50 mLに溶いて投与.

⑧全身性ステロイド投与.

軽症ではプレドニン1 mg/kgを経口投与.

中等症以上ではヒドロコルチゾンコハク酸エステル(ソル・コーテフ)注500 mgを生理食塩液50 mLに溶いて投与.

アスピリン喘息を疑う場合 ベタメタゾン(リンデロン)注50 mgを生食液50 mLに溶いて投与.

⑨気管支拡張薬投与.

サルブタモール(ベネトリン)吸入液0.5 mL + 生理食塩液5 mL

をネブライザーで投与.

　※重症例ではドブタミンやアドレナリンの静注，グルカゴン投与も検討される（必ず専門医の指示のもと行う）.

▶ アドレナリンが必要でない場合

　グレード2であれば重症化に備えて点滴ルートを確保しておき，生理食塩液もしくはリンゲル液の点滴を行いつつ H_1 ブロッカー，H_2 ブロッカーの投与を行う.

　ステロイドの使用は基礎疾患や H_1 ブロッカー，H_2 ブロッカーへの反応，入院目的に応じて行う.

2 重症薬疹

疾患概念

　薬剤に起因して引き起こされる疾患で主として皮膚，粘膜を侵襲し，しばしば臓器病変を併発して重篤な転帰をとるものである. 薬疹の中でも生命予後を脅かしうるものとして，Stevens-Johnson 症候群（SJS），中毒性表皮壊死剥離症（TEN），薬剤性過敏症症候群（DIHS），急性汎発性発疹性膿疱症（AGEP）などが知られている.

診断の要点

　薬疹の重症度は皮膚の性状のみでは判断できない. 軽症に見えても数時間後に全身性の重症薬疹となることがあるため，注意が必要である. ポイントは全身症状の有無で，発熱，倦怠感，粘膜疹などが手がかりとなる.

❶ SJS/TEN

　SJS と TEN は一連の疾患と捉えられている.

　薬剤投与から1〜3週間後に発症することが多い.

　粘膜と表皮の病変が軽度のものが多形滲出性紅斑，粘膜が2か所以上で冒されているのがSJS，体表面積の10%以上が冒されているものが TEN とされる.

　原因は薬剤が60〜80%だが，マイコプラズマやヘルペスウイルスが原因となることもある.

薬物はサルファ薬, βラクタム系抗菌薬, ニューキノロン系抗菌薬, テトラサイクリン系抗菌薬, 抗けいれん薬, アロプリノールなどが原因薬剤となることが多い.

❷ DIHS

播種状紅斑丘疹型薬疹と類似した皮疹を呈することが多い.

薬剤服用開始後2～6週間後に発症することが多い. 原因薬物中止後も2週間以上遷延することもあるため, 中止してすぐに改善がなくても被疑薬となり得る.

原因薬物はある程度限られており, サルファ剤, アロプリノール, ミノサイクリン, フェニトイン, カルバマゼピン, フェノバルビタールで, HHV-6またはサイトメガロウイルスの再活性化が見られる(発症から2, 3週間後に抗体価が上昇).

❸ AGEP

痤瘡様皮疹と類似した皮疹を呈することが多い.

無菌性の小水疱～毛根に一致しない小膿疱が全身に分布する. 高熱, 好中球増多を伴う.

薬剤服用開始後1～数週間後に発症することが多い. 原因薬剤はβラクタム系抗菌薬やマクロライド, キノロン系抗菌薬, カルシウム拮抗薬, ヒドロキシクロロキン, テトラサイクリン系抗菌薬.

初期対応のポイント

- 皮疹の進行のスピードが速い, 粘膜疹や皮疹以外の全身症状がある場合は慎重に対応する.
- 重症薬疹では全身ステロイドの投与, 大量免疫グロブリン療法, 血漿交換などを施行する可能性があるため, 初期対応後に速やかに専門医にコンサルトすることが大切である.

初期対応

①中止可能な薬剤をすべて中止する. 重症薬疹自体が生命予後を規定する可能性があるため, 特別な理由がなければ原則中止が望ましい.
②過去2か月に使用開始した薬剤の確認.
③専門医にコンサルト. 眼粘膜もしっかり観察し, 必要であれば眼科にコンサルトするのが望ましい.

④判断が難しい場合も急激に症状が進行する可能性があるため，慎重な経過観察が必要である．

▶ **薬疹**

上記のような緊急性を伴わない薬疹であれば
①薬剤の中止
②抗ヒスタミン薬　瘙痒があれば使用

フェキソフェナジン（アレグラ）錠　1回60 mg　1日2回，またはレボセチリジン（ザイザル）錠　1回5〜10 mg　1日1回　を行い，翌日まで経過観察とする．

3 抗菌薬アレルギー

疾患概念

抗菌薬が関与した薬物過敏反応が疑われるようであれば，被疑薬の中止を行う．ただし，感染症治療の原則は適切なスペクトラムの抗菌薬を十分量投与することであり，必要に応じて抗菌薬の変更が必要となる．

初期対応のポイント

- 夜間帯に薬物過敏反応が問題になったときには，基本的にはいったん中止して翌日主治医と抗菌薬の選択について検討するが，初期加療時，重症患者などで無治療期間が問題となる場合は抗菌薬の変更が必要となる．
- 原因として最も多いのはβラクタム系抗菌薬である．
- 薬物過敏性が疑われる場合は，βラクタム同士で変更する（ペニシリン系→セフェム系）のではなく，キノロン系，マクロライド系，アミノグリコシド系，グリコペプチド系など他のクラスの抗菌薬を使用する．クラスの変更以外での対処が必要な場合には，専門医にコンサルトする．

初期対応

①投与歴を確認し，被疑薬を中止する．

②初期加療時，重症感染など，抗菌薬をすぐに変更して継続する必要があるかどうか検討する．

③クラス変更のみで対処できる場合は投与，変更が困難な場合は主治医，専門医にコンサルトする．

4 造影剤に対する過敏症

疾患概念

過敏症の多くはアナフィラクトイド反応であり，真のアナフィラキシーは少ないといわれる．過敏症は，50％は投与中，70％は投与中または投与後5分以内に発症するといわれる．

診断の要点

点滴投与中もしくは投与後に皮膚の瘙痒，咽頭違和感，呼吸困難，嘔気，下痢症状などが出現した場合は，速やかに知らせるように説明する．

対応のポイント

- 日本では添付文書でヨード，もしくはヨード造影剤過敏症の既往がある場合は造影剤の投与は原則禁忌．
- 欧米では，真のアナフィラキシーの可能性がなく，検査の必要性がリスクを上回ると判断される場合に限り，予防投薬を行い使用されることがある．
- しかし100％予防されるわけではないので，専門医にコンサルトしたうえで，過敏症に迅速に対応できる万全の準備をすることが必要．

対応

参考までに当院での対処を下記に記載する.

	対処
予定検査	投与 13 時間, 7 時間前に経口 PSL 50 mg 投与 1 時間前にソル・コーテフ 200 mg ＋ポララミン 5 mg 静注 （＋サルタノール 100 μg 吸入 2 回）
緊急検査	検査が決定次第ソル・コーテフ 200 mg ＋ポララミン 5 mg 静注 検査まで 4 時間ごとにソル・コーテフ 200 mg 再投与（＋サルタノール 100 μg 吸入 2 回）

参考文献

1) 岡田正人. レジデントのためのアレルギー疾患診療マニュアル 第 2 版, 医学書院, 2014
2) Adkinson N Jr, et al. Middleton's Allergy : Principles and Practice, Eighth Edition, Elsevier, 2013

23 脱水と輸液

疾患概念

- 体液量が減少している状態を「脱水」と呼び，volume depletion（細胞外液欠乏）と dehydration（体全体の水分＝自由水欠乏）に区別して考える．volume depletion は血液量減少性ショック（hypovolemic shock）や腎前性腎不全に至る場合があり，早期の診断と治療が必要である．
- 輸液は大多数の入院患者で必要となる．漫然と処方されやすいが，輸液も薬剤の1つと考えて日々処方を見直すことが重要である．

診断の要点

- 体液量の評価は単独の指標では難しく，総合的な所見で判断することが必要である．

問診	食事摂取・飲水量・経管栄養投与量の変更，食事習慣の変化，嘔吐・下痢，発熱，口渇，ふらつき，浮腫，内服薬の変更（利尿薬・ステロイド），体重の増減，周囲の環境，心・腎・肝不全の既往
診察	血圧，脈拍，起立性低血圧，全身状態，口腔粘膜，ラ音，頸静脈怒張，Ⅲ音，肝腫大，腹水，皮膚ツルゴール，腋窩の乾燥，下腿や腰部の浮腫
検査	IN/OUT，体重の推移，Na，BUN/Cr，Hct，尿酸，総蛋白量，アルブミン，血漿浸透圧，FENa，FEUN，尿浸透圧，下大静脈径，三尖弁逆流圧較差（tricuspid regurgitation pressure gradient；TPRG），中心静脈圧，胸部X線の心胸郭比

- 脱水は volume depletion（細胞外液欠乏）と dehydration（自由水欠乏）を区別して対応する．

	症状・所見	治療
volume depletion	頻脈，血圧低下	細胞外液（生理食塩液など）
dehydration	口渇，高 Na 血症，浸透圧上昇	5%ブドウ糖液

- volume depletion では上記の所見が出やすい．一方，dehydration では細胞内液の欠乏もあるため，体液欠乏量のわりには所見が出づらい．

- 脱水の治療は生理食塩液と5%ブドウ糖液に分けて考えるとよい．

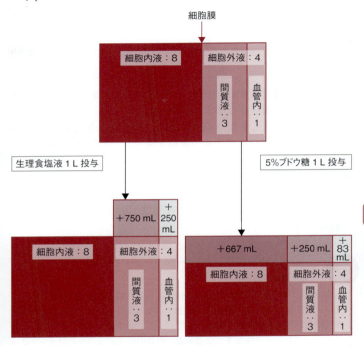

図1 体液の各コンパートメントと輸液分布の仕方
細胞膜は，小さいイオンであるNaやClに対しては透過性が低いため，生理食塩液は細胞外液に留まる．それに対して，5%ブドウ糖は，浸透圧は生理食塩液と等しいが体内に入るとブドウ糖が水とCO_2に代謝され蒸留水となる．水は細胞膜を透過して急速に移動するので，5%ブドウ糖は細胞内外に2：1（間質液：血管内は3：1）と分布する．

初期対応のポイント

- 輸液の処方は初期輸液，補充輸液，維持輸液に分けて構成する
- ショックがあれば初期輸液として細胞外液（生理食塩液など）の急速投与を開始する
- 脱水（volume depletion や dehydration）があれば補充輸液を処方する

初期対応

❶ 初期対応輸液

- 有効循環血漿量を確保し血圧, 脈拍など循環動態を安定させ, 各臓器への十分な組織灌流を回復させるのが目的である.

> **処方例**
> 細胞外液（生理食塩液など）500～1,000 mL　30～60 分で急速投与

- 腎機能や電解質異常の有無がわからないことが多いため, K を含まない製剤が選択されることが多い.
- 仮に dehydration を疑う高 Na 血症や高浸透圧を認める場合でも, 初期輸液ではバイタルの維持を優先して細胞外液（生理食塩液など）を選択する.
- 漫然と急速投与を続けないことが大事であり, 単回急速投与後に血行動態の改善を評価する.
- 高齢者や心機能低下例では 1 回投与量 200～300 mL とし, 肺水腫などに注意する.

①過剰輸液の弊害

救急対応の場合, いわゆる resuscitation 目的の初期輸液（蘇生輸液）としては, バイタルサインの改善のために数 L の輸液を行う. 一方でその後も長期間にわたって大量輸液を継続した場合は逆に予後不良となることが知られており, 過剰輸液は回避すべきである. 最新の敗血症性ガイドライン[1]でも, 繰り返し体液評価を行い輸液の継続が必要か検討するよう強調されている. また, 大量輸液を行う場合, 生理食塩液だと Cl 過剰により AG 非開大性の代謝性アシドーシスをきたすことが知られる. AKI の発症が増加する可能性が報告されており, 大量輸液を行う場合は途中でソリューゲンなどのバランス輸液にするのが望ましい.

❷ 補充輸液

- 体液量が欠乏している患者では不足分の水や電解質を補充する必要がある.
- 入院患者で多く見られるのは volume depletion である. dehydration を認める場合しばしば volume depletion も合併する.

- volume depletion に対しては生理食塩液や細胞外液を補充し，dehydration に対しては5％ブドウ糖液で補充する．
- 体液欠乏量の推測は難しいが，過去の体重がわかれば参考にできる．数日かけて補正することが多い（高 Na 血症時の自由水欠乏量の計算→『24 電解質異常』の章参照）．
- 一般的に5〜10％の血漿量低下で起立性低血圧を，15％程度の低下で低血圧や意識障害をきたす．

❸ 維持輸液

- 周術期や人工呼吸管理下などで経口摂取や経腸栄養が不可能な場合に，現在の体液バランスを保持するために必要である．
- 不感蒸泄や尿から喪失されると予想される水分，電解質を補充する．
- 水分 30 mL/kg，Na 2 mEq/kg，K 1 mEq/kg，ブドウ糖最低 100 g/日を目安にするとよい．

> **処方例**
> 3号液（電解質濃度はおおよそ Na 35 mEq/L，K 20 mEq/L）
> 1,500〜2,000 mL/日　点滴静注

※予測喪失水分量が 2,000 mL/日の患者に Na 70 mEq（食塩にして 4 g 相当），K 40 mEq を投与すればソルデム 3A などの「3号液」電解質濃度となる．

- 入院中の患者では術後，疼痛，嘔気，頭蓋内病変，呼吸器感染症などに伴い抗利尿ホルモン（ADH）分泌過剰状態にある場合が多い．定常状態と比較して高張性の尿を認めるため，漫然と3号液を投与すると医原性低 Na 血症を生じうる．そのような場合には，維持輸液として生理食塩液や細胞外液を選択する必要がある．

> **処方例**
> 維持液（ソルデム 3A）　1,000 mL ＋ブドウ糖加乳糖リンゲル液
> 　（ソルラクト D）　1,000 mL　点滴静注

- その他下痢，創部からの滲み出し，胸水・腹水のドレナージ，ドレーン排液がある場合は補充を行う．
- 喪失体液の電解質は，胆汁や膵液は等張に近いが，それ以外（胃液，発汗，下痢など）はかなり低張であることに注意する．
- 輸液は生理食塩液と5％ブドウ糖液に分けると以下のように

なる.

生理食塩液	細胞外液	生理食塩液, ソリューゲンF, ソルラクトD
	1号液 1/2生食液	KN1号
5% ブドウ糖液	3号液 1/4生食液	ソルデム3A, ビーフリード
	自由水	5%ブドウ糖液, 10%ブドウ糖液

　一般的に1号液は開始液と呼ばれカリウムを含まない輸液, 2号液は脱水補給液と呼ばれ1号液にカリウムを含むもの, Na濃度が多く, 3号液は上記でも触れた維持液と呼ばれ最低限の電解質を含む組成となっている.

- 詳細の組成は以下のとおりである.

▶ **当院で採用されている主な輸液製剤**

1. 細胞外液

	Na$^+$ (mEq/L)	K$^+$ (mEq/L)	Cl$^-$ (mEq/L)	HCO$_3^-$ (mEq/L)	Glu (%)
生理食塩液	154	0	154	0	0
ソリューゲンF[※1]	130	4	109	0	0
ソルラクトD[※2]	131	4	110	0	5.0

2. 1号液　生理食塩液：ブドウ糖＝1：1

	Na$^+$ (mEq/L)	K$^+$ (mEq/L)	Cl$^-$ (mEq/L)	HCO$_3^-$ (mEq/L)	Glu (%)
KN1号	77	0	77	0	2.5

3. 3号液

	Na$^+$ (mEq/L)	K$^+$ (mEq/L)	Cl$^-$ (mEq/L)	HCO$_3^-$ (mEq/L)	Glu (%)
ソルデム3A	35	20	35	0	4.3

[※1]　乳酸を含む，[※2]　酢酸を含む

❹ 処方の見直し

- 患者の重症度に応じて数時間〜数日ごとに体液量, 体重, IN/OUT, 電解質異常の有無, 食事摂取量を評価する.
- 一般的な輸液の他に抗菌薬など他の薬剤に含まれる輸液量も考慮に入れる必要がある.
- 体液が欠乏している患者が数日後に体液過剰に転じることも多く, こまめな処方の見直しが必要である.

②体液量と有効循環血漿量

これまで一概に体液量と述べてきたが，実際に臓器灌流を規定するのは動脈血である．これを有効循環血漿量と呼ぶ．一方，血液のほとんどは静脈血に分布している．多くの場合体液量，有効循環血漿量，静脈血は一致した状態であるが，特殊な病態ではこれらが解離することがある．特に肝不全・心不全・ネフローゼ症候群では体液量は過剰になるのに対し，有効循環血漿量は欠乏し，静脈血は過剰になることが多く，全体の体液評価だけでは輸液量の調整に難渋することがあるので注意を要する．

③体液過剰の場合（利尿薬の使い方）

本項では脱水に関してのみ述べてきたが，体液過剰の場合の対応も知っておきたい．

すでに体液過剰がある患者でそもそも維持輸液が必要かについて一貫した見解はないが，絶飲食だったとしても500 mL/日程度の輸液とすることが多い．塩分制限を行い，場合により慣習的に飲水制限も1,000〜1,500 mL/日で設けることが多い．

(1) 肺水腫や下腿浮腫などの溢水所見を認める場合は利尿薬を併用する．まず一番利尿効果が期待されるループ利尿薬から使用する．効果が不十分であれば増量を行う．

> **処方例**　フロセミド（ラシックス）錠　1回10〜40 mg　1日1〜2回，
> もしくはフロセミド静注　1回10〜40 mg　1日2〜3回

※初回投与量はクレアチニン値×10〜20で始め，利尿効果が得られなければ倍量に増量する．
※経口の場合のbioavailabilityは個人差が大きいが，平均的には50%程度のため，静注から経口にする場合は2倍にすることが多い．
※静注で200 mg/日以上に増量しても効果は変わらないことが多い．
(2) ループ利尿薬のみでは十分な利尿効果が得られない場合は，他の利尿薬を併用する．また塩分制限をせずに利尿薬のみを使用しても体液過剰は改善しないため，同時に塩分制限を行うようにしたい．

> **処方例**
> トリクロルメチアジド（フルイトラン）錠（2 mg）　1回1錠
> 1日1回
> ※降圧薬としての効果もある
> トルバプタン（サムスカ）錠（7.5 mg）　1回0.5〜1錠　1日
> 1回
> ※心不全の適応で使用できる，高 Na 血症に注意

参考文献

1) Rhodes A, et al. Intensive Care Med 43(3)：304-377, 2017(PMID28101605)

24 電解質異常

1 低Na血症

疾患概念

　低Na血症は, Naバランスの異常ではなく水分バランスの異常であり, 体内水分バランスは, ①口渇刺激による飲水, ②抗利尿ホルモン（ADH）によって調節されている. 低浸透圧性低Na血症は「高自由水血症」であり, 水排泄障害のため過剰に自由水が貯留した状態である. 治療の目標は血清Na濃度の正常化ではなく, 低Na血症による症状を改善し, 神経障害などの重篤な合併症を防ぐことである.

診断の要点（図1）

　低Na血症は血清Na濃度135 mEq/L未満の状態をいう. 当院では血清Na≦120 mEq/Lは補正に際して頻回の採血, モニターを必要とするためICUでの治療を考慮する.
①血漿浸透圧を測定し, 等浸透圧性（高TG血症, パラプロテイン血症）, 高浸透圧性低Na血症（高血糖, グリセオール, マンニトール投与）を除外し治療が必要な低浸透圧性低Na血症であることを確認する.
②尿浸透圧を測定し, 自由水排泄障害の有無を確認する.
③尿Na濃度を測定し, バイタルサイン, 身体所見, エコー所見より細胞外液量の評価を行う.

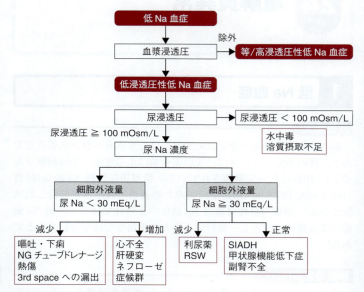

図1 低Na血症 診断の要点

初期対応のポイント

- 神経症状の有無により重症度の判定を行う（表1）．急性発症（48時間以内）もしくは重症に該当する症状がある低Na血症は早期に対応を行う．
- 48時間以上の経過で発症した場合，もしくは経過が不明な場合には慢性の低Na血症として対応する．
- 過度の補正は，浸透圧性脱髄症候群を招くため補正速度に細心の注意を払う．
  低Na血症補正上限：治療開始後24時間で血清Na濃度補正の上限は10 mEq/L，その後は血清Na濃度が130 mEq/Lに達するまで24時間毎に8 mEq/Lを越えないようにする．
- 低Naチェックリストに沿って必要な情報を集める．
  ・True hyponatremia？：血清浸透圧，血糖値
  ・重症度？：発症時期/症状

- 体液評価？：バイタル，in/out，体重，時間尿量
- 生化学？：尿張度（Na ＋ K），尿浸透圧
- 背景？：心不全，肝硬変，甲状腺機能低下，副腎不全，精神疾患
- 服薬？：利尿薬，SSRI，TCA，向精神薬
- ODS リスク？：低栄養，アルコール中毒，低 K 血症，肝硬変，高度低 Na 血症

表1 低 Na 血症 重症度判定

重症度	症状
中等度	嘔気 錯乱 頭痛
重症	嘔吐 呼吸・循環障害 傾眠 痙攣 昏睡（Glasgow Coma Scale ≦ 8）

(Spasovski G, et al. Eur J Endocrinol. 170: G1-47, 2014)

初期対応

図2 を参照.

❶ 重篤な症状：JCS 2 桁以上の意識障害・痙攣・循環不全・嘔吐がある場合

- 症状は中等症以下だが急性発症で 10 mEq/L 以上の低下がある場合

処方例

3%NaCl　2 mL/kg を 20 分間かけて静注
血清 Na 濃度 5 mEq/L 上昇ないし症状消失するまで繰り返す.

塩化ナトリウム注　10%　120 mL
生理食塩液　400 mL

❷ 中等症の神経症状を伴う低 Na 血症

- 48 時間以内の急性発症で，10 mEq/L 以上の低下があれば，現時点での症状が軽微であっても，その後急速に脳浮腫が進行する危険があるため高張食塩液の投与を考慮する.

処方例
- ▶ 有効循環血漿量の減少があれば
  生理食塩液 1 mL/kg/時（食事摂取不可時には 2 mL/kg/時まで増量）　点滴静注
- ▶ 循環血漿量正常で尿 Na ＋ K ＞血清 Na で比較的高張尿であれば SIADH を疑い
  水制限±溶質負荷

- 尿 Na ＋ K ＜血清 Na で比較的低張尿であれば水中毒を疑い治療介入はせず経過観察．

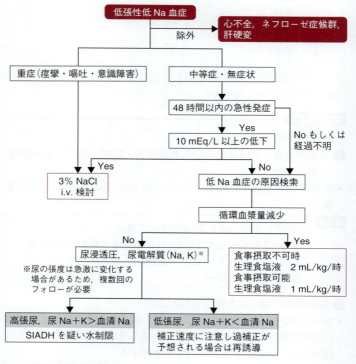

図 2　低 Na 血症 初期対応

❸ 無症状の慢性低 Na 血症

- 治療の緊急性はなく，原因検索を進めながら過剰補正にならないように緩徐に補正する．
- 低 Na 血症を生じうる不要な輸液，薬剤を中止する．
- 原因特異的な治療を行う．
- 水制限ないし高塩分食とする．

❹ 過補正（急速な血清 Na 濃度の上昇）への対応

- 急速な血清 Na 濃度の上昇は，浸透圧性脱髄症候群を招く危険があるため，補正の上限は治療開始後 24 時間で 10 mEq/L 以下とする．
- 血清 Na 濃度の上昇が 24 時間で 8 mEq/L に達した時点でそれ以上の上昇を防ぐために介入する．
- 多飲，溶質摂取不足による低 Na 血症で低張尿の多尿を見た場合には，過補正のリスクが高いため，6 mEq/L 上昇した時点で過補正防止介入を考慮する．
- 血清 Na 濃度上昇を防ぐため 5%ブドウ糖液を補充する．
- 前 1 時間の尿量を 5%ブドウ糖液を用い次の 1 時間で補充する．
- **5%ブドウ糖液を体重× 4 mL の補充すると，血清 Na 濃度は約 1.0 mEq/L 低下する**（→『高 Na 血症』の項 p.199 を参照）．
- 時間あたり 0.25 mL/kg 以上の 5%ブドウ糖液を投与すると高血糖を招く．時間尿量 200 mL 以上ならば DDAVP（デスモプレシン）を点鼻し，自由水過剰排泄（血清 Na 濃度の過剰補正）を防ぐ．

処方例	デスモプレシン点鼻　2 パフ（5 μg）
	効果不十分な場合には 5 → 10 → 15 μg と増量する．

入院指示オーダー

項目	指示内容
一般管理	・入院時の身長，体重測定（急性期の体重測定は毎日） ・水分の出納を測定，記録（intake, output） ・血清 Na 濃度 < 120 mEq/L で ICU 入室
食事	・普通食
輸液	・アルゴリズム（図 2）のとおり
検査	・血算，生化学（BUN, Cr, Na, K, Cl, Ca, IP, Mg, HCO₃, UA, CK, 血糖, TP, Alb, Cho, TG），血清浸透圧，内分泌（コルチゾール，TSH，free T3，free T4，レニン活性，アルドステロン，ADH，hANP，NT-proBNP，HbA1c） ・随時尿：尿定性，尿沈渣，尿蛋白定量，尿糖定量，尿 Na，尿 K，尿 Cl，尿 UN，尿 Cr，尿 UA，尿 IP，尿浸透圧 ・蓄尿：尿蛋白定量，尿糖定量，尿 Na，尿 K，尿 Cl，尿 UN，尿 Cr，尿 UA，尿 IP

①輸液 1 L 投与後の血清 Na 濃度の変化（mEq/L）（Adrogue 式）

Adrogue 式

$$\Delta PNa (mEq/L) = \frac{(輸液 Na + K 濃度) - 患者血清 Na 濃度}{体水分量 + 1}$$

Edelman 式

$$血清 Na 濃度 = \frac{体内 Na + K}{体水分量}$$

※血清 Na 濃度異常に関係する式の大部分は Edelman 式の応用である．

② 3% NaCl を 1 mL/kg 投与すると，血清 Na 濃度は 1 mEq/L 上昇する

・Na 欠乏量 =（目標 Na 濃度 − 血清 Na 濃度）× 体水分量
・血清 Na 濃度を 1 mEq/L 上昇させるのに必要な Na 投与量は（目標 Na − 血清 Na）が 1 なので，1 × 体水分量（mEq）
・3%NaCl 液の Na 濃度は，510 mEq/L = 0.51 mEq/mL なので，3%NaCl 液必要量は（体重 × 0.6 mEq）÷ 0.51 mEq/L ≒ 1 × 体重 mL

2 高 Na 血症

疾患概念

高 Na 血症は自由水の過剰喪失もしくは Na の過剰負荷で起きる．多くの場合，腎臓（尿崩症，浸透圧利尿），消化管（下痢，嘔吐），皮膚（発汗）からの自由水の喪失による．通常は血漿浸透圧の上昇により口渇中枢が刺激され飲水するため，高 Na 血症になることは稀だが，小児，高齢者，意識障害の患者で飲水ができない場合には高 Na 血症が起こりうる．治療は自由水補充であるが，脳浮腫による神経障害など重篤な合併症を防ぐために補正速度に注意する．

診断の要点

高 Na 血症は血清 Na 濃度 > 145 mEq/L の状態である．Na の過剰負荷を除外し，細胞外液量の評価，尿量，濃縮尿の有無で鑑別診断を行う（図 3）．

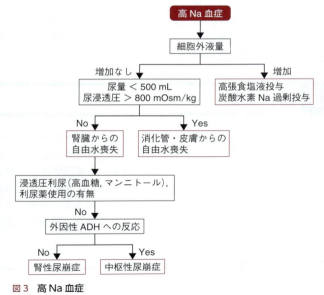

図3 高 Na 血症

高Na血症であれば，最大濃縮尿（尿浸透圧＞800 mOsm/kg），尿量減少（尿量＜500 mL）となるはず．そうでない場合には，尿崩症もしくは浸透圧利尿を鑑別する．

初期対応のポイント

- 自由水欠乏量を5％ブドウ糖液で補う．
- 循環動態が不安定で，体液量減少があれば生理食塩液を用いた初期輸液を行う．

初期対応

①細胞外液量，自由水欠乏量を計算する

自由水欠乏量＝体内水分量×（血清Na濃度 -140)/140

体重(kg)×4 mLの自由水(5％ブドウ糖液)投与で，血清Na濃度は時間あたり約1 mEq/L低下する．

②循環動態が不安定で，体液量減少があれば生理食塩液を用いた初期輸液を行い，循環動態が安定してから血清Na補正の治療を行う．

生理食塩液500～1,000 mL/時　循環動態が安定するまで

③急速な補正は脳浮腫を招くため，緩徐な補正（＜0.5 mEq/L/時間，＜12 mEq/L/24時間）を行う．

3 低K血症

疾患概念

Kは細胞内の主要な陽イオンであり，細胞膜内外の電気勾配を維持している．低K血症は筋力低下，便秘，心電図異常，不整脈を引き起こし，特に利尿剤服用患者で頻度が高い．低K血症の治療の原則は，K喪失を防ぎKを補充することであるが，治療により高K血症による致死的不整脈をきたすこともあり，補充量，速度には注意が必要である．

診断の要点（図4）

▪ 低K血症とは，血清K濃度＜3.5 mEq/Lの状態をいう．

- 原因はK摂取不足，細胞外から細胞内へのシフト，Kの体外への喪失に分けて考える．

❶ K摂取不足
- 体内でのKの分布は98%が細胞内に存在し，短期間のK摂取不足では低K血症をきたさない．
- 長時間(数週～数か月)の飢餓，長期間にわたる不適切な中心静脈栄養(TPN)，アルコール依存症では，低K血症が起こりうる．

❷ 細胞外から細胞内へのシフト
- インスリン，β_2作動薬，甲状腺ホルモン，アルカローシスは細胞内へのK流入を増加させる．
- 飢餓状態から，TPNを開始する場合にも急速に細胞内へのK流入が起こる(Refeeding症候群)．
- 数分～数時間の単位で出現した低K血症は細胞内へのシフトを疑う．

❸ Kの体外への喪失
- 蓄尿を行い腎性喪失か腎外性喪失かを判断する．

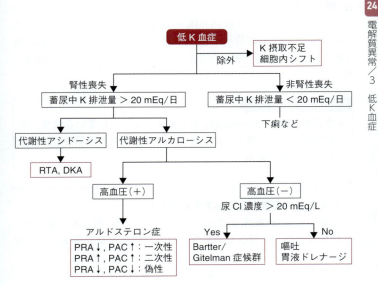

図4 低K血症

- 腎性喪失：蓄尿中 K 排泄量 ≧ 20 mEq/日，TTKG > 4
- 腎外性喪失：蓄尿中 K 排泄量 < 20 mEq/日，TTKG < 2

❹ 腎性喪失

a. 代謝性アシドーシス

糖尿病性ケトアシドーシス，尿細管性アシドーシス

b. 代謝性アルカローシス＋高血圧(－)

尿 Cl 濃度 ≧ 20 mEq/L：利尿薬，Bartter 症候群，Gitelman 症候群

尿 Cl 濃度 < 10 mEq/L：嘔吐，胃液ドレナージ

c. 代謝性アルカローシス＋高血圧(＋)

- アルドステロン症
  - レニン↓，アルドステロン↑：一次性　原発性アルドステロン症
  - レニン↑，アルドステロン↑：二次性　腎動脈狭窄，レニン産生腫瘍
  - レニン↓，アルドステロン↓：Cushing 症候群，Liddle 症候群，甘草

d. 低 Mg 血症

Mg は皮質集合管での ROMK の作用をブロックしており，低 Mg 血症で K の尿細管への排泄が増える．低 K 血症の 40% に低 Mg 血症を合併する．Mg の補正をせずに K 補正を行っても改善しない．

初期対応のポイント

- 血清 K 濃度 < 2.5 mEq/L で心電図変化が生じている場合，横紋筋融解，筋力低下による呼吸不全が予測される場合には緊急対応が必要である．

初期対応

▶ **低 K 血症の原因となる疾患を治療する**

- 高度低 K 血症(血清 K 濃度 < 2.5 mEq/L)，症候性(不整脈など)，経腸的な投与ができない場合に限り経静脈的な K 補充を選択する．
- Mg 欠乏を合併している場合には Mg も補充する．

❶ 経静脈的な K 補充

輸液中の K 濃度の上限は 60 mEq/L 以下，投与速度の上限は 10 mEq/時間以下．

❷ 処方

> **処方例**
> 生理食塩液 500 mL ＋塩化カリウム注（20 mEq/20 mL）20 mL
> （K 濃度は約 40 mEq/L）　点滴静注

❸ 経口での K 補充

▪ 血清 K 濃度＞ 2.5 mEq/L となれば経口投与に切り替える．

> **処方例**
> 経口 K 製剤（20〜60 mEq/日が目安）
> 塩化カリウム徐放剤（スローケー 8 mEq/錠）4 錠　分 2：アルカ
> 　ローシス合併時
> グルコン酸カリウム（5 mEq/錠）6 錠　分 3：アシドーシス合併
> 　時

---

4 高 K 血症

疾患概念

高度の高 K 血症は不整脈，心停止などを引き起こすため，治療の緊急性を判断する必要がある．急性か慢性か，高 K 血症は進行性か（横紋筋融解症，多臓器不全などを伴う高 K 血症は急速に進行する可能性がある），腎臓からの K 排泄が期待できるかを判断し，緊急透析が必要になる可能性を評価する．

診断の要点

高 K 血症とは，血清 K 濃度＞ 5.5 mEq/L の状態をいう．

初期対応のポイント

● K ＞ 6.5 mEq/L か心電図変化を伴う高 K 血症は緊急対応が必要である．

初期対応

- バイタルサインの確認：意識レベルの低下，徐脈，血圧低下の有無，心電図変化の有無を確認（図5）．
- 溶血の有無を確認し偽性高 K 血症を否定する．
- 緊急性の判断と並行して鑑別診断を行う．

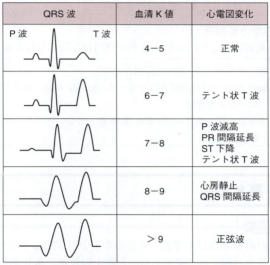

図5 高 K 血症時の心電図変化
(L 濃度はあくまで目安)

鑑別診断

❶ K 過剰摂取

K の過剰摂取のみで高 K 血症をきたすことは稀であり，腎機能障害などの K 排泄障害を伴うことが多い．問診で食事内容，内服薬を確認する．

- K を多く含む食材：生野菜，果物，海藻，豆類，イモ類
- 内服薬：経口カリウム補充薬，ACEI，ARB，NSAIDs，K 保持性利尿薬，ST 合剤

❷ 細胞内から細胞外へのシフト

代謝性アシドーシス，インスリン欠乏，β遮断薬，横紋筋融解，

腫瘍崩壊症候群，高浸透圧（高血糖，大量の造影剤使用）

❸ K 排泄障害

- 腎機能低下（GFR ＜ 10 mL/分/1.73 m²）
- 尿細管（皮質集合管）からの K 分泌低下：
  - Ⅳ型尿細管性アシドーシス，副腎不全，塩分制限による尿中 Na 濃度低下.
  - 蓄尿検査で尿中 K 排泄＜ 40 mEq/日，TTKG ＜ 5 では，腎臓からの K 排泄障害が疑われる.

治療（表 2）

❶ 心電図変化がある高 K 血症の場合

処方例

(1) グルコン酸 Ca（カルチコール）1A（10 mL）　2〜5 分で緩徐に静注
- ・不整脈予防として投与する．投与により不整脈，血圧低下を起こす場合があるため，モニター管理下で投与する．心電図変化に改善がなければ 5 分後に再投与する.
- ・心電図変化のない場合，あるいは高 Ca 血症のある場合，グルコン酸 Ca の投与は不要.

(2) GI 療法
- ・ヒューマリンＲ5 単位＋ 50％ブドウ糖液 2A（40 mL）5〜10 分程度で静注.
- ・糖尿病患者で血糖≧ 300 mg/dL ならばインスリンのみ投与し血糖をモニターする.

❷ K を体外へ排泄する治療

処方例

(1) 利尿薬＋輸液
- ・フロセミド 20〜200 mg 静注　腎機能に応じて投与量を調整する.
- ・1.26％炭酸水素ナトリウム（フソー）2 mL/kg/時間で点滴静注　尿流量や遠位尿細管への Na 流入を増加させるため皮質集合管からの K 分泌を刺激する.
- ・利尿薬への反応がない場合には緊急透析の準備を行う.

(2) 陽イオン交換樹脂

24
電解質異常／4
高 K 血症

・カリメート 5～15 g　8 時間ごとに経口投与
(3)血液浄化療法
・速効, 確実に体外に K を除去できる.
・急速に血清 K を低下させたいときは, 間欠的血液透析を選択する.

表 2　高 K 血症の治療の比較

	効果発現時間	効果持続時間	副作用
カルチコール	数分	30～60 分	高 Ca 血症
GI 療法	15～30 分	4～6 時間	低血糖
炭酸水素ナトリウム	15～30 分	1～2 時間	代謝性アルカローシス, 溢水
ループ利尿薬	15～30 分	6 時間	脱水
陽イオン交換樹脂	2 時間以上	4～6 時間	注腸で腸管壊死

入院指示オーダー

項目	指示内容
病棟の一般管理	• 体重測定(急性期は毎日) • 水分の出納を測定, 記録(intake, output) • 必要があれば膀胱留置カテーテルを挿入し尿量を測定する
食事	• K 制限
輸液	• 1.26％炭酸水素ナトリウム　2 mL/kg/時間
薬剤中止指示	• ACE 阻害薬, ARB, NSAIDs, K 保持性利尿薬
検査	• 血算, 生化学(Na, K, Cl, Ca, IP, Mg, HCO$_3$, BUN, Cr), 血清浸透圧, 血液ガス • 随時尿:尿定性, 尿沈渣, 尿電解質(Na, K, Cl, Cr), 尿浸透圧 • 24 時間蓄尿(尿 Na, 尿 K, 尿 Cl, 尿 Cr, Ccr)

5 低Ca血症

疾患概念

急性発症の低Ca血症はテタニー，痙攣などの症状を呈しやすい．また低血圧，QTc延長などの心電図異常をきたした場合には，速やかに治療介入し頻回なモニタリングが必要になる．

診断の要点

- 血清アルブミン濃度が4 g/dL未満では補正Ca濃度を計算する．
  補正Ca濃度＝実測Ca濃度＋(4－アルブミン)
- イオン化Caは総Ca濃度の約50％であり，基準値は1.16〜1.26 mmol/L．
- **低Ca血症の定義**：補正血清Ca濃度＜ 8.6 mg/dL(2.15 mmol/L)，血清イオン化Ca濃度＜ 1.16 mmol/L(2.32 mEq/L)

❶ 症状

口周囲，指の知覚異常，テタニー，心電図変化(QTc延長)，不整脈，痙攣

❷ 原因(図6)

副甲状腺機能低下症，ビタミンD不足，腎不全による低Ca血症

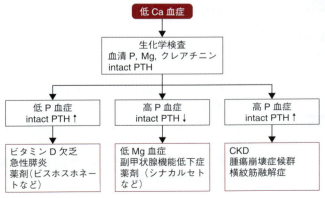

図6 低Ca血症

の頻度が高い.

高度の低 Mg 血症（< 1.0 mg/dL）では PTH の分泌不全もしくは骨への作用不全を生じることにより低 Ca 血症を引き起こす.

初期対応のポイント

- 腎不全の有無をまず確認する.
- 有症状（痙攣・筋力低下・心電図異常）の重度低 Ca 血症ではモニター下で経静脈的に補充を行う.

初期対応

❶ 軽度の低 Ca 血症

- 無症状で補正血清 Ca 濃度 ≧ 7.5 mg/dL，血清イオン化 Ca 濃度 ≧ 2.0 mEq/L.
- 経口 Ca 製剤で治療を行う. Ca として 1 日 1～2 g を投与する.

処方例
> 炭酸カルシウム（1 g あたり 400 mg の Ca を含む）1～3 g　分 3
> 乳酸カルシウム（1 g あたり 130 mg の Ca を含む）2～5 g　分 3
> アスパラカルシウム錠（1 錠あたり 22.3 mg の Ca を含む）3～6
> 　錠　分 3
> 腎不全，ビタミン D 不足，副甲状腺機能低下症が疑われる場合にはビタミン D 製剤の内服を追加する.

処方例
> カルシトリオール（ロカルトロール）0.5 μg　分 1

❷ 重度の低 Ca 血症

- 補正血清 Ca 濃度 < 7.5 mg/dL，血清イオン化 Ca 濃度 < 2.0 mEq/L.
- かつ有症状（痙攣・筋力低下・心電図異常）の低 Ca 血症.
- 経静脈的 Ca 補充を心電図モニター管理下で行う.

処方例
> カルチコール 1A　10～20 分かけてシリンジポンプで点滴静注
> 投与後の血液ガスで，イオン化 Ca < 2.0 mEq/L のときは，再度同量のカルチコールを投与する. その後も低 Ca 血症の改善が不十分であれば Ca 持続静脈投与を行う.

処方例

> カルチコール 8.5%　6A（60 mL）＋生食 500 mL
> Ca 濃度 1 mg/mL の溶液を 30 mL/時で持続投与開始.
> 必ず輸液ポンプを使用し投与開始後は 4 時間ごとに血清 Ca 濃
> 　度をフォローし，血清イオン化カルシウム濃度が正常下限と
> 　なるように用量調節を行う（注）．用量調整は ± 10 mL/時で変
> 　更する.

（注）

血清イオン化 Ca 値	投与速度
＜ 1.8 mEq/L	投与速度 10 mL/時増量
1.8 ≦　＜ 2.0 mEq/L	現状維持
2.0 ≦　＜ 2.5 mEq/L	投与速度 10 mL/時減量
2.5 ≦	持続投与中止

6　高 Ca 血症 （→ p.339 参照）

疾患概念

　Ca は骨の主成分であると同時に，細胞内セカンドメッセンジャーとして神経筋機能など重要な生理的機能を担っている．そのため重度の高 Ca 血症で意識障害などの中枢神経症状を呈することがあり，緊急の処置が必要となる．原因としては原発性甲状腺機能亢進症，悪性腫瘍に伴う高 Ca 血症が 90% 以上を占めており，これらを中心に鑑別を進める.

診断の要点

- **高 Ca 血症の定義**：補正血清 Ca 濃度 ＞ 10.5 mg/dL，血清イオン化 Ca 濃度 ＞ 1.4 mmol/L（2.8 mEq/L）

❶ 症状

　急性に発症した場合には，血清 Ca 濃度 ≧ 12 mg/dL で症状を呈することが多い.

- 中枢神経症状：倦怠感，錯乱，意識障害
- 消化器症状：食欲不振，嘔吐，便秘
- 筋，骨格系症状：筋力低下，骨痛

- 腎障害：多尿，脱水，尿路結石
❷ 原因（図7）

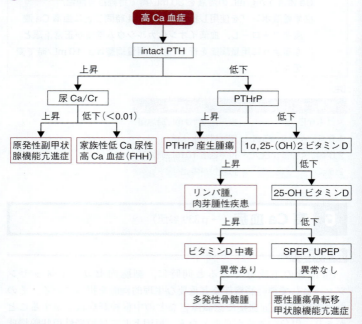

図7 高Ca血症
SPEP：serum protein electrophoresis，UPEP：urine protein electrophoresis.

初期対応のポイント

- 高Ca血症を起こす基礎疾患の治療を行うことが基本であるが，症状が重篤な場合や血清Ca濃度≧14 mg/dLの場合には，緊急の処置が必要になる．輸液→カルシトニン→ビスホスホネート．

初期対応

❶ 輸液

高Ca血症による尿濃縮障害により多尿となり，細胞外液欠乏を伴うことが多いため生理食塩液で循環血漿量を補正する．

> **処方例** 生理食塩液　2～6 L/日　点滴静注
> 細胞外液量を補正し，100～150 mL/時の尿量を確保する．

❷ カルシトニン

数時間で効果がみられるが，タキフィラキシーにより長期には効果はない．

> **処方例** エルカトニン（エルシトニン）　40 単位＋生食 50 mL　1 時間かけて点滴静注　1 日 2 回　3 日間

❸ ビスホスホネート

悪性腫瘍による高 Ca 血症に適応がある．骨吸収を抑制し骨からの Ca 放出を抑制する．急速に静注すると急性尿細管壊死による腎機能障害が出現する可能性もあり 15 分以上かけて緩徐に点滴静注する．効果発現までに 2 日ほどかかるが，効果は 1～2 週間持続する．

> **処方例** ゾレドロン酸水和物（ゾメタ）4 mg　15 分以上かけて点滴静注

❹ 血液透析

高度の高 Ca 血症で意識障害を伴っている場合，腎機能障害を伴っており生理食塩液で循環血漿量を補正後も尿量がえられない場合，カルシトニンやビスホスホネート投与に反応しない場合，心不全を伴っており積極的な補液が行えない場合には透析を検討する．

入院時指示オーダー

項目	指示内容
病棟の一般管理	• 体重測定（急性期は毎日） • 水分の出納を測定，記録（intake, output）
食事	• 普通食
輸液	• 生理食塩液
中止薬剤	• ビタミン D 製剤
検査	• 血算，生化学（TP, Alb, Na, K, Cl, Ca, IP, BUN, Cr），内分泌（intact PTH, PTHrP, 1 α, 25-$(OH)_2$ ビタミン D, 25-OH ビタミン D） • 尿定性，尿沈渣，尿生化学（尿 Ca, 尿蛋白，尿 Cr）

24
電解質異常／6　高 Ca 血症

7 低P血症

疾患概念

体内のPの約85%は骨に，残りのほとんどは細胞内に存在している．細胞外液に存在しているのはわずか1%であるため，血清P濃度は体内総P値を反映しない．Pは① ATPの産生に関わるエネルギー代謝，②赤血球内の2,3-DPGの産生を介した赤血球の酸素運搬能という極めて重要な働きを担っており，低P血症では筋力低下，心不全，呼吸不全などの筋肉の機能障害，溶血を起こしうる．

診断の要点

- **低P血症の定義**：血清P濃度 <2.5 mg/dL

❶ 症状

- 重症低P血症で1.0 mg/dL未満となると症状を呈する．
- 中枢神経症状（意識障害），心不全，呼吸不全，筋力低下（嚥下障害，イレウス），溶血

❷ 原因（表3）

骨・細胞内への移行，腸管からのP吸収低下，腎臓からのP排泄増加に分けて考える．

腎臓からの排泄，特に近位尿細管からの排泄は，尿細管P再吸収閾値（TmP/GFR）の計算が評価に有用である．

TmP/GFR= 血清P濃度 −（尿P濃度×血清Cr濃度/尿Cr濃度）
基準値：2.6〜4.5 mg/dL

TmP/GFRの低下は腎臓からのP排泄増加を，正常または上昇は骨・細胞内への移行，腸管からのP吸収低下を表す．

表3　低P血症の原因

骨・細胞内への移行	インスリン分泌増加（refeeding 症候群） 急性呼吸性アルカローシス hungry bone syndrome
腸管からのリン吸収低下	リン摂取不足 リン吸着薬 長期間の下痢 ビタミンD欠乏
腎臓からの排泄増加	副甲状腺機能亢進症 ビタミンD欠乏 低P血症性くる病，腫瘍性くる病 Fanconi 症候群

初期対応のポイント

- 治療の基本は補充であるが，低P血症をきたした原疾患の治療も行う．
- 1.0 mg/dL 以下の高度な低P血症の場合，重篤な臨床症状がある場合にはモニター管理下で経静脈的なP補充を行う．

初期対応

処方例
> リン酸ナトリウム補正液（0.5 mmol/mL）　20 mL
> 生理食塩液　100 mL　点滴静注

　1日総投与量は重症例であってもPとして 0.6〜1.0 mmol/kg/日以内にするのが安全である．

- 無症状で血清P濃度 1〜2 mg/dL の場合には経口での補充を行う．

処方例
> ホスリボン配合顆粒（100 mg/包）　20〜40 mg/kg を分割して
> 内服（最大 3,000 mg/日）

　通常，血清P濃度 2.0 mg/dL に回復すれば補充は不要となる．ただし慢性的にP不足となる病態があれば投与を継続する．

8 高P血症

疾患概念

　高P血症は腎不全に合併してみられることが多い．腎不全による慢性高P血症の管理は患者の長期予後に影響する．高P血症のみで症状を呈することは少ないが，急性の高P血症は二次性に低Ca血症を合併し臨床的に問題となる．

診断の要点

- **高P血症の定義**：血清P濃度 > 4.5 mg/dL
- 偽性高P血症（高γグロブリン血症，高脂血症，高ビリルビン血症）を除外し，腎障害の有無を検討する．

❶ 原因（表4）

- 高P血症の機序として，過剰なリン負荷，腎臓からのリン排泄低下，細胞内から外への移行に分けて考える．
- 鑑別のために血清Ca，BUN，Cr，intact PTH，$1\alpha,25$-$(OH)_2$ビタミンDを測定する．Tmp/GFRが高値（> 4.5）では腎臓でのP再吸収亢進を示し，正常かそれ以下であれば細胞内外の移行ないし腸管での吸収増加を考慮する．

表4　高P血症の原因

腎臓からの排泄低下	● 腎機能障害 ● 尿細管からの再吸収亢進 　副甲状腺機能低下症 　薬剤（ビタミンD中毒，ビスホスホネート） 　末端肥大症
急性のP負荷	● 過剰摂取 ● 急激な組織崩壊（腫瘍崩壊，横紋筋融解症） ● ビタミンD中毒
細胞内より細胞外へのシフト	● アシドーシス
偽性高P血症	● 高グロブリン血症（多発性骨髄腫など） ● 高脂血症 ● 高ビリルビン血症

初期対応

急性高 P 血症で特に組織崩壊を伴う場合には，急性腎障害や二次性低 Ca 血症に対応が必要である．治療の基本は合併症への対応と腎からの排泄である．透析が必要となることはほとんどない．

治療

低 Ca 血症を伴う場合には Ca 製剤の補充（『低 Ca 血症』の治療の項 p.208 を参照）する．腫瘍崩壊や横紋筋融解では十分な補液を行う．腎不全に伴った慢性高 P 血症では，食事制限や P 吸着薬で管理する．

25 急性腎障害

疾患概念

急性腎障害（acute kidney injury；AKI）は急速に腎機能が低下し，体液恒常性が破綻する状態である．AKI を呈した患者は，死亡リスクが高く予後不良であるため，早期に鑑別診断を進めつつ対症療法ならびに腎保護・腎機能回復を図る．

診断の要点

❶ 定義

AKI は血清 Cr 値や尿量の変化から定義される（**表 1**）．

表 1　AKI 分類（国際腎臓病学会）

ステージ	血清 Cr 値	尿量
1	ベースラインから 1.5〜1.9 倍上昇（7 日以内） or 0.3 mg/dL 以上上昇	0.5 mL/kg/時 以下が 6〜12 時間持続
2	ベースラインから 2.0〜2.9 倍上昇	0.5 mL/kg/時 以下が 12 時間以上持続
3	ベースラインから 3.0 倍以上上昇 or 血清クレアチニン値 ≧ 4.0 mg/dL or 腎代替療法の導入 or 18 歳未満の患者では eGFR < 35 mL/分/1.73 m²	0.3 mL/kg/時 未満が 24 時間以上持続 or 12 時間以上無尿

❷ 鑑別診断

a. 腎前性

- 脱水，出血，ショック，うっ血性心不全，ネフローゼ症候群，肝硬変
- 薬剤：NSAIDs，ARB，ACE 阻害薬内服

b. 腎性（腎実質性）

- 血管性：腎梗塞，腎動脈狭窄，腎静脈血栓
- 糸球体腎炎：急性糸球体腎炎，血管炎，HUS/TTP
- 尿細管壊死（ATN）
  - 虚血性：遷延する腎前性腎不全

- 腎毒性：抗菌薬，造影剤，化学療法
- 間質性腎炎（AIN）
  - 薬剤：抗菌薬全般，アロプリノール，NSAIDs，利尿薬，PPI，H_2受容体拮抗薬など.
  - 感染：CMV，EBV，HIV，レジオネラ，トキソプラズマ，リケッチアなど.

c. 腎後性
- 前立腺肥大，腎結石，悪性腫瘍，後腹膜線維症，神経因性膀胱.

初期対応のポイント

- 緊急透析の適応を検討し，必要に応じて診断よりも治療を優先する
- AKI診断には「臨床経過」，「画像（腎臓超音波）」，「尿定性・沈渣」の3項目が必須である
- 体液過剰でない限り，fluid challengeを行う
- AKI発症前後で血清Cr値の変化を追える場合は，血清Cr値が上昇し始めた時期を特定し，その直前にAKIに影響するイベントがなかったか検証する

---

❸ 緊急透析の適応（A，I，U，E，O）を判断する

Acidosis	：高度，進行性の代謝性アシドーシス
Intoxication	：薬物中毒
Uremia	：尿毒症による心外膜炎，中枢神経症状（意識レベル低下）
Electrolyte	：保存的療法に抵抗性の高K血症，高P血症など
Overload	：利尿薬抵抗性の体液過剰（肺水腫，大量の胸水，全身浮腫）

　臨床的に頻度が高いのは高K血症と体液過剰（肺水腫）である〔アシドーシス，電解質異常への対応は24章（p.193）参照〕．いずれも尿量が得られていなければ緊急透析を回避することは難しいので，尿量計測が困難であれば尿道カテーテルの挿入，必要に応じて利尿薬使用を検討する．利尿薬への反応が悪ければ躊躇せずに腎臓専門医に連絡する．緊急透析を行える病床は限られていることが多く，

必要に応じて病床移動を検討する．

処方例 ▶ 利尿薬の使用方法

1) フロセミド（ラシックス）注　1回20〜500 mg　静注
   20〜40 mgを静脈内投与し，利尿反応がなければ，通常，100 mgを静脈内投与する．投与後2時間以内に1時間あたり約40 mL以上の尿量が得られない場合には用量を漸増する．
   ※乏尿性AKIに対しては通常よりも大量の利尿薬を使用することが多く，経験的にフロセミド静脈内投与の必要量は血清Cr値× 20くらいである．

2) フロセミド注　5〜40 mg/時で持続点滴静注
   1日量は1,000 mgまでとする．投与速度はフロセミドとして毎分4 mg以下とする（添付文書による）

Side Memo ① AKIで血清Cr値は必ずしもGFRの鋭敏な指標ではない

血清Cr値を使用するGFR推算式（eGFR）は，AKIにおいて不正確な指標であるということは重要である．下図に示すように腎機能の急激な変化が起きたとき，血清Cr値は遅れて変動する．GFRの急激な低下があっても，血清Cr値は遅れて緩徐に上昇するし，同様にAKIの回復期でGFRが改善しても，血清Cr値は遅れて緩徐に低下する．このように，急性期において血清Cr値は正確なGFRを反映しないことに留意すべきで，腎機能の増悪や改善は血清Cr値だけでなく，尿量なども含めて総合的に判断する．

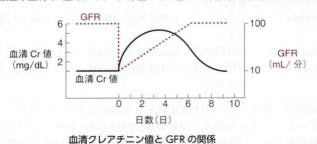

血清クレアチニン値とGFRの関係

❹ AKI の診断には「臨床経過」「画像(腎臓超音波)」「尿定性・沈渣」の項目が必須である

腎後性腎不全は画像検査を行うまで除外できないので,早い段階で必ず腎臓超音波で水腎症の有無を確認しておく.閉塞解除後利尿で多尿がみられることがあるが,盲目的に輸液しない.解除時点では体液量過剰であることが多いため,尿量と同量の輸液を補充してしまうと体液過剰が是正されない.ある程度のアウトバランス(1〜2L アウトバランス/日)は許容し,それ以上のアウトバランスになるときは,経験的に時間尿量の 50〜80％の量の補液を 1/2 生理食塩液で行うことが多い.多尿は低 K,低 Mg,低 P 血症などを起こすため,必要に応じて尿量や採血がモニターできる病床へ移動する.

❺ 適切な循環動態を維持するため必要に応じて fluid resuscitation を行う

腎前性が疑われれば細胞外液製剤を 250〜500 mL 急速補充し,必要に応じ繰り返す.しかし,体液量過剰の弊害や腎うっ血による腎障害にも注意が必要で,1 日数 L などの過剰輸液は避ける.

❻ リスク評価から AKI の原因を類推する

- AKI のリスクとなる基礎因子と曝露因子を以下に示す.
  - **AKI のリスクを上げる基礎因子**

  細胞内外の脱水(体重減少),高齢,女性,慢性腎臓病(CKD),慢性臓器不全(心・肺・肝),糖尿病,悪性腫瘍,貧血.

  - **AKI のリスクを上げる曝露因子**

  敗血症(発熱,頻脈),ショック(低血圧),熱傷・外傷,外科手術(心臓手術),重症疾患,腎毒性物質,造影剤(血管カテーテル検査).

---

②「○○円柱」とは「○○」が腎由来であることを意味する

円柱は尿細管上皮から分泌される Tamm-Horsfall 蛋白を基質として尿細管腔で形成される.したがって円柱の中に取り込まれた細胞は腎臓内で起きた変化を反映する.つまり「赤血球尿」は尿路のどこかに出血(炎症)の存在を意味するだけだが,「赤血球円柱」は赤血球が腎臓由来 ≒ 糸球体腎炎であることを意味する.顆粒円柱は尿細管細胞の残骸が円柱化したものであり,AKI では尿細管細胞の破壊 ≒ 尿細管壊死(ATN)でよくみられる.

- 医療面接と身体診察からこれらのリスク因子の情報が得られれば，AKI の原因はこれらと関連している可能性が高い．

 必要な検査

a. 血液検査
- BUN，Cr，血清電解質（Na，K，Cl，Ca，P，Mg，HCO_3^-），必要に応じて血液ガス．

b. 尿検査
- 尿定性，尿沈渣，尿蛋白定量，尿 Cr，尿電解質，尿浸透圧．
- 尿円柱があれば腎実質性 AKI を考える．

c. ナトリウム排泄分画（fractional excretion of sodium；FENa）
- 糸球体で濾過された Na のうち，尿細管で再吸収されず，最終尿に排泄された比率を示す．
- FENa < 1% は腎前性 AKI を示唆する．
  FENa = CNa/Ccr × 100
       = 尿 Na ÷ 尿 Cr ÷ 血清 Na × 血清 Cr × 100（%）

d. 尿素排泄分画（fractional excretion of urea；FEurea）
- FEurea < 35% は腎前性 AKI を示唆する．
  FEurea = 尿 UN ÷ 尿 Cr ÷ BUN × 血清 Cr × 100（%）

Side Memo ③「FENa < 1% は腎前性 AKI」には例外が多い

「FENa < 1% は腎前性 AKI」には多くの例外がある．まず，そもそも FENa の有用性は「乏尿患者」に対して検討された研究から導かれたため，乏尿でない患者に対して FENa の有用性は保証されていない．また，もともとの病態で有効循環血漿量が低下している心不全や肝硬変では，腎前性 AKI でなくとも FENa が低値を示す．さらに利尿薬使用下では FENa は上昇するなど，「FENa < 1% は腎前性 AKI」には例外が多い．FENa が不正確になる病態を下記に示す．

腎前性 AKI でなくても FENa が低値の病態
    虚血性 ATN の初期，心不全，肝硬変，敗血症，糸球体腎炎，血管炎，造影剤腎症
腎性 AKI でなくても FENa が高値の病態
    利尿薬，CKD

e. 胸部 X 線写真

▪ 心拡大, 胸水貯留, 肺水腫の有無と程度.

入院指示オーダー

項目	指示内容
病棟の一般管理	• 入院時の身長. 体重測定(急性期の体重測定は毎日) • 水分の出納を測定. 記録(intake, output)
食事	• 食事:塩分 6 g • エネルギー:20〜30 kcal/kg/日 • 蛋白投与量:0.8〜1.0 g/kg/日(異化亢進なく透析も不要な場合) • 必要に応じて K 制限
輸液	• 腎前性腎不全では初期輸液として細胞外液製剤を輸液 • 循環動態が安定すれば, 尿量に合わせた輸液量・組成で維持輸液を行う. 輸液量の目安:尿量 + 10 mL/kg
薬剤中止指示	• 中止指示(ACE 阻害薬, ARB, NSAIDs, メトホルミン)
検査	• 血算・生化学 • 随時尿:尿定性, 尿沈渣, 尿蛋白定量, 尿クレアチニン定量, 尿電解質(Na, K, Cl) • 24 時間蓄尿(尿 UN, Cr, Na, K, Cl, 尿浸透圧, 尿蛋白) • 画像:胸部 X 線, 腹部超音波 • 心電図(電解質異常のあるとき) • (必要に応じて)血清学的検査:HBsAg, HBsAb, HCV, 補体(C3, C4, CH50), 免疫グロブリン(IgG, IgA, IgM), ASO, ANA, P-ANCA/C-ANCA, 抗 GBM 抗体

25 急性腎障害

26 慢性腎臓病と透析患者入院管理

疾患の概念

- 慢性腎不全は3か月以上の長期にわたって腎機能障害が継続している状態のことを指す．腎機能が正常の約10%以下になると腎代替療法を要する．電解質異常・急性腎障害・溢水・心血管イベントなどを起こしやすく，特に高K血症や溢水などには注意が必要である．適切な時期に透析導入を行うことが重要である．
- 慢性腎臓病（CKD）は推定糸球体濾過量（eGFR）が60 mL/分/1.73 m²，もしくは蛋白尿などの腎障害が3か月以上持続する状態を言う．
- 慢性腎不全の治療を「腎代替療法」と呼び，血液透析（HD），腹膜透析（PD），移植の3種類ある．

診断の要点

- 初診時では，慢性腎臓病を急性腎不全と鑑別することは困難である．慢性腎不全では典型的には尿量自体が保たれていることが多い．一方で急性腎不全は尿量の低下をきたしていることが多い（表1）．
- 腎性貧血・骨ミネラル代謝異常などは，急性腎不全・慢性腎不全いずれにも存在していることが多い．腎エコーは慢性腎不全と急性腎不全との鑑別をするうえで有用であることが多い．慢性腎不全では一般的に，腎萎縮や皮質部のエコー輝度上昇を認めている．一方で急性腎不全では，サイズは正常から腫大していることが多い．健診の情報などを取り寄せて急性か慢性かを判断することが重要である．
- 透析導入はデータと症状の総合評価で判断する．透析導入の基準（厚生労働省）も参考になる．主に，尿毒症症状の出現，利尿薬でのコントロール困難な体液管理，K吸着薬内服および食事指導で管理が難しい高K血症において透析導入を検討する．

表1 急性腎障害（AKI）と慢性腎臓病（CKD）の違い

	急性腎障害	慢性腎臓病
画像	腎サイズ正常〜腫大	輝度上昇，腎サイズ萎縮
尿量	低下をきたしていることが多い	維持されていることが多い
腎性貧血	ないことが多い	あることが多い

初期対応のポイント

- 問診事項：尿毒症症状の有無（嘔気，食欲不振など），体重変化，食事内容
- 診察所見：呼吸音（wheeze の有無，crackle の聴取など），心音（III音の有無など），下腿浮腫の有無，シャント音の聴取
- 検査所見：血算，BUN，Cr，血清電解質（Na，K，Cl，Ca，P，Mg，HCO_3^-），尿定性，尿沈渣，尿蛋白定量，尿 Cr，胸部 X 線写真，心電図

初期対応

- 透析導入の必要性を判断する．高 K 血症やうっ血性心不全の所見を認めた際には，まずは利尿薬で対応する．利尿薬の使用方法は『25 急性腎障害』（p.216）の記載に準じて利用する．薬物療法抵抗性の場合は，透析導入を検討する．
- 腎代替療法を施行するにあたって，準備が進んでいるかを確認する．
  ①腎代替療法の種類（HD または PD），腎移植の予定時期
  ② HD 施行予定の場合は，シャント造設の有無・作成時期の確認
  ③ PD 施行予定の場合は，PD カテーテルの有無・作成時期，導入方法
- 血管確保が必要な場合，シャント作成予定の上肢と反対側で行う（できれば手背）．
- シャントが作成されている場合は，シャントが閉塞などきたしていないか確認する．穿刺するにはシャントが作成されてから約 2 週間以上要することが一般的である．
- 食事はタンパク制限，塩分制限，K 制限を行う．
- 腎毒性（バンコマイシン，NSAIDs，ゲンタマイシン，造影剤，アミノグリコシド）の使用歴の有無を確認する．

- CVラインも鎖骨下はシャントの狭窄のリスクになるため中止.

 ①蓄尿の評価

　蓄尿の評価を行うことで，塩分摂取量や蛋白摂取量の評価を行うことができる．

　　推定食塩摂取量(g/日)＝蓄尿での塩分摂取量(mEq/日)÷17
　　1日蛋白摂取量(g/日)
　　＝〔1日尿中尿素窒素排泄量(g)＋0.031×体重(kg)〕×6.25

　上記の式を利用して現状の食事摂取量をどの程度守れているかの評価を行い，これらの情報を元に患者にフィードバックすることが有用である．

透析患者入院管理

- 透析には血液透析(HD)・腹膜透析(PD)が存在する.
- HDとPDのいずれの患者も体液量バランスや電解質異常をきたしたやすく，緊急透析の必要性および合併症の評価を行うことが重要である.
- HDにおけるバスキュラーアクセスの種類と特徴は，**Side Memo ②**参照.
- HD施行患者は，自尿は少なく薬物療法での対応は困難であるため，高K血症や溢水を認めた際には緊急透析の必要がある.
- シャント音の消失・シャント部位からの排膿や周囲の発赤・腫脹を伴いシャント感染を疑う場合には，速やかに腎臓内科に連絡する.
- PD患者の腹痛や排液混濁を認めた際には，PD腹膜炎を考慮して速やかに対応する必要がある.

初期対応のポイント

- 透析条件の把握を行う
- 緊急透析の判断を行う

Side Memo ②バスキュラーアクセス

	動脈表在化	AVF	AVG	パーマネントカテーテル	テンポラリーカテーテル
適応	内シャントによる心負荷に耐えられないと予想される症例.表在静脈の荒廃により内シャント手術が困難な症例	血栓性閉塞や感染などの合併症が少なく第一選択	適切な皮静脈を認めずAVFの作成が困難な症例	AVF,AVG造設不能例.高度の心不全などが適応	AVG,AVF未作成時に透析を要した際に使用する
使用可能になる期間	2〜3週間	2週間	3週間	即日使用可能	即日使用可能

AVF：自己動静脈内シャント,AVG：人工血管内シャント

Side Memo ③不均衡症候群

　透析導入期に,血漿浸透圧と脳細胞の浸透圧較差で起きる.透析施行による血漿の浸透圧の急激な低下で脳浮腫をひき起こすことが関連しているとされている.症状としては,倦怠感・頭痛・嘔気・嘔吐・痙攣などの症状をきたす.

　当院では予防のため,最初の数回は緩徐に溶質の除去をする目的に透析時間を短くして,血流量を下げることで透析効率を下げること,またグリセオールを時間割りで使用して,頭蓋内圧の変動を最小限にすることで予防を行っている.

初期対応

❶ HD 患者への対応

a. 下記の透析条件の確認を行うために，通院中の透析施設に診療情報提供の依頼を行う

- 透析日程（最終透析日程など），dry weight，血流量，使用しているダイアライザー，抗凝固薬の種類と投与量，透析時に投与する薬剤，1 日，2 日空きのときの体重変化，自尿の有無などを確認する．

- 検査項目：血算，BUN，Cr，血清電解質（Na，K，Cl，Ca，P，Mg，HCO_3^-），intact-PTH，胸部 X 線写真，心電図，心臓超音波

b. 上記を参考にしながら緊急透析の適応を判断する

- 溢水に伴って酸素の吸入を要する場合
- 高 K 血症（6.5 meq/L 以上または心電図変化を伴った高 K 血症をきたしている場合）

c. 緊急透析を要する場合は，腎臓内科また臨床工学技士に連絡を行う

- 透析施行までに 1 時間以上は時間を要するため，高 K 血症の場合は GI 療法（50％ブドウ糖 40 mL ＋ヒューマリン R 5 単位），カルチコールの使用にて対応する．
- 溢水の場合は，AKI のときの利尿薬の使用と同様に使用する．

❷ PD 患者への対応

a. 透析条件の確認

- 透析条件（自動腹膜透析：APD か持続携行腹膜透析：CAPD か，透析時間，透析液の種類），PD 導入時期，1 日除水量，自尿の量，カテーテル出口部の状態（発赤・肉芽形成の有無・排膿など）（**Side Memo ④**）
- PD 患者は一般的には高 K 血症はきたしにくい．溢水をきたし体液量コントロールが困難になり，PD 継続が困難になることが多い．
- 胸部 X 線，下腿浮腫の有無，体重の変化，NT-proBNP，自尿の量の変化，1 回あたりの PD による除水量，食事内容（塩分摂取量）などを見ながら総合的に適正体重の評価を行う．

Side Memo ④ CAPD, APD

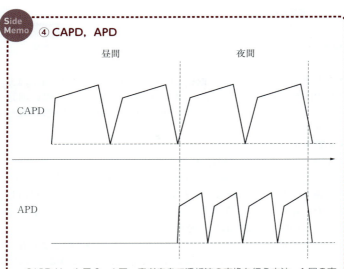

- CAPDは，1日2〜4回，患者自身で透析液の交換を行う方法．1回の交換は30分程度で，自宅や外出先で行える．
- APDは，夜眠っている間に，専用の機械で自動的に透析液を交換する方法．

b. PD腹膜炎

- PD腹膜炎は内科的エマージェンシーの1つであり，迅速な診断と治療が重要である．PD患者の発熱・腹痛を認めた際には，常に腹膜炎を疑われなければいけない．
- PD腹膜炎は大きく，経カテーテル感染，傍カテーテル感染，内因性の3つの要因に分けられる(表2)．出口部感染の既往の有無，バッグ交換時の不潔操作などの病歴の確認が重要である．

〈PD腹膜炎の定義〉 3つのうち2つ以上を満たす
・腹痛・発熱などの腹膜炎症の症状
・排液混濁と細胞数増多(100個/mm³ 以上で, 50％以上が好中球)
・グラム染色で細菌の証明 or 培養

表 2　PD 腹膜炎の感染経路

外因性		内因性	
経カテーテル感染	傍カテーテル感染	経腸感染	血行感染

- もし患者が腹腔内に PD 液を入れずに来院した場合は，最低 1 L の PD 液を 1〜2 時間貯留したものを検査に提出．その際に細胞数は 100 個以下でも，50％以上が好中球であれば，PD 腹膜炎と診断する．

- 初期対応

① PD ナースおよび腎臓内科医を呼ぶ．

②(i)排液観察，(ii)排液の細胞数と分画，(iii)細菌培養（真菌，抗酸菌も含む），(iv)排液のグラム染色，を測定する．上記を提出したら速やかに，抗菌薬の投与を行う．血液培養の採取は必須ではないので必要に応じて判断する．

③投与経路は，ガイドラインでは腹腔内投与が静脈投与より有効となっているが，当院ではより早く確実に投与できるように，初期投与は経静脈投与としている．その後，腹腔内投与に変更する．

処方例

初期治療

　バンコマイシン（VCM）（塩酸バンコマイシン）注　1 回 1 g
　＋セフタジジム（CAZ）（モダシン）注　1 回 1 g　点滴静注

　原則としてグラム陽性球菌に対しては 2 週間の加療，グラム陰性桿菌に対しては 3 週間の加療とする．また，バンコマイシンの血中濃度は 15 mg/mL 以下になった時点で次回以降の再投与を行う．

④起因菌が判明した段階でそれぞれの菌に対応した抗菌薬選択を行う．

⑤抗菌薬投与後 5 日して排液の混濁が継続しているケースでは難治性腹膜炎と判断して，カテーテル抜去の検討を行う．

c. シャント感染

①診察

- シャント感染の明確な定義はなく，局所の発赤，腫脹などで疑う．

- 穿刺部の発赤・疼痛・熱感・排膿・腫脹・びらんの有無などを

評価する．吻合部近くの感染である場合は，数時間で破裂に伴い出血の危険性もあり注意が必要である．そのため，シャント感染を疑った場合は，腎臓内科医または心臓血管外科医に診察を依頼する．

②問診
• 繰り返しの穿刺などの有無を確認する．

③検査
• 血液培養の採取，その他画像評価としては造影 CT アンギオを行うことで膿瘍の有無などの評価を行う．

④治療
• 全身感染では，グラフトの全抜去および広域抗菌薬の使用を行う．
• また，動脈側吻合部周囲の感染や瘤の形成がある場合は破裂の危険性が高く，早期に外科的な処置を有する．
• 外科的な処置が必要になる場合はシャントの使用がしばらく行えなくなる可能性もあり，テンポラリーカテーテル挿入を検討する．

処方例

①初回投与
　　バンコマイシン注　1 回 20～30 mg/kg
　　＋セフェピム（CFPM）注　1 回 1 g　点滴静注
　　※バンコマイシンの初期投与量は腎機能を考慮する必要はない．
②2 回目以降
　　バンコマイシン注　1 回 10 mg/kg　透析後
　　＋セフェピム注　1 回 2 g　透析後　点滴静注

参考文献
1) 日本腎臓学会（編）．CKD 診療ガイド 2012，東京医学社，2012
2) 国際腹膜透析学会ガイドライン・勧告．腹膜透析関連感染症に関する勧告．CTPD27(suppl 1)：1-38，2010
3) 日本透析医学会．慢性血液透析バスキュラーアクセス作製及び修復に関するガイドライン．透析会誌 44(9)：855-937，2011

26 慢性腎臓病と透析患者入院管理

27 糖尿病，血糖異常

疾患概念

　糖尿病（diabetes mellitus）とはインスリン作用不足による慢性の高血糖（hyperglycemia）状態を主徴とする代謝性疾患群である．糖尿病患者が感染症や心筋梗塞などの他疾患を合併して入院することは多く，また他疾患を契機に新規糖尿病が診断されることもある．よって，非専門医やレジデントがその緊急対応を行い，専門医へコンサルトするタイミングを判断することが非常に重要である．

- 専門医にコンサルトすべきタイミング
  - 入院中に，新規糖尿病を診断または疑った場合
  - 1型糖尿病やインスリン依存状態の患者
  - 集中治療域で血糖 181 mg/dL 以上を持続的に認める場合
  - インスリン持続静注中に血糖 70 mg/dL 以下となり，50％ブドウ糖 20 mL を 15 分ごとに 2 度投与しても，血糖 70 mg/dL 以下が持続する場合
  - 糖尿病ケトアシドーシス/高浸透圧高血糖状態の診断時
  - インスリン持続静注開始後，4 時間を経過しても血糖 401 mg/dL 以上が持続する場合

診断の要点

　糖尿病の診断は図 1 による．初回検査で糖尿病と診断できない場合，1 か月以内に血糖値と HbA1c の再検査を行う．それでも糖尿病と診断できない症例は，糖尿病疑いと考え，3〜6 か月後に再検査を行う．

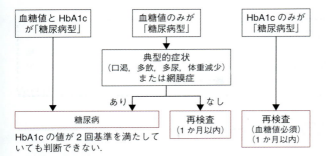

HbA1cの値が2回基準を満たしていても判断できない.

「糖尿病型」の診断基準は以下である.

① 血糖値（空腹時≧126 mg/dL, OGTT 2時間値≧200 mg/dL, 随時≧200 mg/dLのいずれか）
② HbA1c≧6.5%

図1 糖尿病診断のフローチャート

糖尿病の分類には主に以下の2つがある.

	1型糖尿病	2型糖尿病
主病態	インスリン分泌能低下	インスリン抵抗性上昇 ±インスリン分泌能低下
原因	膵ランゲルハンス島β細胞の破壊・消失によるインスリン作用不足	複数の遺伝因子に加えて, 過食, 運動不足, 肥満, ストレスなどの環境因子および加齢
補足	抗GAD抗体などの自己抗体陽性率が高い. 高齢で新規発症することもある.	

インスリン依存状態の判定には, 空腹時血中Cペプチド0.6 ng/mL未満や24時間尿中Cペプチド20 μg/日未満を参考基準とする.
全般的に, 専門医にコンサルトを依頼する際は下記内容を伝える.

・糖尿病罹病期間・糖尿病合併症
・糖尿病の治療内容・HbA1c
・入院後の血糖コントロール状態
・食事内容・原病の治療内容
・ステロイドや血糖値に影響を与える薬剤の投与量と投与予定時間
・退院までのおよその期間

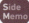

> **Side Memo** ①グリコアルブミン
>
> HbA1cは赤血球の状態によって影響されるため，貧血・腎機能低下・輸血後などの場合は不正確であるためグリコアルブミンを利用する．グリコアルブミンは過去約数週間の血糖の平均値の指標となる．

初期対応

初期対応のポイント

- 緊急性の判断
  病棟や救急外来で，緊急に対応が必要な血糖異常として，①低血糖，②糖尿病ケトアシドーシス（diabetic ketoacidosis；DKA），③高浸透圧高血糖状態（hyperosmolar hyperglycemic state；HHS）が挙げられる．どれも適切な対応をしなければ死に至ることもある重篤な急性合併症である．
- 迅速処置
- 原因検索とその治療

❶ 低血糖

a. 低血糖（血糖値70 mg/dL以下）の程度に応じて出現する症状があるのでチェックする（図2）

軽症 → 重症

<初期不特定症状>
　空腹感，欠伸，悪心，倦怠感，徐脈

<交感神経刺激症状>
　発汗（大量の冷や汗，寝汗），不安，高血圧，頻脈，動悸，振戦，顔面蒼白

<中枢神経症状>
　精神症状，痙攣，意識障害，集中力低下，頭痛，幻覚，片麻痺，目のかすみ，異常行動

図2 低血糖症状

低血糖（hypoglycemia）を頻回に起こす患者は，自覚症状がない（低血糖無自覚）ことがあるので注意する．血糖コントロール不良の患者は，正常血糖値でも急速な血糖値低下に伴って低血糖症状を起こすことがあるので注意する．

b. 低血糖の対応として，ブドウ糖補充を行う

▶ 意識清明で経口摂取できる場合

ブドウ糖粉末 10 g を服用し，15 分後に再検する．血糖値が依然として 70 mg/dL 以下の場合は再度ブドウ糖粉末 10 g を服用する．

▶ 意識レベル低下または経口摂取できない場合

50%ブドウ糖液 20 mL を急速静注する．

静脈ライン確保が難しければグルカゴン 1 mg 筋注する．

15 分後に再検し，血糖値が依然として 70 mg/dL 以下の場合は再度 50%ブドウ糖液 40 mL を急速静注する．

意識が回復し，誤嚥のリスクがなければ炭水化物の経口摂取を励行する．

上記の対応でも低血糖が遷延する場合は，10%ブドウ糖液を 40 mL/時で持続投与を開始する．1 時間ごとに血糖測定を行い，安定するまで 10 mL/時ずつ増量する．

経過中，低 K 血症を合併しないか適宜モニターする．

c. 原因検索とその治療

- 遷延する低血糖は特に低血糖の原因と併発症の検索が重要である．
- 糖尿病がある場合は，糖尿病治療薬による低血糖の可能性が高い．薬剤性の場合は，特に遷延しやすいため，長期間にわたる経過観察が必要であるため基本的に入院加療を行う．
- 空腹時ではなく食後の低血糖の場合は，反応性低血糖，胃切除後，ダンピング症候群（後期），インスリン自己免疫症候群の可能性がある．

A：Alcohol	アルコール多飲
B：Bacteremia	敗血症
C：Cancer	悪性腫瘍
D：Drugs	糖尿病治療薬（特にインスリン，スルホニル尿素薬，グリニド系薬），ペンタミジン，β_2受容体作動薬，ジソピラミド

（次頁に続く）

E：Endocrine※	副腎不全，下垂体機能低下症，甲状腺疾患，インスリン自己免疫症候群，インスリノーマ
F：Failure/Fasting	肝不全，腎不全，栄養摂取不足

※低血糖時のホルモン値を測定する．まずは血中インスリン，コルチゾール，ACTH，TSH，FT4，FT3，GH を測定し，原因特定できなければ C ペプチド，インスリン抗体，プロインスリンを測定する．

図 3 低血糖の鑑別と血液検査項目・原因

❷ 通常の糖尿病患者入院

a. 糖尿病患者の入院中(一般床・集中治療域・急性期・周術期)の血糖コントロールの目標値

$$140～180 \text{ mg/dL}$$

注：低血糖による予後のほうが高血糖よりも不良であることが実証されているため，多少の高血糖は許容するのが妥当．

②反応性(ストレス性)高血糖

集中治療域では糖尿病の既往がなくても高血糖になりやすい．
当院では朝・昼・夕食前と就寝前の 1 日 4 回血糖測定を行っており，病棟コール基準は以下である．
低血糖：血糖値 70 mg/dL 以下
高血糖：血糖値 501 mg/dL 以上，血糖 281 mg/dL 以上かつ意識障害・バイタル変化を伴う場合

③ステロイド性高血糖

ステロイドは朝に投与することが多いため，昼・夕に血糖上昇する．糖尿病と診断されたことのない患者でもステロイド投与を繰り返している患者や，入院時の HbA1c が軽度上昇している患者は，ステロイドによる高血糖が生じやすいため注意．随時血糖 181 mg/dL 以上で治療適応．可能であれば，インスリン投与が望ましい．ステロイド投与終了後も高血糖は持続するため，インスリンや経口血糖降下薬投与を継続する必要がある．

処方例
超速効型インスリン(ヒューマログ)注
朝食直前 4 単位−昼食直前 7 単位−夕食直前 3 単位

b. 緊急性のない高血糖の対処

病棟当直・救急外来で，高血糖を認めるものの DKA/HHS が疑われず緊急性ないと判断した場合は，以下のように対応する．

▶ 高血糖の原因検索

まずは，高血糖を生じた原因の検索が必要である．

- ・食事摂取量や時間の変化や間食
- ・医師による食事や栄養の変更
- ・インスリン・血糖降下薬の処方の変更
- ・インスリン・血糖降下薬の不適切な投与
- ・感染増悪
- ・全身状態不良
- ・ステロイド投与

図 4　高血糖の原因

▶ インスリン投与[1,2]

血糖変動が予期できない場合に，スライディングスケール①〜④番(図 5)を短期間使用する．また，適応があれば，インスリン定期投与を開始する．

血糖値 mg/dL	① BMI < 25	② BMI ≧ 25	③ 強化インスリン療法	④ NPO 管理
71〜140	投与なし	投与なし	定期投与のみ	投与なし
141〜180	投与なし	2 単位	定期＋1 単位	投与なし
181〜230	2 単位	4 単位	定期＋2 単位	2 単位
231〜280	4 単位	6 単位	定期＋3 単位	4 単位
281 以上*	6 単位	8 単位	定期＋4 単位	6 単位

*注：超速効型インスリン(ヒューマログ)を皮下注する．
　　持続経管栄養中は④を使用する．
　　血糖測定のタイミング：①〜③は毎食前＋眠前，④は 6 時間ごと．

図 5　当院でのスライディングスケール①〜④

▶ 経口糖尿病治療薬投与[1,2]

食事・運動療法に加え，腎機能・肝機能に留意して適宜投与開始・継続する．

❸ 高血糖

高血糖で病棟コールを受けた場合，救急外来にて血糖 281 mg/dL 以上を認めた場合，緊急対応をする．

a. 緊急性を判断

・意識障害
・バイタル変化（血圧低下・脈拍数上昇）
・血糖値 281 mg/dL 以上
・アシドーシス
・尿中ケトン陽性

上記を認め，緊急性があると判断した場合は，DKA/HHS（図6）を疑い緊急対応し，専門医にコンサルトを行う．また，持続インスリン投与による血糖補正と，持続的に血糖や電解質をモニターが可能な集中治療室への移動を準備する．

	DKA	HHS
病態診断	極度のインスリン欠乏とインスリン拮抗ホルモン増加により以下を呈す ①高血糖（251 mg/dL 以上） ②ケトーシス ③アシドーシス（pH ≤ 7.30，HCO_3^- ≤ 18 mEq/L）	著明な高血糖（601 mg/dL 以上）と高度な脱水により高浸透圧血症（321 mOsm/L 以上），循環不全を呈す 顕著なケトーシスは認めない （pH > 7.30，HCO_3^- > 18 mEq/L）
原因	1 型糖尿病やインスリン依存状態の患者*が，インスリン中断，感染症，急性膵炎，心筋梗塞，外傷，脳血管障害，妊娠，アルコール多飲，清涼飲料水の多飲，ステロイド投与を契機に発症 *注：2 型糖尿病患者も発症する	インスリン非依存状態の患者*が，感染症，脳血管障害，手術，高カロリー輸液，利尿薬・ステロイド投与を契機に発症 *注：特に高齢の 2 型糖尿病が多い

*注：可能であれば，当日採血で血中ケトン分画を測定し，βヒドロキシ酪酸増加を確認する．尿中ケトン検査は簡易試験でありβヒドロキシ酪酸には反応しないため尿中ケトン陰性でも DKA を否定できない．

図6　DKA/HHS の概要（オーバーラップしていることもある）

b. 初期輸液，初期インスリン投与開始後，集中治療室に入室し，当院の下記プロトコルを開始する

▶ **DKA/HHS に対するプロトコル**（文献 1 一部改変）

- 定期インスリン投与中の患者はすべてのインスリン皮下注を中止する．
- 脱水補正のために生理食塩液 500 mL/時で投与開始する．
- （体重 × 0.1）単位の速効型インスリン（ヒューマリン R）の bolus 静注で投与する．
- （体重 × 0.1）単位/時の速度で速効型インスリン（ヒューマリン R）の持続静注を開始する．

処方例 インスリン（ヒューマリン R）注　1 回 50 単位/0.5 mL ＋生理食塩液 49.5 mL（図 7 に従って持続静注）

- 以降，集中治療室で 1 時間ごとの血液ガス測定により血糖測定と電解質測定を行い，図 7 に従って，速効型インスリンと補液の速度調整を行う．

血糖値 （mg/dL）	速効型インスリン （単位/時）	ソルデム 3A （mL/時）	生理食塩液 （mL/時）
≦ 70[*1]	0.5	250	0
71〜100	1	150	0
101〜200	1	125	0
201〜300	2	115	0
301〜400	3	100	150
401〜500	4	0	200
≧ 501	5	0	250[*2]

[*1] 血糖 70 mg/dL 以下の場合，次頁の対応をする．

図 7　当院での DKA/HHS 治療プロトコル（次頁に続く）

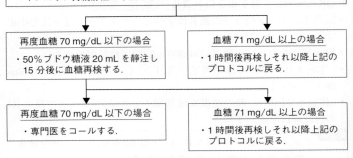

※2 血糖 501 mg/dL 以上の場合，救急外来で投与された生理食塩液も含めて合計 1,500 mL 投与されるまでは，生理食塩液を 500 mL/時の速度で投与を継続する(心不全・腎不全の場合は慎重に投与).

<補足>
- 血糖 400 mg/dL 以下の場合は，上記プロトコルに従って生理食塩液に加えてソルデム 3A 注の投与を開始する．これは低血糖予防と K の補正のためであり，インスリン基礎代謝に必要であるため原則中止してはならない．
- 心不全・腎不全がある場合は，ソルデム 3A 注の代わりに 50%ブドウ糖液を上記の 1/10 の量で中心静脈カテーテルから，または 10%ブドウ糖液を上記の 1/2 の量で末梢静脈ラインから投与する．
- インスリン持続静注を開始後，4 時間を経過しても血糖 401 mg/dL 以上が持続する場合は専門医をコールする．
- K が 4.0 mEq/L 未満の場合は，生理食塩液 500 mL に KCl 30 mEq/30 mL 混注したものを上記プロトコルの補液に加えて追加投与する．K の投与量は 10 mEq/hr までとする．K が 5.0 mEq/L 以上となったら追加投与分は中止する．
- P が 1 mg/dL 以下に低下した場合は補充を検討する．
- 重炭酸塩は著明なアシドーシスがある(pH < 7.0)ときにのみ投与する．

図7　当院での DKA/HHS 治療プロトコル

　急激な血糖低下は急激な浸透圧変化を生じ，脳浮腫のリスクを高める．このプロトコルを用いて，入室翌日に血糖 200〜250 mg/dL 程度を達成することを目標に，緩徐に血糖低下させる．

　DKA/HHS の治療の主体は，輸液とインスリン投与により脱水，高浸透圧，アシドーシス，電解質を補正することである(表1).

　HHS は特に高齢者に多く，既往歴や血液検査，超音波検査を行って心機能低下や腎機能低下を評価し，補液量や電解質補正に留意する．

表1 DKA/HHSの治療においてモニターすべき検査項目（動脈血液ガス）

- 血糖
- ナトリウム
- カリウム
- pH
- HCO_3^-
- アニオンギャップ

④血清Naの補正値

高血糖のときは高浸透圧性低Na血症になる．低Na血症の治療は特に必要ない．血清補正Na＝実測Na＋{(血糖-100)/100}×1.6，血糖値401 mg/dL以上のときは血清補正Na＝実測Na＋{(血糖-100)/100}×2.4．高血糖＋高Naのときは高度の高Naと考える．

c. 一般床への退室のための対応

意識レベルが改善し，血糖値が200 mg/dL前後まで低下し，経口摂取可能となったら，インスリン持続注射から皮下注射への切り替え（専門医にコンサルト）を行い，一般床に退室可能となる．インスリン皮下注射を開始してから2時間後に持続注射を終了する

⑤正常血糖DKA

血糖正常のDKAもある．経口摂取が低下している患者，救急外来受診前にインスリン自己注射をしている患者，SGLT2受容体拮抗薬を内服している患者でよく見られる．血糖正常のDKAの場合も治療にはインスリン投与が必要である．

d. 原因の検索とその治療

病歴・既往歴より，今回DKA/HHSを発症した原因や併発症（感染症・心筋梗塞・怠薬の頻度が高い）を特定して迅速に対処し，シックデイの対応などDKA/HHSを今後繰り返さないように適切な患者指導を行う（**Side Memo** ⑥参照）．

具体的には，1型糖尿病の精査のために自己抗体の測定や，インスリン依存状態を判定するためにCペプチド蓄尿を3日間行う．C

ペプチド蓄尿は急性期に計測せず，入院 1 週間以上経過した状態で行う．

Side Memo **⑥シックデイの対応**

　シックデイとは糖尿病の治療経過中に感染症などにより発熱や消化器症状（下痢・嘔吐・食欲低下）が生じ，摂食量が減少する状態である．食事量が低下してもインスリン抵抗性が上昇するため高血糖になりやすく，特に 1 型糖尿病やインスリン依存状態の患者の場合，自己判断でインスリン注射を中止すると DKA になることがある．このときは食事摂取量低下に応じて自己判断で血糖降下薬やインスリンを中止せず，医師に連絡するように伝える．おかゆなどできる限り炭水化物を摂取し，摂食不能でも基礎インスリンは中断しない．

入院指示オーダー（通常の糖尿病患者入院）

項目	指示内容
病棟の一般管理	• 入院時身長・体重測定，水分の出納
食事	• カロリー：標準体重（kg）×身体活動度（25〜30 kcal/kg） • 高血圧も合併していれば塩分 6 g 制限を行う • 蛋白質：1.0〜1.2 g/kg • 糖尿病性腎症も合併していれば CKD ステージに応じた蛋白制限も考慮する
血糖測定	• 1 日 4 検（図 5 注参照）
薬剤中止	• NPO（絶飲食）の場合は原則として経口薬はすべて中止するが，持効型インスリン（1 型・2 型とも）は中止しない • ヨード系造影剤使用や全身手術の際は，2 日前から 2 日後までメトホルミンを休薬する（ただし緊急の場合は当日から 2 日後まで休薬）
検査	• 血液検査：血算，生化学，電解質（Na，K，Cl，HCO_3^-，BUN，クレアチニン），血糖，HbA1c，グリコアルブミン，インスリン・C ペプチド • 尿検査：尿定性（急性期には尿中微量アルブミンは不正確） • 心電図

（次頁に続く）

治療	・スライディングスケール(**図5**)は血糖値の予測が困難な場合など短期間に限定する
	・血糖コントロール困難な場合は適宜専門医と相談する

参考文献

1) 能登 洋. 糖尿病診療【秘伝】ポケットガイド(増補版). 南江堂, 2013
2) 日本糖尿病学会(編). 糖尿病診療ガイドライン2016. 南江堂, 2016

28 甲状腺中毒症・甲状腺機能低下症

1 甲状腺中毒症

疾患概念

甲状腺中毒症は血中甲状腺ホルモンが過剰となり，頻脈，振戦などの交感神経刺激症状や体重減少などの代謝亢進症状が出現する状態である．

甲状腺中毒症は甲状腺ホルモンの合成が亢進する甲状腺機能亢進症と甲状腺に炎症が生じた結果甲状腺からホルモンが漏出する破壊性甲状腺炎に分かれる．

初期対応

❶ まずは甲状腺中毒症を疑い，甲状腺ホルモン検査を行う

a. 甲状腺中毒症を疑う症状

- 頻脈，動悸，振戦
- 食欲低下を伴わない体重減少（食欲増進により体重が減少しないこともある）
- 暑がり，発汗過多
- 前駆上気道感染症状，発熱，前頸部痛
- 月経不順
- イライラ
- 排便回数の増加・下痢
- 突発性脱力→特に若い男性では周期性四肢麻痺（低 K 血症性）により甲状腺中毒症が見つかる場合もある．

b. 甲状腺中毒症を疑う病歴

- 甲状腺疾患の家族歴，甲状腺疾患の既往，甲状腺機能に影響を与える薬剤（アミオダロン，インターフェロン，ニボルマブ，スニチニブなど）の内服歴の確認も必要.

初期対応のポイント

- 甲状腺中毒症を疑う病歴，身体所見，検査所見を見逃さず，甲状腺機能検査を行うことが重要
- 甲状腺クリーゼの状態ではないかを確認する
- 甲状腺中毒症の鑑別を行い，原因によって適切な治療を行う
- Basedow病に対して抗甲状腺薬を用いる場合は副作用のチェックを行う

甲状腺中毒症を疑う身体所見や検査所見

❶ 鑑別診断

主な鑑別診断は，Basedow病・無痛性甲状腺炎・亜急性甲状腺炎である．

鑑別のためには病歴の確認，血液検査での抗体の検索，甲状腺超音波検査や甲状腺シンチグラフィなどの画像検査を行う．

▶ 病歴，身体所見

- 甲状腺腫大，眼球突出，複視→Basedow病を疑う
- 甲状腺の圧痛→亜急性甲状腺炎を疑う

▶ 血液検査所見

ALP高値，低コレステロール血症，軽度肝機能上昇（亜急性甲状腺炎では，CRP，赤沈の上昇）

▶ 生理機能検査

12誘導心電図：頻脈や心房細動

❷ 甲状腺クリーゼの状態となっていないかを確認する

不穏，せん妄，精神異常などの中枢神経症状，38℃以上の発熱，130回/分以上の頻脈，心不全症状，嘔気や黄疸などの消化器症状があれば甲状腺クリーゼを疑う．

→疑われた場合は全身管理および甲状腺ホルモンの迅速な低下が必要であり，速やかに専門医に相談する（具体的な対応は，入院指示オーダー，→p.247を参照）．

❸ 甲状腺中毒症の原因を鑑別し，適切な治療を開始する

鑑別のためには病歴の確認，血液検査での抗体の検索，甲状腺超音波検査や甲状腺シンチグラフィなどの画像検査を行う（診断の要点を参照）．鑑別困難な場合は速やかに専門医に相談する．

甲状腺中毒症を疑う病歴，身体所見			
TSH 低値(< 0.500 μIU/mL)，FT4 高値(> 1.70 ng/dL)，FT3 高値(> 4.30 pg/mL)			

Basedow 病 (約 65%)	無痛性甲状腺炎 (約 16%)	亜急性甲状腺炎 (約 8%)	その他
• 身体所見 →甲状腺腫・眼球突出 • 血液検査 → FT3(pg/mL)/FT4 > 3.0 のことが多い コレステロール低値，ALP 高値，抗 TSH 受容体抗体(TRAb)または甲状腺刺激抗体(TSAb)陽性 • 甲状腺超音波検査 →甲状腺のびまん性腫大，血流亢進 • 甲状腺シンチグラフィ →びまん性の取り込み，摂取率高値	• 身体所見 →甲状腺痛なし，3 か月以内での甲状腺中毒症の改善 • 血液検査 →抗 TPO 抗体，抗 Tg 抗体陽性、抗 TSH 受容体抗体(TRAb)陰性 • 甲状腺超音波検査 →血流低下 • 甲状腺シンチグラフィ →摂取率低下	• 身体所見 →前駆する上気道感染症状，発熱，咽頭痛，甲状腺の圧痛 • 血液検査 → CRP，赤沈高値 • 甲状腺超音波検査 →疼痛部に一致した低エコー域 • 甲状腺シンチグラフィ →摂取率低下	• Plummer 病 →甲状腺超音波検査で充実性結節，甲状腺シンチグラフィで hot nodule • 薬剤誘発性甲状腺機能異常 アミオダロン，インターフェロンなど

a. 治療法

甲状腺中毒症の原因によらず，以下の治療をまず行う．

▶ 生活指導

甲状腺中毒症の状態では運動は控え，できるだけ安静を指示する．

また，ホルモン過剰時は手術，抜歯や侵襲のある検査は避けるよう指導する．

▶ 頻脈・動悸の症状緩和

- 対症療法として β 遮断薬を用いる．
- 喘息患者には禁忌(ベラパミルかジルチアゼムを使用する)．

> **処方例**
> 下記のいずれかを用いる．
> プロプラノロール(インデラル)錠(10 mg)　1回1錠　1日3回
> アテノロール(テノーミン)錠(50 mg)　1回1錠　1日1回

b. 以下は原因別の治療法

▶ Basedow 病

Basedow 病の治療には①抗甲状腺薬投与，② ^{131}I 内用療法(アイソトープ治療)，③手術があるが，②③は専門医に依頼する．

また Basedow 病では喫煙は眼症を悪化させる危険因子であるため禁煙を指示する．

抗甲状腺薬はチアマゾール(MMI)とプロピルチオウラシル(PTU)があるが，副作用，効果，コンプライアンスの観点から妊娠や授乳を考える必要がない症例では MMI が第一選択である．抗甲状腺薬は NPO 時も中止してはならず，内服困難な場合は同用量の注射薬(皮下注または筋注または静注)を投与する．

> **処方例**
> (1) 軽症〜中等症例
> チアマゾール(メルカゾール)錠(5 mg)　1回3錠　1日1回から開始
> (2) 中等症以上の場合(FT4　7 ng/dL 以上)
> チアマゾール錠(5 mg)　1回3錠　1日2回から開始
> ※早期に甲状腺機能を正常化させたい例ではヨウ化カリウムの併用〔ヨウ化カリウム錠(50 mg)　1回1錠　1日1回〕を考慮する場合もある．

(3) 妊娠初期または妊娠希望のある例，授乳中，MMI で副作用※
　　が出た例
プロピルチオウラシル（チウラジール，プロパジール）錠（50 mg）
　1回1錠　1日3回から開始
※無顆粒球症発症の場合は PTU も禁忌

　抗甲状腺薬は上記で開始，以後定期的に甲状腺機能を確認し，用量を調整する．

　抗甲状腺薬開始の最初の3か月は2週間ごとに受診し，副作用のチェック〔問診，血液検査（血算，肝機能），尿検査〕を行う．また開始時に副作用について患者に説明，発熱や咽頭痛が医療機関を速やかに受診し，無顆粒球症の確認をするよう伝える．

▶ **抗甲状腺薬の副作用と対処方法**

- 皮疹→軽症であれば抗ヒスタミン薬を投与する．重症の場合は抗甲状腺薬の中止を考慮．

- 肝障害→甲状腺中毒症でも肝逸脱酵素の上昇があるので，薬剤との鑑別が重要である．重症（AST，ALT 100 U/L 以上，T-bil 1.5 mg/dL 以上）の場合は薬の中止．PTU のほうが劇症肝炎リスクが高い．

- 無顆粒球症→服用開始後や服用再開時に出現しやすい．顆粒球が 1,000/μL 未満になれば薬剤を中止する．無顆粒球症で発熱などの感染症状があれば感染症の治療が必要であり，G-CSF の投与も検討されることがある．

- 抗好中球細胞質抗体（ANCA）関連血管炎症候群→頻度はまれで PTU での報告が多い．出現時は抗甲状腺薬を中止する．他の副作用と違い，服用開始後1年以上で起こることもあり注意が必要．

▶ **無痛性甲状腺炎**

　自然治癒することが多い．対症療法として β 遮断薬を適宜用いる．

▶ **亜急性甲状腺炎**

　対症療法として β 遮断薬を適宜用いる．軽症例では抗炎症薬として NSAIDs を投与するが，症状が強い場合は副腎皮質ステロイドを使用する．

処方例
(1) 軽症例
ロキソプロフェン（ロキソニン）錠（60 mg）　1回1錠　1日3回
(2) 中等症以上の例や症状改善がない場合
プレドニゾロン（プレドニン）錠（5 mg）　1回2錠　1日3回
症状をみながら1～2週間ごとに5～10 mgずつ減量していく．
減量時の症状再燃に注意する．

入院指示オーダー

一般的に甲状腺中毒症は外来での治療が多いため，ここでは甲状腺クリーゼで入院時の指示オーダーを記載する．

❶ 甲状腺クリーゼ時の入院指示オーダー

a. 病棟の管理

→全身管理が必要であるため，集中治療室でのモニター（血圧，脈拍，SpO_2）管理が望ましい．部屋は20℃以下，できるだけ静寂にする．

b. 治療

▶ 解熱

物理的な冷却，アセトアミノフェンによる解熱（アスピリンは遊離型甲状腺ホルモン上昇作用があるため用いない）

▶ 抗甲状腺薬

処方例
チアマゾール錠（5 mg）　1回4錠　6時間ごと

▶ 無機ヨード

処方例
ヨウ化カリウム錠（50 mg）　1回2錠　1日3回
※チアマゾール開始後数時間後に開始

▶ β遮断薬（喘息患者にはベラパミルかジルチアゼムを使用する）

処方例
プロプラノロール錠（10 mg）　1回2錠　6時間ごと

▶ ステロイド薬

処方例
ヒドロコルチゾン（ソル・コーテフ）　1回100 mg　8時間ごと
点滴静注　3日間投与し，その後漸減

▶ その他

感染が誘因となっていれば感染の治療，また心不全があればその治療も行う．

❷ 検査のオーダー

- 血液検査：血算，生化学，甲状腺機能，抗 TPO 抗体，抗 Tg 抗体，TRAb，副腎機能
- 画像検査：甲状腺超音波検査，甲状腺シンチグラフィ，胸部単純X 線写真
- 生理機能検査：12 誘導心電図

参考文献
1) 日本甲状腺学会(編)．バセドウ病治療ガイドライン 2011，pp.7-21，南江堂，2011
2) 浜田　昇(編)．甲状腺疾患診療パーフェクトガイド　改訂第 3 版，pp.59-75，診断と治療社，2014
3) 野田光彦(監修)．レジデントのための糖尿病代謝内分泌内科ポケットブック第 2 版，中山書店，2018

2　甲状腺機能低下症

疾患概念

甲状腺機能低下症は視床下部・下垂体，甲状腺のいずれかの異常により，末梢組織での甲状腺ホルモン作用が不足する状態である．原因により原発性甲状腺機能低下症と中枢性甲状腺機能低下症に分かれる．

診断の要点

❶ まずは甲状腺機能低下症を疑い，甲状腺ホルモン検査を行う

a. 甲状腺機能低下症を疑う症状

易疲労感，寒がり，浮腫，体重増加，便秘，嗄声，月経不順(無月経や過多月経など)，脱毛，記憶力低下

b. 甲状腺機能低下症を疑う身体所見や検査所見

- 身体所見
  - 甲状腺のびまん性腫大→橋本病を疑う

- アキレス腱反射弛緩相遅延
- 血液検査所見
  高コレステロール血症，軽度肝機能上昇，CK 上昇，正球性〜大球性貧血
- 生理機能検査
  12 誘導心電図：徐脈や低電位

❷ 原因の鑑別には問診，抗体検査，甲状腺超音波検査が重要である

- 抗体検査
  抗 TPO 抗体陽性，抗サイログロブリン抗体陽性→橋本病を疑う
- 甲状腺超音波検査
  辺縁不整，内部不均一でびまん性腫大の所見→橋本病を疑う

初期対応のポイント

- 甲状腺機能低下症を疑う病歴，身体所見，検査所見を見逃さない
- 原因の鑑別には問診，抗体検査，甲状腺超音波検査が重要
- 年齢，心疾患などの基礎疾患を考慮し，レボチロキシンの初期投与量を決める
- 潜在性甲状腺機能低下症，non-thyroidal illness を適切に判断する

初期対応

　甲状腺機能低下症は原発性甲状腺機能低下症と中枢性甲状腺機能低下症に分けられ，原因の大多数は原発性甲状腺機能低下症である．

甲状腺機能低下症を疑う病歴，身体所見

TSH 高値(> 5.00 μIU/mL)，FT4 低値(< 0.90 ng/dL) 原発性甲状腺機能低下症	TSH 正常または低値(≦ 5.00 μIU/mL)，FT4 低値(< 0.90 ng/dL) 中枢性甲状腺機能低下症
①自己免疫性(橋本病，萎縮性甲状腺炎) ②ヨウ素の過剰摂取(海藻類，ヨウ素系うがい薬，ヨウ素系造影剤) ③甲状腺術後，放射線治療後 ④薬剤性(抗甲状腺薬，アミオダロン，インターフェロン，ニボルマブ，リチウムなど) ⑤破壊性甲状腺炎の回復期	①下垂体性(腫瘍，Sheehan 症候群，下垂体炎，手術後) ②視床下部性(腫瘍，手術後，外傷性)

※中枢性甲状腺機能低下症の場合はその他の下垂体機能低下がないかの評価が必要であり，専門医への紹介が望ましい．

❶ 年齢，心疾患などの基礎疾患を考慮し，レボチロキシンの初期投与量を決める

- ヨード過剰摂取による甲状腺機能低下症が疑われる場合はレボチロキシンの補充前にヨード摂取を制限し，甲状腺機能の再検をする．
- ヨード系造影剤使用後は一時的に TSH 高値となることがある．
- 高齢者や心疾患患者ではレボチロキシンの補充は少量より開始する．
- 副腎皮質機能低下症の患者では先にステロイドホルモンを補充してからレボチロキシンを開始する．副腎皮質機能低下症が疑われる場合は ACTH 刺激試験での確認を行う．
- NPO 時は数日間休薬可能だが経直腸的に投与することもできる(経口と同量を投与し，適宜増量する．通常は経口量の 1.5〜2 倍必要となる)．

処方例 レボチロキシン(チラーヂン S)錠(50 μg)　1 回 1 錠　1 日 1 回から開始(起床時服用が望ましい)

症状・所見の他，原発性甲状腺機能低下症では TSH を指標に，中枢性甲状腺機能低下症では FT4 を指標に 2〜4 週ごとに増

量.

※高齢者や心疾患患者ではレボチロキシンを 25μg/日から開始.

潜在性甲状腺機能低下症，non-thyroidal illness の適切な対応をする

❶ 潜在性甲状腺機能低下症

- 潜在性甲状腺機能低下症は TSH 高値だが，FT3，FT4 正常な状態である．必ずしも症状・所見はない．一過性の場合は治療しない．
- 有症状・有所見の場合や TSH が 10μU/mL 以上の場合はレボチロキシン内服を考慮する．
- 妊娠希望がある場合や妊婦は治療の対象となるため，専門医への紹介が望ましい．

❷ non-thyroidal illness

- ショック・敗血症・腎不全・心不全などの全身疾患で高頻度にみられる甲状腺機能異常．euthyroid sick syndrome ともいう.
- FT3 のみ低下する場合(Low T3 症候群)が多いが，進行すると FT4 も低下する.
- レボチロキシンは補充する必要はない．原疾患の治療を行い，全身疾患の改善後に甲状腺機能を再検査する.
- 中枢性甲状腺機能低下症との鑑別は重要.

参考文献
1) 浜田　昇(編). 甲状腺疾患診療パーフェクトガイド　改訂第 3 版, pp.119-148, 診断と治療社, 2014
2) 田上哲也(編). 内分泌・代謝　ゴールデンハンドブック, pp.167-169, 南江堂, 2015
3) 野田光彦(監). レジデントのための糖尿病代謝内分泌内科ポケットブック第 2 版, 中山書店, 2018

29 院内患者の発熱

疾患概念

院内患者の当直コールのうち最も多いのが発熱である．発熱に対してどのような鑑別疾患を挙げるか，そしてそれぞれに対してどのようにアプローチしていくかを示す．

診断の要点

まず大前提として発熱がすべて感染症によるものとは限らず，非感染性の鑑別も多いことを理解する．患者の背景や置かれた状況をまずは把握するとともに，緊急性の有無を迅速に判断する．

ここでは感染症に焦点を当てて，緊急性のある発熱とそれ以外に分けて示す．

❶ 緊急性のある発熱

a. 敗血症性ショック

患者のバイタルが不安定である場合は敗血症性ショックの可能性が高いとし，各種培養を採取した後は速やかに広域抗菌薬を開始する．

b. 発熱性好中球減少症(febrile neutropenia；FN)（→ p.330 参照）

好中球が 500/μL 未満 or 1,000/μL 未満であるが今後低下する可能性のある患者は FN として対応する．血液培養を採取した後に緑膿菌カバーを含んだ抗菌薬を開始する．

❷ 頻度の高い発熱

a. 肺炎(院内肺炎 hospital acquired pneumonia；HAP)・人工呼吸器関連肺炎 ventilator associated pneumonia；VAP)

（→『30-5 肺炎』p.273 参照）

高齢者が入院することにより，臥床による筋力低下はもちろん，嚥下機能が低下する場合も多い．したがって食事を再開したタイミングや痰を自己喀出できない場合に誤嚥を引き起こし発熱をきたすことがある．化学性肺臓炎のように必ずしも抗菌薬が必要であるとは限らないが，口腔内衛生環境や喀痰培養の結果を見て抗菌薬投与

を検討する.

また ICU 入室患者の挿管管理下での肺炎も頻度は高い. 早期抜管可能かを連日検討する必要がある. 人工呼吸管理が長期化することが予想される場合は気管切開を行い, VAP のリスク低下に努める.

b. 尿路感染症（カテーテル関連尿路感染症, catheter associated urinary tract infection；CAUTI を含む）

詳細は『30-2 尿路感染症』(p.260)で後述するが, 入院患者の UTI は頻度が高い. 特に脳梗塞による安静臥床が必要な場合やショックや心不全など正確な尿量測定が必要な場合, 寝たきりの場合など尿道カテーテル挿入が避けられない場合を除き, 可能な限り速やかなカテーテル抜去を試みるべきである.

❸ その他の見逃しやすい発熱

▪ 院内患者の発熱で見逃しやすい疾患を 7D で覚える.

Device（ライン, カテーテル感染）
DVT（深部静脈血栓症）
Debris（胆嚢炎, 胆管炎）
Drug（新規薬剤）
Decubitus（褥瘡）
CD infection（*Clostridioidis difficile*：腸炎）
CPPD（calcium pyrophosphate crystal deposition：偽痛風）

つまり, 発熱をきたした患者のカルテをチェックする際には末梢ライン, CV ライン, 尿道カテーテル, 経鼻胃管チューブなどのデバイスが入っているかどうか, 新規薬剤がないか, 下痢がないか, 長期臥床ではないか, 関節が腫脹していないかなどを漏れなくチェックする.

初期対応のポイント

- 緊急性がある発熱（敗血症性ショック, 発熱性好中球減少症）かを迅速に判断する
- 入院している疾患名, 治療内容を把握する
- 7D を中心に, 発熱の原因となりうる所見の有無を細かく観察する

初期対応，入院指示オーダー

❶ 初期対応

発熱でコール

→情報収集

→身体所見（head to toe）

→血液/尿検査・血液/喀痰/尿培養・グラム染色

→必要があれば画像検査

上記を素早く適切に行う．

❷ 緊急性のある発熱

a. 敗血症性ショック

- 各種培養（血液・喀痰・尿）採取
- 生食フラッシュ
- 広域抗菌薬を投与する

> **処方例**
> ピペラシリン/タゾバクタム（PIPC/TAZ）注　1回4.5 g　1日4
> 回　点滴静注
> メロペネム（MEPM）注　1回1 g　1日3回　点滴静注
> セフェピム（CFPM）注　1回1 g　1日3回　点滴静注

カテーテル関連感染，MRSA の保菌歴，血液培養から GPC 陽性などの場合は上記に加えてバンコマイシンを考慮する．

> **処方例**
> バンコマイシン（VCM）注　1回15〜20 mg/kg　1日2回　点
> 滴静注

b. 発熱性好中球減少症（FN）　→（p.330 参照）

- 各種培養（血液・喀痰・尿）採取
- 抗緑膿菌カバーを含んだ抗菌薬を投与する

> **処方例**
> セフェピム注　1回2 g　1日3回　点滴静注
> または
> ピペラシリン/タゾバクタム注　1回4.5 g　1日4回　点滴静注
> または
> メロペネム注　1回1 g　1日3回　点滴静注
> 状況に応じてバンコマイシンを追加（p.330 参照）

▶ **バンコマイシンを追加すべき条件 8 つ**[1), 2)]

1. バイタルサイン不安定
2. 肺炎
3. 血液培養から GPC が検出された
4. カテーテル関連感染が疑われる
5. 皮膚・軟部組織感染症
6. 重度の粘膜障害(先行するキノロン，βラクタム予防投与あり)
7. MRSA or PRSP※の保菌がある
8. 30 日未満のβラクタム使用歴あり
※PRSP：Penicillin resistant *S. pneumoniae*

❸ 頻度の高い発熱

a. 肺炎(院内肺炎 HAP)・人工呼吸器関連肺炎(VAP)

- 各種培養(血液・喀痰・尿)採取
- AmpC 産生菌(『30-2 尿路感染症』**Side Memo** ①参照，p.263)・嫌気性菌カバーを含んだ抗菌薬を投与する

処方例 ピペラシリン/タゾバクタム注　1 回 4.5 g　1 日 4 回　点滴静注
または
セフェピム注　1 回 1 g　1 日 3 回　＋クリンダマイシン
(CLDM)注　1 回 600 mg　1 日 3 回　点滴静注など

b. カテーテル関連尿路感染症

- 尿道カテーテル抜去・入れ替え検討
- 各種培養(血液・尿)採取
- AmpC 産生菌カバーを含んだ抗菌薬を投与する

処方例 セフェピム注　1 回 1 g　1 日 3 回　点滴静注など

❹ その他の見逃しやすい発熱

7D(p.253 参照)に則り 1 つずつ検索していく.

a. Device(末梢/中心静脈ライン，尿道カテーテル，経鼻胃管)

最も頻度の高い原因である. 末梢ライン刺入中の患者では刺入部の発赤を確認し，発赤や腫脹があればすぐに抜去する. 抜去後に血栓性静脈炎をきたす場合があり，末梢のエコーで残存病変の有無を

確認する.

また, CV ラインが挿入されている場合は, CRBSI(catheter related bloodstream infection)であるかどうかが重要である. (『30-4 カテーテル関連血流感染』, p.267 参照)

その他には尿道カテーテルの閉塞や経鼻胃管の長期挿入による副鼻腔炎は常に念頭に置く. 状況により抜去や入れ替えを検討する.

b. DVT (深部静脈血栓症)

ベッド臥床が長期化する患者の発熱の原因としては常に考慮に入れる. 下肢の疼痛や発赤など自覚症状を訴える場合は診断が容易であるが, 寝たきりの患者や高齢者で自覚症状の訴えが少ない場合には医療者が積極的に疑うことが重要である.

- 下肢の静脈エコーを行い, 血栓の有無を評価する.

c. Debris (胆嚢炎, 胆管炎)

長期臥床により胆泥の増加が認められると言われており, 胆嚢炎や胆管炎も考慮に入れる. また, 使用頻度の高いセフトリアキソンの長期使用は胆泥のリスクであり注意が必要である.

- ベッドサイドで腹部エコーを行い, 胆嚢腫大や壁肥厚, 肝内胆管の拡張などの評価を行う.

d. Drug (新規薬剤)

ライン感染とともに入院中の発熱で頻度の高い原因の1つである. 皮疹を伴っていないか, また薬疹があれば粘膜症状が出現していないかなどの確認が必要である.

※ 重症中毒疹の否定

薬疹の中には発熱や粘膜症状を伴い, 多形滲出性紅斑から Stevens-Johnson 症候群や TEN(中毒性表皮壊死症)に移行し重症化する場合があり注意が必要である. 以下のポイントをチェックする.

- 粘膜症状(眼球, 口腔粘膜, 外陰部)はないか
- びらんや水疱はないか
- 38℃以上の発熱はないか
  - 被疑薬の中止を行い, 皮膚科コンサルトを行う.

e. Decubitus (褥瘡)

発熱の原因で見逃しが多いのが褥瘡である. 仙骨部を中心として, 背部を詳細に観察することは怠ってはならない. 患者のケアに

あたる看護師が情報をもっていることも多く，情報共有を行う．
　褥瘡が認められた場合は減圧・頻回の体位変換を行い，必要に応じて抗菌薬使用を検討する．

f. CD infection(*Clostridioides difficile*：腸炎)

　患者が頻回の下痢をしている場合，抗菌薬治療中であればCD腸炎を含め抗菌薬関連下痢症の可能性は高いために常に念頭に置く．検査としてCD toxin/GDH抗原を提出する．ただしCD toxinの感度は低いために，CD toxin陰性であってもGDH抗原陽性であればバンコマイシン散による抗菌薬治療を検討する．

処方例　バンコマイシン散　1回0.5 g　1日4回　10〜14日間
　・効果不十分の場合
　　メトロニダゾール(MNZ)(フラジール)内服錠(500 mg)　1回
　　1錠　1日3回
　・再発症例に対しては
　　フィダキソマイシン200 mg　1回1錠　1日2回　10日間
　　を考慮

---

g. CPPD(calcium pyrophosphate crystal deposition：偽痛風)

　院内患者で長期臥床が続くと膝関節などピロリン酸カルシウムの沈着により偽痛風をきたすことがある．身体所見では関節所見の腫脹の有無の確認を行う．

❺ 既に抗菌薬を投与している場合の発熱で考えること

- 抗菌薬の用量は適切か？
- 現在使用している抗菌薬でカバーされない菌の感染がないか？
- 抗菌薬が届きにくい状況ではないか？(膿瘍の存在など)
- 抗菌薬自体の薬剤熱の可能性はないか？
- 上記のように偽痛風やDVTなど非感染性の原因がないかどうか？

参考文献
1) Freifeld AG, et al. Clin Infect Dis 52(4)：e56-93, 2011(PMID21258094)
2) Shelburne SA 3rd, et al. Clin Infect Dis 59(2)：223-230, 2014(PMID24755857)

30 感染症治療

1 抗菌薬治療の原理原則

概念・要点

　細菌感染を疑った場合は，速やかな抗菌薬治療の開始が必要である．不必要な抗菌薬の乱用は耐性菌の獲得につながるため，可能な限り狭いスペクトラムかつ副作用が少ない抗菌薬を選択する必要がある．

診断の要点

　適切な抗菌薬を選択できるようになるためには，まずそれぞれがどのような菌をカバーするのかを知ることが重要である．

❶ グラム陽性球菌（GPC），グラム陰性桿菌（GNR）どちらに強いか？

　ペニシリン，セフェム系は世代が進むにつれ GPC → GNR へのカバーが広くなる．

❷ 緑膿菌をカバーするのか？

　院内感染症（特に長期入院），あるいは施設入居者（老人ホームなど），好中球減少者の発熱（必須）では緑膿菌のカバーを考慮する．

- ・ペニシリン系：ピペラシリン（PIPC），ピペラシリン/タゾバクタム（PIPC/TAZ）
- ・セフェム系：セフタジジム（CAZ），セフェピム（CFPM）
- ・カルバペネム系：メロペネム（MEPM）
- ・モノバクタム：アズトレオナム（AZT）
- ・アミノグリコシド：ゲンタマイシン（GM），トブラマイシン（TOB），アミカシン（AMK）
- ・キノロン：シプロフロキサシン（CPFX），レボフロキサシン（LVFX）

❸ 院内 MRSA をカバーするのか？

バンコマイシン（VCM），ダプトマイシン（DAP），リネゾリド（LZD），ST 合剤（ST），テイコプラニン（TEIC），ミノサイクリン（MINO）

❹ 嫌気性菌をカバーするのか？

- 横隔膜の上→口腔内の *Peptostreptococcus* が中心：クリンダマイシン（CLDM）

  ※ペニシリン系抗菌薬やセフェム系でもある程度カバーされる

- 横隔膜の下→ *Bacteroides fragilis* が中心：メトロニダゾール（MNZ），セフメタゾール（CMZ），アンピシリン/スルバクタム（ABPC/SBT），ピペラシリン/タゾバクタム，メロペネムなど

  ※クリンダマイシンは耐性が増えているため注意

❺ 組織移行性は？

前立腺，膿瘍，骨，中枢神経，人工物などは一般に移行性が悪く，移行性の良いものを選択する必要がある[1]．部位によってはそれぞれ考慮する．

❻ 腸球菌をカバーするのか？

腸球菌は弱毒菌であるため，エンピリックカバーは必ずしも必要でないことが多いが，セフェム系が無効であるために注意が必要である．

❼ de-escalation

広域に始めた抗菌薬は感受性が判明し次第，速やかに de-escalation を行う

初期対応のポイント

抗菌薬治療を開始する前に確認すべきポイントを以下に示す．

①抗菌薬を始める前に速やかに各種培養をとる

起因菌同定のためには必須である．血液培養を採取するときは1ボトルにつき 10 mL が適当で2セット採取する．1セットで 80％，2セットで 88％，3セットで 99％の敗血症を指摘できた[2]．

②以前の培養結果を確認する

感受性結果で耐性と直近で判明しているにもかかわらずその抗菌薬を投与しても効果はない．

③薬物アレルギー歴を確認する

　ペニシリン系が最も多い．セファロスポリン系やカルバペネム系に交差抗原性があるため注意が必要である．

④腎機能を確認する

　一部の抗菌薬を除き，ほとんどが腎排泄である．腎機能により用量調節ができるようにする．

参考文献

1) Spellberg B, et al. Clin Infect Dis 54(3)：393-407, 2012(PMID22157324)
2) Li J, et al. J Clin Microbiol 32(11)：2829-2831, 1994(PMID7852579)

2 尿路感染症

診断の要点

　尿路感染症(urinary tract infection)は大きく，単純性(uncomplicated)と複雑性(complicated)の2つに分類される．それぞれの比較を以下に示す[1]．

分類	単純性(uncomplicated)	複雑性(complicated)
定義	非妊娠女性 閉経前	男性 妊娠女性 閉経後 閉塞(腫瘍・結石) 神経因性膀胱 免疫抑制状態 カテーテル留置など
起因菌	*E. coli*：90%以上 *Klebsiella* sp. *Proteus* sp. *S. saprophyticus*	*E. coli*, *Klebsiella* sp. *Proteus* sp. *Enterobacter* sp. *Citrobacter* sp. *Serratia* sp. *Pseudomonas aeruginosa*

　単純性か複雑性かによって想定すべき起因菌と治療期間が異なる．

　単純性か複雑性かどうかを判断すると同時に，感染部位・原因の検索は重要である．頻度の高い腎盂腎炎(前立腺炎)，結石性腎盂腎

炎，カテーテル関連尿路感染症に焦点を当てて詳述する．

❶ 腎盂腎炎・前立腺炎

患者の症状は，発熱，悪寒，側腹部痛，腰部痛などであり，下部尿路症状（頻尿，残尿感，排尿時痛）を伴う場合もある．身体所見では腎の把握痛や肋骨脊椎角（CVA）の叩打痛を認める．尿検査で白血球尿，細菌尿に加え，血液検査で炎症反応上昇が見られる．

また，男性の尿路感染症の多くは前立腺炎が原因であることも多く，必ず前立腺の触診で熱感，圧痛，腫脹を確認する．後述のとおり治療期間が異なるためである[2]．

❷ 結石性腎盂腎炎

閉塞性腎盂腎炎の内訳では結石が最多であり，その他には腫瘍浸潤や子宮筋腫などが挙げられる．

閉塞の解除のためには経尿道的尿管ステント（Double-J stent）や腎瘻造設が必要であるが，泌尿器科医の方針や施設の状況により方針はさまざまである．日本においては前者が行われることが多い．

ショックを伴う閉塞性腎盂腎炎の場合は可能な限り早くの閉塞解除が推奨されている[3]．ショックを伴わない症例に関しては明確な根拠は出ていないが，比較的早期に解除することが望ましく泌尿器科医との相談で決定していく．

❸ カテーテル関連尿路感染症（catheter associated urinary tract infection；CAUTI）

院内で二次的に罹患する頻度の高い感染症として尿道カテーテル留置患者の尿路感染症が挙げられる．尿道カテーテルは約1か月で100％細菌尿となる．したがって，30日以上の長期カテーテル留置患者に対しては一度カテーテルを抜去し，新たに挿入したうえで尿培養を採取することが真の起因菌と判断するためには最も重要である．

初期対応のポイント

- 男性には必ず前立腺の触診を行う
- 泌尿器科的介入が必要かどうかを判断する
- 30日以上挿入された尿道カテーテルは入れ替えてから培養採取する

初期対応

①問診・身体所見（男性は前立腺の触診を忘れずに行う）
②血液・尿検査，尿グラム染色，血液培養・尿培養
③画像（エコー・CT）で閉塞があれば泌尿器科に連絡
④初期治療を開始する

エンピリック治療

❶ 単純尿路感染症

a. 過去に入院歴や耐性菌の懸念がない場合

> **処方例** セフォチアム（CTM）　1回1g1日3回　点滴静注　または
> セフォタキシム（CTX）　1回1g　1日3回　点滴静注

b. 過去に *Pseudomonas* や AmpC 産生グラム陰性桿菌が検出されている or 入院歴がある場合

> **処方例** セフェピム（CFPM）　1回1g　1日3回　点滴静注

❷ 複雑性尿路感染症

a. 過去に入院歴や耐性菌の懸念がない場合

> **処方例** セフォチアム　1回1g　1日3回　点滴静注　または
> セフォタキシム　1回1g　1日3回　点滴静注

b. 過去に *Pseudomonas* や AmpC 産生グラム陰性桿菌が検出されている or 入院歴がある場合

> **処方例** セフェピム　1回1g　1日3回　点滴静注

c. 重症で敗血症性ショックを疑い ESBL 産生菌の可能性も懸念される場合

> **処方例** メロペネム（MEPM）　1回1g　1日3回　点滴静注

❸ 水腎症があり閉塞を疑うとき

- 泌尿器科にオンコールし経尿道的尿管ステント or 腎瘻造設

▶ **point**

- 初期治療としては上記を考慮するが，感受性が判明した時点で狭域抗菌薬に de-escalation を積極的に行う．

- レボフロキサシンやシプロフロキサシンなどのキノロンは耐性を獲得している患者も多く，尿培養の結果が判明するまでは初期治療としては用いないほうがよい．同定された菌に対して感受性があれば退院時期に内服に変更可能と考える．

▶ **治療期間**
- 単純性腎盂腎炎：1～2週間
- 複雑性尿路感染症：2～4週間

① AmpC産生菌とは

　AmpCはβラクタマーゼの一種で，ペニシリン，第1～3世代のセファロスポリンなどの抗菌薬を分解する特徴をもつ．またスルバクタムやクラブラン酸などのβラクタマーゼ阻害薬も受けにくいとの報告がある．

　Enterobacter や *Citrobacter* など院内で獲得しやすい菌には，染色体上にAmpCの遺伝子をもつ株が存在する．第3世代セファロスポリンを使用すると遺伝子をもたない株は死滅するが，遺伝子をもつ株のみ生き残るため，第4世代セフェムでの治療が必要となる．したがって，AmpC産生菌を覚えておくことは治療の際に第3世代セフェムか第4世代セフェムかを選択するうえで非常に重要である．以下に暗記のための語呂を示す．

　AMPC HES：
　　A：*Acinetobacter, Aeromonas*
　　M：*Morganella morganii*
　　P：*Providencia*
　　C：*Citrobacter*
　　H：*Hafnia*
　　E：*Enterobacter*
　　S：*Serratia*

②無症候性細菌尿は治療すべき？

　無症状なのに尿培養から菌が検出されたとしても，通常，治療は不要である．ただし以下の場合は治療を行う．
　①妊娠，②泌尿器科術前

参考文献

1) Hooton TM. N Engl J Med 366：1028-1037, 2012（PMID22417256）
2) Solomon CG, et al. N Engl J Med 374(6)：562-571, 2016（PMID26863357）
3) Grabe M, et al. Guidelines on Urological Infections. Eur Assoc Urol 33-40, 2015

3 蜂窩織炎

疾患概念

蜂窩織炎（cellulitis）とは皮膚・軟部組織感染症（skin and soft tissue infection）の一部であり，真皮深層から皮下組織に及ぶびまん性の化膿性炎症であり，局所の発赤，腫脹，熱感，圧痛を伴う．拡大すると全身の発熱や敗血症をきたすこともあり，迅速な診断と初期治療が重要である．

皮膚・軟部組織感染症の理解のためには皮膚の解剖をおさえておく．深達度により名称が異なるため注意が必要である．

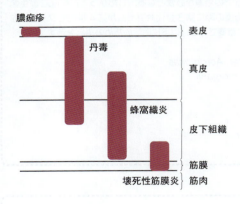

診断の要点

▶ 侵入門戸を意識した問診が重要

起因菌推定のためには詳細な問診が必要である．以下に聴取すべき問診事項を示す[1]．

- 外傷歴
- 手術歴〔冠動脈バイパス術（CABG）の既往：下肢の大伏在静脈採取後に生じやすい．腹腔内/骨盤/胸部のリンパ節郭清など．〕
- 渡航歴（国内・海外）
- 水曝露歴（海水・淡水）
- 動物接触歴/ペット飼育歴
- 足白癬の既往
- 糖尿病の有無（あれば直近の HbA1c や治療内容）

> **Side Memo ③うっ滞性皮膚炎**
>
> うっ滞性皮膚炎とは静脈うっ滞＝静脈高血圧状態により生じる湿疹，皮膚炎である．下腿の浮腫，紫斑，ヘモジデリン沈着による褐色の色素沈着が起こる．蜂窩織炎とうっ滞性皮膚炎を鑑別することは困難なことも多いが，前者は片側性，後者は両側性，また前者は局在的な紫斑と圧痛がメインでリンパ管炎や所属リンパ管腫脹を伴うことが多く，炎症反応もより高値であるといった特徴をもつ．

初期対応のポイント

- 起因菌は S & S（*S. aureus* & *β*-hemolytic *Streptococcus*）
  S. aureus は膿瘍形成，アトピー性皮膚炎，白癬の有無が重要
  β-hemolytic *Streptococcus* はリンパ管炎の有無が重要
- 壊死性筋膜炎の除外が重要
  壊死性筋膜炎を疑う所見[2]
  （1）身体所見
  知覚鈍麻，水疱形成，握雪感，皮膚の変色，皮膚所見に比して疼痛の程度が強い，進行が時間単位
  （2）血液検査所見
  CK，乳酸，LRINEC score（CRP，WBC，Hb，Na，Cr，Glu）[3]

(3)画像所見

　造影 CT，MRI など　※ただし筋膜まで達しているかどうか
は厳密には困難であることが多い

※診断の Gold standard は生検での病理結果で筋膜に好中球な
どの炎症細胞浸潤があること

※糖尿病，術後組織などは腸内細菌を含めたグラム陰性桿菌や
Clostridium sp.，*Bacteroides* sp. などの嫌気性菌が問題となる

初期対応

❶ 速やかな問診と身体所見

　緊急性があるかどうか（壊死性筋膜炎の可能性があるかどうか）を
判断する.

❷ 起炎菌の同定

　緊急性がなければさらなる追加問診と身体所見で起因菌を想定する.

❸ 初期治療を開始する

a. MSSA

> **処方例**
> セファゾリン（CEZ）注　1回1〜2g　1日3回　点滴静注
> または
> アンピシリン/スルバクタム（ABPC/SBT）　1回3g　1日4回
> 　点滴静注

b. β-hemolytic *Streptococcus*

> **処方例**
> ペニシリンG（PGC）　1回300〜400万単位　1日4〜6回
> 　点滴静注　または
> アンピシリン（ABPC）（ビクシリン）　1回2g　1日4〜6回
> 　点滴静注

c. グラム陰性菌や嫌気性を考慮する場合

> **処方例**
> ピペラシリン/タゾバクタム（PIPC/TAZ）　1回4.5g　1日4回
> 　点滴静注　または
> セフェピム（CFPM）　1回1g　1日3回＋クリンダマイシン
> 　（CLDM）　1回600mg　1日3回/メトロニダゾール（MNZ）
> 　1回500mg　1日3回　点滴静注

d. MRSA を考慮する場合

> **処方例** バンコマイシン（VCM） 1 回 15〜20 mg 1 日 2 回（初回
> loading 25 mg/kg） 点滴静注

【治療期間】 明確な決まりはなし.「局在が改善するまで」通常 1〜2
週間要することが多い.

入院指示オーダー

- 安静
- 局所挙上が望ましい.

参考文献
1) Stevens DL, et al. Clin Infect Dis 59(2)：147-159, 2014(PMID24947530)
2) Anaya DA, et al. Clin Infect Dis 44(5)：705-710, 2007(PMID17278065)
3) Wong C-H, et al. Crit Care Med 32(7)：1535-1541, 2004(PMID15241098)

4 カテーテル関連血流感染

疾患概念

　カテーテル関連血流感染(catheter-related blood stream infec-tion)は血管内カテーテル(末梢静脈ライン，CV-line，PICC，Port，A-line)に関連して発生した血流感染である. 血管内カテーテル留置中の患者が発熱した場合には，常に疑うべき疾患であり適切に診断・治療ができる必要がある.

診断の要点（鑑別診断を含む）

- 血管内カテーテル関連の血流感染を示す用語としてカテーテル関連血流感染症〔CRBSI(catheter-related blood stream infection)〕と中心静脈カテーテル関連血流感染症〔CLABSI(central line associated blood stream infection)〕がある. 後者はサーベイランスで使用されることも多いが，診断基準が異なるため混同しないようにする.
- 発熱以外の臨床症状を呈さないことが多いため，血管内挿入物の

ある患者の発熱をみた場合には必ず鑑別にあげる必要がある.
- 末梢静脈ラインでは刺入部周囲の発赤・熱感・疼痛などの所見が有用.
- すべての逆血のあるカテーテル(CV-line, A-line, Port)と末梢静脈より血液培養を同時に採取する. オーダーの際には必ず採取部位を記載する.
- カテーテル関連血流感染が強く疑われる患者で, ショックとなっている場合, またはカテーテル挿入部周囲の発赤・滲出液など感染徴候を認める場合は, 直ちにカテーテルを抜去すべきである.

▶ CRBSI の診断基準

①カテーテルが留置された状態

同時に採取されたカテーテル・末梢静脈からの血液培養より同一の菌が培養され, カテーテルからの血液培養ボトルのほうが, 末梢静脈より2時間以上早く培養陽性となる場合(血液培養ボトルが陽性となるまでの時間差を利用 = Differential time to positivity ; DTP).

※血液培養の定量培養は当院では行っていないため, 定量培養による診断基準は割愛する.

②カテーテルを抜去した状態

カテーテル先端培養と末梢静脈からの血液培養より, 同一の菌が培養される場合.

Side Memo ④ CLABSI の診断基準

- 中心静脈ラインが2日以上留置されている.

かつ

- 他の熱源となる感染巣がなく, 血液培養で以下のいずれかが陽性
(1) 血液培養ボトルが最低1本以上陽性(*S.aureus*, グラム陰性桿菌, 真菌など)
(2) 皮膚の常在菌〔コアグラーゼ陰性ブドウ球菌(CNS), *Corynebacterium*, *Propionibacterium*〕やコンタミネーションを起こしやすい菌(*Bacillus*)の場合は, 別部位から採取した血液培養が2本以上陽性であり, かつ臨床症状(発熱, 寒気, 血圧低下など)を伴う場合

初期対応

❶ 抗菌薬をエンピリックに投与する

a. バンコマイシンを投与する

> **処方例** バンコマイシン（VCM）　15 mg/kg（loading はバンコマイシン 25 mg/kg）　12 時間ごと　点滴静注

b. 中等症-重症の症例ではグラム陰性桿菌もカバーもする

> **処方例** セフェピム（CFPM）　1 回　1 g　8 時間ごと点滴静注

c. 以下の症例では *Candida* のカバー目的にミカファンギン（MCFG）の使用も検討する

- 中心静脈栄養を使用
- 広域抗菌薬を長期間使用
- 血液腫瘍患者
- 骨髄移植後，または固形臓器移植後
- 鼠径にカテーテルが挿入されている
- *Candida* が（本来清潔な）複数個所より培養される場合（multiple colonization）

❷ CRBSI/CLABSI の診断がついたら，行うべきこと

a. Complicated or Uncomplicated の判断，short or long term の確認ポイント

▶ **uncomplicated と診断するには以下の全項目を満たす必要がある**

1. 感染カテーテル挿入部に血栓がない（＝化膿性血栓性静脈炎がない）
2. 感染性心内膜炎の所見がない
   ※特に *S.aureus, Enterococcus,* Yeast（人工弁のある患者では CNS）では注意
3. 骨髄炎や深部膿瘍などの遠隔転移巣がない．
4. 体内に人工物がない
5. 適切な抗菌薬投与後 72 時間以内に解熱
6. 48〜72 時間後フォローの血液培養が陰性

▶ short or long-term catheter の定義は以下

Short-term catheter：カテーテル留置期間 ≦ 14 日の CVCs, A-line など

Long-term catheter：長期留置型 CVCs, Port などの埋め込み型カテーテル

b. カテーテルを残せるか，抜去するべきか
▶ Port などの長期留置カテーテルでは特に問題になってくる

抜去が必要	・Complicated の場合 ・Complicated/Uncomplicated 問わず起炎菌が S.aureus, P.aeruginosa, Candida sp. の場合
抜去が望ましい	・Uncomplicated でかつ，Short-term CRBSI の場合
カテーテルの留置を検討	・Uncomplicated でかつ起炎菌が S.aureus, P.aeruginosa, Candida sp. 以外であり，抗菌薬ロック療法が検討できる場合

⑤抗菌薬ロック療法

カテーテル関連血流感染症のガイドラインを読むと「Catheter lock therapy」(＝抗菌薬ロック療法)の記載を目にするかもしれない．これは，カテーテル内腔に感受性のある抗菌薬を高濃度に注入・ロックすることで，カテーテル内腔に存在するバイオフィルム内の細菌を殺菌する手法である．抗菌薬ロック療法は，カテーテルを温存できるという利点があり，CNS やその他の細菌(Enterococcus, GNR)で，その有用性が証明されているが現在日本では限られた施設でしか施行できず，今後の動向に期待したい．

c. 抗菌薬選択・投与期間の設定

Complicated CRBSI であれば，以下の治療期間を目安とする．Uncomplicated の治療期間は以下の各論を参照．

▶ Complicated の場合

・化膿性血栓性静脈炎があれば 4～6 週間の抗菌薬投与
・IE がある場合は『30-7 感染症心内膜炎』(p.290) 参照
・遠隔転移巣(骨髄炎や深部膿瘍)がある場合は病変が治癒するまで．
※骨髄炎の場合は 6 週間以上，膿瘍では病変消失が目安．

▶ 抗菌薬選択

① *Staphylococcus aureus*

- MSSA の場合

処方例
セファゾリン（CEZ） 1回2g 8時間ごと投与 点滴静注
または
アンピシリン/クロキサシリン（ABPC/MCIPC）（ビクシリンS）注
　1回アンピシリン2g/クロキサシリン 2g 4時間ごと投与
　点滴静注

- MRSA の場合

処方例
バンコマイシン（VCM） 1回15 mg/kg（loading はバンコマイシン 25 mg/kg） 12時間ごと または
ダプトマイシン（DAP） 1回8〜10 mg/kg 24時間ごと

Side Memo ⑥ 黄色ブドウ球菌菌血症で Uncomplicated の全項目を満たさない症例の抗菌薬投与期間をどうするか？

今回はカテーテル関連血流感染症として，Complicated/Uncomplicated を紹介したが，*S.aureus* による血流感染をみた場合には必ずカテーテルの有無にかかわらず，前述の項目を確認し Complicated/Uncomplicated bacteremia なのか確認してほしい．

治療期間は「2・4・6」（週）で覚えるとわかりやすい．

【治療期間】*S.aureus* bacteremia
・Uncomplicated の場合＝2週
・Uncomplicated の全項目を満たさないが IE も否定的＝4週
・IE＝6週

【抗菌薬投与期間】 Uncomplicated の場合：カテーテル抜去し2週間

② CNS：Complicated/Uncomplicated で記載し IE（p.290）参照

処方例
バンコマイシン 1回25 mg/kg（loading はバンコマイシン 15 mg/kg） 12時間ごと または
ダプトマイシン 1回8〜10 mg/kg 24時間ごと

【抗菌薬投与期間】 Uncomplicated の場合
- カテーテル抜去すれば7～10日間
- カテーテル留置する場合，ロック療法を併用し10～14日間

③ *Enterococcus* sp.：Complicated/uncomplicated で記載し IE
　(p.290)参照

> **処方例**
> *Enterococcus faecalis* アンピシリン　1回2g　4時間ごと　点
> 滴静注　または
> *Enterococcus faecium* 　バンコマイシン　1回25mg/kg
> loading，その後15mg/kg　12時間ごと　点滴静注

【抗菌薬投与期間】 Uncomplicated の場合
- カテーテル抜去すれば7～14日
- カテーテル留置する場合，ロック療法を併用し7～14日

④ GNR

> **処方例**
> 抗菌薬選択は薬剤感受性結果を参照

【抗菌薬投与期間】 Uncomplicated の場合
- カテーテル抜去すれば7～14日
- カテーテル留置する場合，ロック療法を併用し10～14日

⑤ *Candida* sp.

> **処方例**
> ミカファンギン(MCFG)　1回100mg　24時間ごと　点滴静
> 注

【抗菌薬投与期間】 Uncomplicated の場合：カテーテル抜去し，血
液培養陰性から14日間

参考文献
1) Mermel LA, et al. Clin Infect Dis 49(1)：1-45, 2009(PMID19489710)
2) Horan TC, et al. Am J Infect Control 36(5)：309-323, 2008(PMID18538699)
3) Liu C, et al. Clin Infect Dis 52(3)：e18-55, 2011(PMID21208910)

5　肺炎

疾患概念

　感染性肺炎とは「肺実質(肺胞領域)の，急性の，感染性の，炎症」と定義される．すなわち何らかの病原微生物が肺に侵入して急性の炎症をきたした状態である．

診断の要点

　明確な診断基準はなく，患者背景(sick contact，誤嚥のリスクなど)，身体所見(発熱，倦怠感，食欲低下，喀痰，咳嗽，呼吸困難，胸痛)，血液/細菌検査，画像所見から総合的に判断することが大事である．

❶ 問診
　問診が起因菌の想定に役だつことがある．
- アルコール多飲歴→肺炎球菌,口腔内嫌気性菌,*Klebsiella pneumoniae*,結核菌，Acinetobacter.
- COPD もしくは喫煙歴→インフルエンザ菌，緑膿菌，レジオネラ菌，肺炎球菌，*Moraxella catarrhalis*，肺炎クラミジア.
- 過去2週間以内のホテル，船舶，温泉滞在→レジオネラ
- 構造的肺疾患(気管支拡張症など)→緑膿菌，黄色ブドウ球菌

❷ 身体所見・検査所見
- バイタルサインで最も重要なのは呼吸数である．高齢者では典型的な呼吸器症状を示しにくいため，呼吸数増加は有用な所見である．肺炎の約半数でラ音は認められないため，呼吸音の左右差や気管支呼吸音も意識して聴診する．ラ音を聴く際にはタイミングも意識する．
- 細菌性肺炎では肺胞内が滲出物で満たされているため，吸気全体でラ音を聴取する．細菌性肺炎のラ音は，治療で炎症が落ち着くと吸気全体から吸気終末のみへ変化する．胸部X線写真は気管支透亮像を伴う浸潤影が見られることが多いが，感度は60～80%程度であり(高齢者ではさらに低い)，所見がないからといって否定はできない．

❸ 見逃してはならない鑑別疾患

心不全	患者背景（心不全の既往など），身体所見，画像所見（胸部単純 CT など）でうっ血か炎症かを判断する．両側胸水貯留，肺門中枢側と重力に沿って背側に優位なうっ血は，心不全に典型的
肺結核	高齢者では喀痰の抗酸菌塗抹，PCR，培養を出すことを躊躇しない
肺梗塞	肺塞栓によって扇状に consolidation が形成され，肺炎と間違えやすい
間質性肺炎	過去の画像が重要．特に肺底部の間質性変化，気管支拡張がないかを確認
ARDS	基礎疾患があり Berlin 基準を満たすような両側浸潤影があれば考える
感染性心内膜炎 （敗血症性肺塞栓症）	敗血症性肺塞栓症は両側に多発する結節影が特徴．右心系の感染性心内膜炎が原因になることが多い． 他に皮膚軟部組織感染症，静脈注射の使用歴．

❹ 肺炎の分類

4 つに分類される（**表1**）．耐性菌のリスクや死亡率も大きく異なる（**図1**）．

表2 に鑑別を示す．

❺ 重症度の評価

① 敗血症かどうかの判断：quick SOFA（qSOFA）スコア 2 点以上の場合で疑われ，さらに臓器障害の評価で SOFA スコアがベースラインから 2 点以上増加を認めれば敗血症の診断となる．敗血症の場合は ICU への入室を検討する．

② CAP と NHCAP の重症度：A-DROP スコア（**図2**），PSI（Pneumonia Severity Index），CURB-65

③ HAP の重症度：I-ROAD（**図3**）

【注意】

重症度を評価する種々のスコアが存在するが，(1)肺炎自体の合併症（低酸素血症など），(2)基礎疾患の増悪，(3)内服薬を飲めないまたは外来通院できない，(4)重症度判定では測定できないリスク因子も考慮する必要がある．

表1 肺炎の分類

タイプ	定義
CAP	基礎疾患を有しない,あるいは有しても軽微な基礎疾患の人に起こる肺炎.両者が混合感染していることもあるので注意する. 定型肺炎:いわゆる細菌性肺炎 非定型肺炎:マイコプラズマ,クラミドフィラ(クラミジア),レジオネラなどによる肺炎
NHCAP	医療ケアや介護を受けている人に発症する肺炎.多くは高齢者の誤嚥性肺炎. 以下の状況で発生した肺炎(以下の1つ以上を満たす) 1. 療養病床に入院している,もしくは介護施設に入院している 2. 90日以内に病院を退院した 3. 介護を必要とする高齢者,身体障害者(PS3以上) 4. 通院で継続的に血管内治療(透析,抗菌薬,免疫抑制薬など)を受けている
HAP	入院48時間以上経過した患者に新たに出現した肺炎
VAP	気管挿管による人工呼吸器開始48時間以降に発症する肺炎.HAPに含まれる

CAP:community-acquired pneumonia(市中肺炎),NHCAP:nursing and healthcare-associated pneumonia(医療・介護関連肺炎),HAP:hospital acquired pneumonia(院内肺炎),VAP:ventilator associated pneumonia(人工呼吸器関連肺炎)

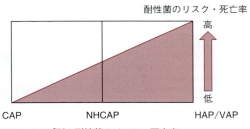

図1 タイプ別の耐性菌のリスク・死亡率

表2 市中肺炎における細菌性肺炎と非定型肺炎の鑑別

a. 鑑別に用いる項目

1. 年齢60歳未満
2. 基礎疾患がない、あるいは、軽微
3. 頑固な咳がある
4. 胸部聴診上所見が乏しい
5. 痰がない、あるいは、迅速診断法で原因菌が証明されない
6. 末梢血白血球数が 10,000/μL 未満である

※肺炎マイコプラズマおよびクラミジア属で検討されたもの
(日本呼吸器学会. 成人肺炎診療ガイドライン 2017, p.13 より引用)

b. 鑑別基準

上記6項目を使用した場合:

> 6項目中4項目以上合致した場合　非定型肺炎疑い
> 6項目中3項目以下の合致　細菌性肺炎疑い
> この場合の非定型肺炎の感度は 77.9%、特異度は 93.0%

上記1から5までの5項目を使用した場合:

> 5項目中3項目以上合致した場合　非定型肺炎疑い
> 5項目中2項目以下の合致　細菌性肺炎疑い
> この場合の非定型肺炎の感度は 83.9%、特異度は 87.0%

※レジオネラには適用されない

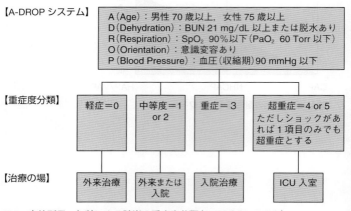

図2 身体所見、年齢による肺炎の重症度分類(A-DROPシステム)

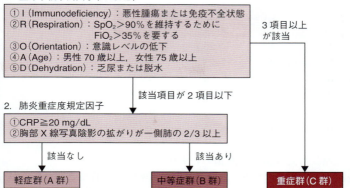

図3 HAPの重症度分類

(日本呼吸器学会. 成人肺炎診療ガイドライン2017, p.41 より引用)

初期対応のポイント

- 喀痰や血液の検体を採取する.
- 原因菌を同定する.
- 抗菌薬を速やかに投与する.
- 耐性菌をカバーする必要があるか検討する.

初期対応

❶ 検体の採取：起因菌の同定が目的となる

①喀痰のグラム染色：Miller & Jones の分類（表3）と Geckler の分類（表4）で検体の質の評価を行う.

表3 肉眼的評価：Miller & Jones の分類

M1：唾液, 完全な粘液性痰	→	検査に値しない
M2：粘液性痰の中に膿性痰が少量含まれる		
P1：膿性痰で膿性部分が 1/3 以下		
P2：膿性痰で膿性部分が 1/3〜2/3	→	検査に値する
P3：膿性痰で膿性部分が 2/3 以上		

M：mucous, P：purulent.

表4　顕微鏡的評価：Geckler の分類

群	細胞数/視野（100倍）		培養の意義
	白血球数	扁平上皮細胞	
1	< 10	> 25	×
2	10〜25	> 25	×
3	> 25	> 25	△
4	> 25	10〜25	○
5	> 25	< 10	◎
6	< 25	< 25	×〜○

②喀痰培養（細菌・抗酸菌のいずれも）

③血液培養2セット：血液培養の検出率は10％程度と言われるが，肺以外の感染症臓器の合併もあることから，当院では必ず採取している．

④抗原検査：尿中抗原（肺炎球菌，レジオネラ）または喀痰抗原（肺炎球菌）．肺炎球菌は尿か喀痰のいずれか1つの検体で提出する．

⑤その他：マイコプラズマ抗体，クラミジア抗体．LAMP 法では咽頭ぬぐい液（マイコプラズマ），喀痰など呼吸器検体（レジオネラ）を採取する．

❷ 起因菌の想定

肺炎のタイプによって起因菌の頻度は異なる．

CAP では肺炎球菌，インフルエンザ菌が多い．非定型肺炎の病原体（マイコプラズマ，クラミドフィラ，レジオネラ）も必ず考慮する．HAP では MRSA，緑膿菌といった耐性菌が多い．NHCAP は CAP と HAP の中間だが，誤嚥性肺炎をきたす場合も多く，口腔内の嫌気性菌や連鎖球菌も重要である．重症化しやすい肺炎の起因菌としては，肺炎球菌，レジオネラ，緑膿菌を含むグラム陰性桿菌，黄色ブドウ球菌がある．

❸ 抗菌薬の早期投与

来院後4時間以内の投与開始を目標とする．院内のアンチバイオグラムも参考にする．結核を合併しているリスクがある場合には，ニューキノロン系薬使用は慎重に行う．非定型肺炎のカバーは，ルーチンではなく強く疑う場合のみ行う．

❹ 耐性菌のリスク

1. 過去 90 日以内の経静脈的抗菌薬の使用歴
2. 過去 90 日以内に 2 日以上の入院歴
3. 免疫抑制状態
4. 活動性の低下：PS ≧ 3，バーセル指数*< 50，歩行不能，経管栄養または中心静脈栄養法

→ 2 項目以上で耐性菌の高リスク群

※バーセル指数：1. 食事，2. 移動，3. 整容，4. トイレ動作，5. 入浴，6. 歩行，7. 階段昇降，8. 着替え，9. 排便，10. 排尿について各々 0〜15 点で評価し，0〜150 点でスコアリングする．

　MRSA，ESBL 産生菌，緑膿菌．インフルエンザ菌の耐性は β ラクタマーゼ非産生 ABPC 耐性（BLNAR）がある．

❺ 当院での初期治療

処方例

1）定型肺炎の場合
　アンピシリン/スルバクタム（ABPC/SBT）3 g　1 日 4 回点滴
　またはセフトリアキソン（CTRX）1 g　1 日 1 回点滴
2）非定型を疑う場合
　（内服できる場合）
　上記にアジスロマイシン（AZM）250 mg 2 錠　1 日 1 回内服
　を 3 日間を追加する
　（内服できない場合）
　上記にアジスロマイシン 500 mg　1 日 1 回点滴（3 日間を目途とし必要なら延長可能）
3）重症例
　ピペラシリン/タゾバクタム（PIPC/TAZ）4.5 g　1 日 3 回点滴
　＋レボフロキサシン（LVFX）500 mg　1 日 1 回点滴
4）誤嚥性肺炎の場合
　アンピシリン/スルバクタム 3 g　1 日 4 回点滴

- 重症の場合
　当院では経験的に
　　PIPC/TAZ ＋ LVFX（CPFX）
　　CFPM ＋ CLDM ＋ LVFX（CPFX）
　　（PIPC/TAZ や CFPM にアレルギーの場合は CPFX ＋ CLDM）
　LVFX はレジオネラカバーのため，緑膿菌は耐性が増えてきて

いる．上記で効果がない場合は MEPM + LVFX などで治療開始することが多い．重症の敗血症性ショックで緑膿菌を外せないときには LVFX の代わりにアミノグリコシド（AMK, TOB）を使用する．

　MRSA を疑う場合（以前に MRSA が分離された既往あり，または過去 90 日以内に静注抗菌薬の使用歴あり）には VCM または LZD の使用を検討する．

❻ 実際の投与例

a. 細菌性肺炎

	PCG	ABPC	ABPC/SBT	CTRX	キノロン
肺炎球菌	△（26%）	◎	◎ 誤嚥も考えて当院では多い	◎	△
インフルエンザ菌		○	○	◎ BLNAR の場合	△
黄色ブドウ球菌	×	×			○
クレブシエラ			○（77%）	◎（88%）	
モラキセラ			◎	○	○

- インフルエンザ菌の 20〜30% は BLNAR（β-lactamase negative ampicillin resistant）．ABPC/SBT に耐性であり β ラクタマーゼ（−）．
- *Klebsiella pneumoniae* は ABPC には自然耐性，第 1, 2 世代セフェム系は耐性誘導．
- *Moraxella catarrhalis* はほぼ 100% が β ラクタマーゼ産生菌．
- ABPC/SBT or CTRX ＋/− MINO or AZM で一通りはカバーできる．
- 退院時には AMPC/CVA またはレスピラトリーキノロン系にすることが多い．

b. 非定型肺炎

	AZM	MINO（DOXY）	CPFX	LVFX
クラミドフィラ	○	○	○	○
マイコプラズマ	○	○	○	○
レジオネラ	○	△	◎	◎

c. NHCAP，HAP，VAP

- 耐性菌リスクの有無で下記のように分ける．

なし	あり
ABPC/SBT CTRX or CTX	PIPC/TAZ CFPM + CLDM MEPM

- ルーチンで GNR と MRSA をカバーする必要はない．
- 非定型肺炎の合併が疑われる場合は AZM（できれば最初は点滴），MINO，LVFX を追加する．

① VAP

- 黄色ブドウ球菌，MRSA，緑膿菌をはじめとした GNR のカバーはエンピリックに行う．ただし MSSA カバーのみでよい場合，緑膿菌に対して単剤治療でよい場合がある．
- MRSA のカバー
  - 黄色ブドウ球菌の中で MRSA の検出率が 10～20％の地域
  - MRSA の頻度が不明
  - 90 日以内の経静脈抗菌薬投与
  - 重症（外した場合に死亡が予想される）

上記のいずれもなければエンピリックなカバーは不要．カバーが必要な場合は VCM か LZD を追加する．

- 緑膿菌のカバー
  - 多剤耐性菌のリスク因子がある．
  - 10％以上の場合に単剤治療で耐性獲得する場合．
  - ICU でアンチバイオグラムが不明の場合．

上記のいずれかに当てはまれば，2 種類の抗緑膿菌薬の使用が推奨される．具体的には PIPC/TAZ（CFPM，MEPM）+ LVFX（CPFX，AMK，TOB）．GNR 感染のリスクが高い器質的肺疾患がある場合（例：気管支拡張症，cystic fibrosis）も同様．

② HAP

- 黄色ブドウ球菌，MRSA，緑膿菌をはじめとした GNR のカバーはエンピリックに行う．
- MRSA のカバー
  - 90 日以内の経静脈抗菌薬投与
  - 黄色ブドウ球菌の中で MRSA の検出率が 20％以上

- MRSA の頻度が不明
- 重症（外した場合に死亡が予想される）

これらのリスクがなければ VCM や LZD といった抗 MRSA 薬は使用しない.

- 緑膿菌のカバー
  - 90 日以内の経静脈抗菌薬投与
  - 致死率が高い場合（人工呼吸器使用や敗血症性ショックの場合）

いずれかに当てはまれば 2 種類の抗緑膿菌薬の使用が推奨される. 具体的には PIPC/TAZ（CFPM, MEPM）+ LVFX（CPFX, AMK, TOB）. GNR 感染のリスクが高い器質的肺疾患がある場合. （例：気管支拡張症, 囊胞性線維症）も同様. そうでなければ単剤の治療で問題ない.

d. 誤嚥性肺炎

菌名	抗菌薬
口腔内嫌気性菌 （口腔内連鎖球菌, ナイセリア属, コリネバクテリウム属）	• 耐性リスクなし ABPC/SBT CTRX + CLDM
嫌気性菌 （プレボテラ属, フソバクテリウム属, ペイロネラ属, クロストリジウム属）	• 耐性リスクあり （GNR と AmpC を考えて） PIPC/TAZ CFPM + CLDM

- 緑膿菌と MRSA をカバーするか耐性菌のリスクを評価する. 原因菌としては口腔内常在菌, 嫌気性菌が多い. 誤嚥性肺臓炎との区別が必要である. 他に介入する点として, 食事やリハビリテーション, 薬剤整理（睡眠導入薬や抗精神病薬など）, 口腔内ケアがある.

> **処方例** アンピシリン/スルバクタム　1 回 1.5〜3 g　1 日 3〜4 回　点滴静注

- 経口へのスイッチ療法

肺炎はずっと静注抗菌薬で治療する必要はない.

① 呼吸器症状（咳, 呼吸困難など）の改善
② CRP < 15 mg/dL
③ 経口摂取の十分な改善
④ 体温が少なくとも 12 時間以上 38℃ 未満であること

上記の4項目は内服抗菌薬へのスイッチの目安になる．

❼ 治療期間の目安

- 可能なら1週間以内の比較的短期間の抗菌薬投与が推奨される．
- ただしブドウ糖非発酵菌グラム陰性桿菌では再燃のリスクあり．
- 肺炎球菌では解熱後3日程度（最低5日間）．レジオネラは7〜14日間．黄色ブドウ球菌，クレブシエラ，嫌気性菌などにより膿瘍性病変がある場合は2週間以上の長期投与が必要である．緑膿菌をはじめとしたブドウ糖非発酵菌では2週間である．

入院指示オーダー

項目	指示内容
食事	・嚥下機能が低下していると思われる場合は，嚥下の評価をしっかり行ってから食事の再開を積極的に検討する．
補液	・脱水の有無，食事摂取量に応じて調整する．
検査	・フォローの胸部X線写真．心不全の合併が疑われる場合は心エコー．
社会調整	・特に誤嚥性肺炎の高齢者は自宅へそのまま退院することが難しい場合もある．その場合は退院後の環境整備などを多職種で進める．

❼ 間質性肺炎にも注意

　非感染性肺炎のうち救急外来や集中治療で遭遇するのが，間質性肺炎の急性増悪である．

　間質性肺炎を示唆するような肺底部の間質性変化（気管支拡張）があれば新規の薬剤使用歴，吸入抗原の有無（加湿器や住居環境，ペット），家族歴，膠原病を疑うような背景を確認することが重要である．過去の画像があれば比較するために取り寄せる．

　診断と治療は呼吸器内科専門医にコンサルトしたうえで行う．日本では慣習的にステロイドパルス療法（メチルプレドニゾロン1g/日×3日間点滴投与），免疫抑制薬での治療が行われることがあるが，間質性肺炎の背景疾患によって治療方針は大きく異なる．

参考文献

1) Mandell LA, et al. Clin Infect Dis 44：S27-72, 2007（PMID17278083）
2) Kalil AC, et al. Clin Infect Dis 63：e61-111, 2016（PMID27418577）
3) Marik PE, et al. N Engl J Med 344：665-671, 2001（PMID11228282）
4) Chastre J, et al. JAMA 290：2588-2598, 2003（PMID14625336）
5) 日本呼吸器学会. 成人肺炎診療ガイドライン 2017
6) 日本呼吸器学会. 特発性間質性肺炎診断と治療の手引き（改訂第3版）. 南江堂，2017
7) 日本呼吸器学会. 特発性肺線維症の治療ガイドライン 2017，南江堂，2017
8) Travis WD, et al. Am J Respir Crit Care Med 188, (Iss. 6)：733-748, 2013（PMID24032382）
9) Raghu G, et al. Am J Respir Crit Care Med 192, (Iss 2)：e3-e19, 2015（PMID26177183）
10) Collard HR, et al. Respir Crit Care Med 194, (Iss 3)：265-275, 2016（PMID27299520）

6 髄膜炎

疾患概念

　脳脊髄液検査で細胞数上昇などの炎症所見を伴う髄膜の炎症である．髄膜炎（meningitis）は感染性と非感染性に分けられ，感染性の中には5つのカテゴリーがある．

感染性	ウイルス性	Enterovirus, Herpesvirus（HSV, VZV）, Mumps, HIV
	細菌性	*S. pneumoniae*, *N. meningitidis*, *H. influenzae*, *L. monocytogenes*, *S. agalactiae*（GBS）, Gram-negative bacilli
	抗酸菌性	*M. tuberculosis*
	真菌性	*C. neoformans*
	スピロヘータ	*T. pallidum*
非感染性	薬剤（NSAIDs が有名），悪性腫瘍（e.g. 髄膜播種），膠原病（e.g. CNS ループス，神経ベーチェット）	

診断の要点

髄液検査により診断されるが，各疾患群の髄液検査の値にはオーバラップも多く検査所見のみで起炎菌の種類を同定することは困難である．系統的に鑑別を挙げ，必要な検査を行う必要がある．

❶ 鑑別診断

a. 細菌性髄膜炎

急性の経過で発症．起炎菌の60〜80%を肺炎球菌が占め，残りの10%をインフルエンザ桿菌，リステリア，グラム陰性桿菌，髄膜炎菌（日本ではまれ）などが占める．高齢者(50歳以上)や細胞性免疫が低下している症例(※ e.g. ステロイド内服，抗癌剤治療，糖尿病患者)では，リステリアに注意が必要である．細菌性髄膜炎の古典的三徴は発熱，項部硬直，意識障害であるが，この三徴がすべてそろう症例は少ない．特に高齢者などでは，発熱や頭痛がなく傾眠症状のみで発症する場合もある．上記三徴以外にも，痙攣・神経巣症状などを呈する症例では積極的に細菌性髄膜炎を疑う必要がある．

b. ウイルス性髄膜炎

急性-亜急性の経過で発症．Enterovirus が80〜90%を占める．その他のウイルスとしてはHSV，VZV，HIVなどが挙げられる．陰部病変の有無，皮疹（水疱性病変）のリスクがないか確認をする必要がある．

⑧ Mollaret's meningitis

反復性の良性無菌性リンパ球性髄膜炎(recurrent meningitis)でありHSV-2感染が関与していると言われる．診断には髄液中のHSV-2 DNAのPCRが有用である．

c. 真菌性髄膜炎

C. neoformans は細胞性免疫不全者(ステロイド内服，HIV感染者，移植後)において，急性から慢性の経過で進行する髄膜脳炎様症状として発症する．髄液クリプトコッカス抗原が診断に有用である．

d. 結核性髄膜炎

亜急性から慢性の経過で発症する．不随意運動（振戦）や神経巣症状，排尿障害などを伴うこともある．診断が困難であり，除外診断も難しいことから，進行性の臨床症状を呈する例では常に鑑別に挙げる必要がある．

e. その他

梅毒性髄膜炎は梅毒のいずれの病期でも発症しうる．リスク行為がないか確認しスクリーニング検査（まずは血清 VDRL/TPHA）を提出．

> **初期対応のポイント**
> - 細菌性髄膜炎は内科エマージェンシーなので，抗菌薬投与を優先する．
> - 抗菌薬は，髄膜移行性・中枢神経用の投与量で投与する必要がある．

初期対応

❶ 細菌性髄膜炎が疑われる場合

血液培養→抗菌薬（＋肺炎球菌を疑う場合はステロイド投与）→（CT）→髄液検査

▶ **出すべき検査**
- 血液培養2セット
- 頭部 CT
- 髄液検査

→髄液初圧，髄液細胞数・分画，髄糖（血糖と同時に採取），髄液蛋白，髄液塗抹・培養（一般細菌），肺炎球菌抗原（尿・髄液），ラテックス凝集法による細菌抗原検査

※その他追加項目は❷参照．

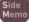

> **⑨ 髄液検査の前に CT が必要な症例**
>
> 免疫不全者，中枢神経病変の既往，乳頭浮腫，新規発症の痙攣，意識障害，神経巣症状を呈する症例では，髄液検査前に頭部 CT を撮影し脳ヘルニアのリスクがないか確認しなければならない．逆に上記の項目を満たさない場合は，必ずしも腰椎穿刺前の CT 検査は必要ない．

▶ 初期治療

a. 抗菌薬

> **処方例**　セフトリアキソン（CTRX）　1回2g　1日2回＋バンコマイシン
> （1回15mg/kg　loadingの後に，1回25mg/kg）　12時間ご
> と　点滴静注

±（50歳以上または p.285 の※のリステリアのリスクのある患者）

> **処方例**　アンピシリン（ABPC）（ビクシリン）注　1回2g　4時間ごと
> 点滴静注

b. ステロイド（抗菌薬開始前に投与．肺炎球菌が否定されれば速やかに中止）

> **処方例**　デキサメタゾン（デカドロン）注　1回0.15mg/kg　6時間ごと
> 4日間　点滴静注

※注意※

　意識障害±発熱で来院し，初期治療の段階で脳炎が否定できない
場合は，上記細菌性髄膜炎の治療に加えアシクロビル（ACV）を投

Side Memo

⑩肺炎球菌の最小発育阻止濃度（MIC）は髄膜炎 vs 非髄膜炎で異なる：なぜセフトリアキソン，バンコマイシンで開始するのか？

　細菌性髄膜炎の代表的起炎菌である肺炎球菌はペニシリンに対する最小発育阻止濃度（MIC）によってペニシリン感受性菌（PSSP），ペニシリン耐性菌（PRSP）に分けられるが，髄膜炎と非髄膜炎（肺炎など）ではその MIC ブレイクポイントが大きく異なる．このため髄膜炎の場合，起炎菌が PRSP となる可能性も高く PRSP により有効でかつ髄液移行性のあるセフトリアキソン，バンコマイシンの組み合わせとなる．同抗菌薬は *Haemophilus influenzae*, *Neisseria meningitidis*，GNR（感受性菌）にも有効である．

感受性判定カテゴリー PCG の MIC 値	S	I	R
PCG（i.v.）髄膜炎以外	≦ 2.00	4.00	≧ 8.00
PCG（i.v.）髄膜炎	≦ 0.06	—	≧ 0.12

（CLSI Guideline 2008）

与する必要がある（**Side Memo ⑪**，p.289 参照）.

❷ 髄液検査を評価する

髄液検査の値は参考にはなるが，細菌性髄膜炎であっても細胞数が正常範囲内の症例があるように，非常に幅が広いことを認識する必要がある．また追加の検査を提出できるよう保存検体を確保するとよい．

髄液検査	健常	細菌性	ウイルス性	真菌性	結核性
初圧 (cmH₂O)	< 15	> 20	< 20	> 20	> 20
白血球数 (cells/ mm³)	5 以下	> 1,000 （多核球優位, *Listeria* では単球優位が増える）	5〜500 （単球優位※）	5〜500 （単球優位）	100〜500 （単球優位）
髄液/血清 Glucose 比	0.6	0.4 未満	0.6	0.4 未満	0.4 未満
髄液蛋白 (g/dL)	20〜40 mg/dL	> 100	50〜150	> 100	> 100
その他		グラム染色, 培養, 肺炎球菌抗原	HSV-PCR, VZV-PCR	グロコット染色 髄液クリプトコッカス抗原	ADA TB-PCR

※ウイルス性でも感染初期には多核球優位となることがある.

❸ ウイルス性髄膜炎が疑われる症例

基本的には対症療法でよいが，脳炎様症状を合併している場合，また帯状疱疹を認める症例では直ちにアシクロビルの点滴が必要である（脳炎に関しては **Side Memo ⑪**参照）.

> **処方例** アシクロビル（ACV） 1 回 10 mg/kg 8 時間ごと 点滴静注

⑪ 髄膜炎 vs 脳炎

人格変化，記憶障害，嗅覚異常（幻臭など）などの高次の大脳機能の障害が顕著な場合は脳炎・脳症が疑われ，髄膜炎に脳炎症状を合併した場合，髄膜脳炎と呼ばれる．脳炎の原因菌のほとんどはウイルスであり，その中でもヘルペス性脳炎（HSV）は致死的疾患であり，治療例でも死亡率が10％に達し，1/3の症例で重篤な後遺症がみられる．このため脳炎が疑われた場合，必ず初期治療としてアシクロビル点滴を開始する必要がある．ヘルペス脳炎の診断には頭部造影MRI，髄液HSV-PCR（感度98％，特異度94％）が有用である．

❹ 症状に対する治療

a. 頭痛

> **処方例**
> アセトアミノフェン 500 mg 1日3回
> または
> グリセオール注 1回200 mL 8時間おきに1日3日 1回90分で点滴静注

b. 吐き気・嘔吐

> **処方例**
> メトクロプラミド 1回10 mg 点滴静注

c. 痙攣
→『7 痙攣』(p.43)参照

参考文献
1) Meningitis：Bacterial, Viral, and Other Avindra Nath；Goldman-Cecil Medicine 412：2480-2495. e2
2) Tunkel AR, et al. Clin Infect Dis 39：1267-1284, 2004（PMID15494903）
3) Mandell, Douglas, and Bennett's Principles and Practice of Infectious Diseases, Updated Edition 89：1097-1137. e10
4) van de Beek D, et al. Clin Microbiol Infect 22 Suppl 3：S37-62, 2016（PMID27062097）

7 感染性心内膜炎

疾患概念

　心臓の弁膜を中心とした心内膜への感染であり，感染によって弁または弁周囲組織の破壊が起こる．これにより弁の損傷や疣贅の形成，疣贅，腱索の断裂などを生じ，弁の閉鎖不全が発生するという病態である．起炎菌の多くをグラム陽性球菌が占める．急性（数日の経過で発症）では *S. aureus*，*β*-hemolytic *streptococci*，*S. pneumoniae* などが起炎菌となり，亜急性（数週の経過で発症）では Viridans group streptococci，*Enterococci*，人工弁患者で CNS，またグラム陰性桿菌である HACEK などを想定する必要がある．

診断の要点

　診断には Modified Duke's criteria を用いるが，「所見を積極的に取りにいく」ことではじめて診断がつく疾患であることを念頭におき，Duke's criteria に含まれる各項目を病歴・身体所見・微生物学的検査・画像検査により隈なくチェックする必要がある．また，大動脈弁，僧帽弁に好発し，人工弁は特に感染のリスクが高いことを覚えておく．

- Modified Definite IE の診断には，疣贅などの病理組織を用いる Pathological criteria と Clinical criteria がある．Clinical criteria は以下のいずれかの組み合わせで診断する．

　　「2 Major」「1 Major ＋ 3 Minor」「5 Minor」

- Major criteria には感染性心内膜炎（infective endocarditis：IE）に合致する血液培養陽性と心臓エコー所見の 2 項目がある．

- Minor criteria には Predisposition（素因），Fever（発熱），Vascular phenomenon（血管現象），Immunological phenomenon（免疫学的現象），Microbiological evidence（微生物学的所見）の 5 項目がある．

- Modified Duke's criteria のチェック項目をおさえる

	Major	Minor
既往歴		既存の心疾患(Predisposition) 静注薬物使用(Predisposition)
身体所見		発熱(Fever) 結膜出血斑(Vascular) Janeway lesions(Vascular) Osler nodes(Immunological) Roth spots(Immunological)
微生物学的検査	以下のいずれかの所見がある ● 典型的な IE の起炎菌(※1)が血液培養2セットで陽性 ● 典型的 IE の起炎菌でないが持続的菌血症あり(間隔をあけて採取した血液培養で陽性) ● Coxiella burnetii が血液培養 or 抗体検査で陽性	● Major の基準は満たさない血液培養陽性 (Microbiological evidence)
血液・尿検査		糸球体腎炎(Immunological) リウマチ因子(Immunological)
画像検査	心臓エコーで以下のいずれかの所見あり(※2) ● 疣贅 ● 弁輪膿瘍 ● 人工弁の新たな部分的離開 ● 新規の弁閉鎖不全	動脈塞栓症(Vascular) 肺塞栓症(Vascular) 感染性動脈瘤(Vascular) 脳出血(Vascular)

※1 IE の典型的な起炎菌：*Viridans streptococci*, *Streptococcus gallolyticus*, HACEK, *Staphylococcus aureus*, community-acquired enterococci(→感染の focus が明確でないものに限る)

※2 全例に経胸心臓エコー(TTE)が推奨されているが，以下の症例では早期に経食道(TEE)を行うべきである．
経胸エコーの描出が不良(COPD，高度肥満など)/IE のリスクが高い患者(人工弁，先天性心疾患，IE の既往)/臨床的に IE がかなり疑わしい患者

初期対応のポイント

- 血液培養陰性化した日が抗菌薬投与 Day 1 となる．
  血液培養が陰性化するまで 48〜72 時間おきに血液培養を採取する．
- 殺菌性の抗菌薬を用いる．
- 人工弁では起炎菌にかかわらず治療期間は 6 週間(≧)となる．
- 外科的治療の必要性がないか検討する．
- 敗血症性塞栓症(septic emboli)の検索．

初期対応

❶ 起因菌がわかる前のエンピリック治療

まず自己弁か人工弁かで治療が異なる。

a. 自己弁の場合

処方例

・口腔内由来を疑うとき

アンピシリン/スルバクタム（ABPC/SBT）3 g　1 日 4 回　点滴静注

または

セフトリアキソン（CTRX）2 g　1 日 1 回　点滴静注

・皮膚由来を疑うとき

セファゾリン（CEZ）2 g　1 日 3 回　点滴静注

または

アンピシリン/クロキサシリン（ABPC/MCIPC）4 g　1 日 6 回点滴静注

b. 人工弁あるいは直近の医療曝露歴などで MRSA の関与も考慮する場合

処方例

上記にバンコマイシン 25 mg/kg loading 後，15 mg/kg　1 日 2 回追加　点滴静注

❷ 起因菌判明後の抗菌薬治療

a. *Streptococcus* group（Viridans group streptococcus, *Streptococcus gallolyticus*）

※ポイント：ペニシリン G に対する MIC を測定する（細菌検査室で E-test 施行）

ペニシリン MIC	自然弁	人工弁
MIC ≤ 0.12 μg/mL	ペニシリン G 400 万単位 4 時間ごと　4 週間	ペニシリン G 400 万単位 4 時間ごと　6 週間
MIC > 0.12 μg/mL	ペニシリン G 400 万単位 4 時間ごと　4 週間 + ゲンタマイシン 3 mg/kg 24 時間ごとを初期 2 週間のみ併用 ※MIC > 0.5 では要感染症コンサルト	ペニシリン G 400 万単位 4 時間ごと　6 週間 + ゲンタマイシン 3 mg/kg 24 時間ごと　6 週間 ※MIC > 0.5 では要感染症コンサルト

b. *S.aureus*（MSSA，MRSA），*S.epidermidis*（MRSE）

※ *S. aureus* の人工弁への感染は内科的治療のみでは死亡率 50%≧
と高率である．

	自然弁	人工弁
MSSA	セファゾリン 2 g 8 時間ごと　6 週間	セファゾリン 2 g 8 時間ごと（≧6 週） ＋ リファンピシン 900 mg 分 3 （≧6 週） ＋ ゲンタマイシン 3 mg/kg/日 2〜3 回にわけて初期 2 週のみ併用 ※要感染症/循環器コンサルト
MRSA, MRSE	バンコマイシン 15 mg/kg 12 時間ごと　6 週間 または ダプトマイシン 8〜10 mg/kg 24 時間ごと　6 週間	バンコマイシン 15 mg/kg 12 時間ごと（≧6 週） または ダプトマイシン 8〜10 mg/kg 24 時間ごと（≧6 週） ＋ リファンピシン 900 mg 分 3 （≧6 週） ＋ ゲンタマイシン 3 mg/kg/日 2〜3 回にわけて初期 2 週のみ併用 ※要感染症/循環器コンサルト

⑫黄色ブドウ球菌用ペニシリン

　世界のガイドラインを読むと「*S.aureus*（MSSA）の第一選択薬は Nafcillin，Oxacillin」と記載されているが，2018 年現在，日本ではこれらの黄色ブドウ球菌用ペニシリン製剤が使用できない．特に困るのが中枢神経病変を合併している場合であり，セファゾリン（CEZ）には中枢移行性がないことから他剤を使用せざるを得ない．

　当院では IE や中枢神経病変を合併した MSSA 菌血症に対してアンピシリン/クロキサシリン（ABPC/MCIPC）（商品名：ビクシリン S）4 g　4 時間ごとを使用しているが，以下の問題点に留意し使用すべきである．

・アンピシリン，クロキサシリンを同量含有する薬剤であり，βラクタム薬が 2 剤投与されることになり，作用機序の同じ薬剤を投与することによ

る拮抗作用・副作用出現リスクの増加などが危惧される.
・腎機能障害のある患者に対しては，薬剤投与量の問題から使用が憚られる
（アンピシリンは腎機能により投与量調整が必要だが，クロキサシリンの
投与量は腎機能に影響されない）.

c. *Enterococcus* sp.

	自然弁	人工弁
Enterococcus sp. ペニシリン感受性あり ゲンタマイシン感受性 あり	アンピシリン 2 g 4 時間ごと　4〜6 週間 ＋ ゲンタマイシン 3 mg/kg/日 2〜3 回に分けて投与　4〜6 週間 または アンピシリン 2 g 4 時間ごと　6 週間 ＋ セフトリアキソン 2 g 12 時間ごと投与　6 週間	抗菌薬は左記と同じ 治療期間 6 週間
Enterococcus sp. ペニシリン感受性あり ゲンタマイシン耐性	アンピシリン 2g 4 時間ごと　6 週間 ＋ セフトリアキソン 2 g 12 時間ごと投与　6 週間	左記と同様 治療期間 ≧ 6 週
Enterococcus sp. ペニシリン耐性 ゲンタマイシン感受性 あり バンコマイシン感受性 あり	バンコマイシン 15 mg/kg 12 時間ごと　6 週間 ＋ ゲンタマイシン 3 mg/kg/日 3 回に分けて投与　6 週間 ※ダプトマイシン，リネゾリドの 　使用に関して要感染症コンサル 　ト	左記と同様 治療期間 ≧ 6 週

※ゲンタマイシンを腸球菌治療で併用する場合 MIC を測定する．MIC > 500 mg/L の場
　合，シナジー効果は期待できない.

d. HACEK

　口腔内の GNR であり，*Haemophilus* sp., *Aggregatibacter* sp.,
Cardiobacterium sp., *Eikenella* sp., *Kingella* sp. を指す.
　セフトリアキソン，フルオロキノロン，アンピシリン/スルバク
タムなどの抗菌薬が有効である.

処方例 セフトリアキソン（CTRX）2g　24時間ごと　点滴静注
自然弁なら4週間，人工弁なら6週間

⑬ culture negative IE

血液培養が陰性となるIEがあり，そもそも血液培養が陽性にならない，またはなりにくい微生物が起炎菌となる．海外渡航歴，動物接触など含めた詳細な病歴聴取をとる必要がある．以下に起炎菌とkey wordを記載する．

・*Bartonella* spp.（*B.quintana*：ホームレス・しらみ，*B.henselae*：猫・ノミ）
・*Brucella* spp.（家畜との接触，低温殺菌されてない乳製品摂取，流行地出身）
・*Coxiella burnetii*（Q熱の原因菌．家畜との接触，農場近くに居住）
・*Tropheryma whipplei*（Whipple病の原因菌．白人中年男性での報告が多い）
・*Mycoplasma* sp.
・*Legionella* sp.
・Fungi（*Candida* sp., *Aspergillus* sp.）

⑭ 早期の外科治療介入が必要なケース

以下の症例では早期外科治療介入を検討すべきであり，循環器・心臓血管外科医へのコンサルトを要する．
①心不全を発症している場合：弁閉鎖不全など
②感染のコントロールがつかない場合：
　- 起炎菌が真菌，バンコマイシン耐性腸球菌（VRE），多剤耐性グラム陰性桿菌である場合や，*S.aureus* による人工弁感染など治療抵抗性である場合．
　- 弁輪周囲膿瘍，房室伝導障害など局所への外科的介入が必要な場合．
　- 適切な抗菌薬開始5～7日後にもかかわらず菌血症が持続する場合．
③塞栓の予防が必要
　- 適切な抗菌薬治療後も塞栓がみられ，疣贅のサイズが変わらない or 増大傾向．
　- 可動性の疣贅のサイズが10 mm ≦で重度な逆流を伴う場合．

⑮抗菌薬予防内服について

以下の症例は IE のリスクが高いため，歯科治療(歯肉・歯根部や口腔粘膜に侵襲が及ぶ処置)前に抗菌薬の予防投与が必要となる．

具体的には処置の 30〜60 分前にアモキシシリン 2 g を 1 回内服する

<予防内服が必要な症例>
- 人工弁置換患者
- 感染性心内膜炎の既往を有する患者
- 先天性心疾患を有する患者
- 心臓移植後で弁膜症のある患者

参考文献
1) Baddour LM, et al. Circulation 132(15)：1435-1486, 2015(PMID26373316)
2) Wilson W, et al. Circulation 116(15)：1736-1754, 2007(PMID17446442)
3) Habib G, et al. Eur Heart J 36(44)：3075-3128, 2015(PMID26320109)

8 肝臓胆道感染症

A 肝膿瘍

実質臓器内に生じる膿瘍として最も多く，胆道系感染または経門脈的に病原体が侵入して生じる場合が多い．主に細菌性とアメーバ性に分けられる．

	細菌性	アメーバ性
起炎菌	*K. pneumoniae*(東アジアでは約 40%), *E. coli*, *Proteus*, *Streptococcus* sp., Enterococcus, Bacteroides, Clostridium	*Entamoeba histolytica*
リスク因子	糖尿病，免疫抑制，胆道系疾患，悪性腫瘍(特に大腸癌，膵癌)，腹腔内感染症	男性，同性愛者，細胞性免疫低下(HIVなど)，中南米・アフリカ・インドへの渡航歴

❶ 診断の要点

- 発熱，悪寒，腹痛など非特異的な症状をきたすことが多く，不明

熱の原因となる．血液検査では炎症反応が非常に高くなることが多い（CRP が平均で 27 mg/dL まで上昇するとの報告もある）．貧血や肝酵素上昇が半数以上でみられるが必須ではない．

- 身体所見，血液検査での診断は困難であり，画像診断（腹部エコーまたは腹部造影 CT）が重要であるが，細菌性，アメーバ性の鑑別は難しい（ともに肝右葉の単発病変であることが多く，細菌性では多発することもある）．
- 細菌性とアメーバ性の鑑別は困難な場合が多く，詳細な病歴聴取（性的接触歴，海外渡航歴，既往歴）が重要となる．血液培養の感度は低いが（約 50%），膿瘍内容を吸引した場合は膿瘍培養を行うことで起因菌検出率が 70〜80% へ上昇する．

❷ 初期対応のポイント

- 治療開始が遅れることで敗血症へ移行し治療困難となるので，早期の抗菌薬投与が必要である．
- 発熱，腹痛の強い症例，炎症反応の強い症例，敗血症や DIC 徴候のある症例は緊急経皮的ドレナージの適応となる．
- アメーバ性の場合，穿刺吸引した検体を冷えないように保温することで培養での検出率が上昇する．

❸ 初期治療

a. 細菌性の場合

> **処方例**
> セフォタキシム（CTM）静注 1〜2 g　8 時間ごと　点滴静注＋メトロニダゾール（MNZ）内服 1.5 g/日　分 3　または
> セフォタキシム静注 1〜2g　8 時間ごと＋クリンダマイシン（CLDM）静注 600 mg　8〜12 時間ごと　点滴静注　または
> シプロフロキサシン（CPFX）静注 300 mg　12 時間ごと　点滴静注＋メトロニダゾール内服 1.5 g/日　分 3　または
> シプロフロキサシン静注 300 mg　12 時間ごと＋クリンダマイシン静注 600 mg　8〜12 時間ごと　点滴静注

※細菌性では可能な限りエコーまたは CT ガイド下穿刺ドレナージを行う．

※経口投与が困難な場合，メトロニダゾールは内服の代わりに静注投与を行う（500 mg　6〜8 時間ごと）．

b. 赤痢アメーバの可能性がある場合

処方例
セフォタキシム静注 1〜2g　8 時間ごと　点滴静注 + メトロニダゾール内服 2.25 g/日　分 3 × 10 日間を併用する

　※経口投与が困難な場合，メトロニダゾールは内服の代わりに静注投与を行う（500 mg　6 時間ごと）.

c. アメーバ性肝膿瘍の治療

処方例
メトロニダゾール内服 2.25 g/日　分 3 × 10 日間，
以後パロモマイシン内服 1.5 g/日　分 3 × 7 日間

　※アメーバ性であることが確定した場合はメトロニダゾール以外の抗菌薬を中止する.

　※赤痢アメーバは 5 類感染症全数把握疾患であり 7 日以内に届出を提出する.

B　急性胆囊炎

　頻度の高い緊急疾患である. 初期治療と並行した診断，他疾患の鑑別，重症度判定が重要である. 胆囊摘出術を前提とした治療計画を行う.

❶ 診断の要点

定義　　胆囊に生じた急性炎症疾患. 90 %以上は胆石に起因する. 一方，無石性胆囊炎は，手術，血行障害，外傷，腫瘍，感染などに起因する. 急性胆囊炎の診断基準（**表 1**）を示す.

表1　急性胆嚢炎の診断基準　Tokyo Guidelines（TG18）

【確診】
　A項目のいずれか＋Bのいずれか＋Cのいずれかを認めるもの
【疑診】
　A項目のいずれか＋Bのいずれかを認めるもの
　A：局所の臨床徴候
　　1：Murphy徴候[*1]　2：右上腹部腫瘤触知，自発痛，圧痛
　B：全身の炎症所見
　　1：発熱　2：CRP値の上昇　3：白血球数の上昇
　C：急性胆嚢炎の特徴的画像検査所見[*2]
注）ただし，急性肝炎や他の急性腹症，慢性胆嚢炎が除外できることとする．
　CT：胆嚢壁肥厚，胆嚢周囲浸出液貯留，胆嚢腫大，胆嚢周囲脂肪織内の線状
　高吸収域，MRI：胆嚢結石，pericholecystic high signal，胆嚢腫大，胆嚢壁
　肥厚．

[*1] Murphy徴候：炎症のある胆嚢を検者の手で触知すると，痛みを訴えて呼吸を完全に行えない状態
[*2] 急性胆嚢炎の画像所見
　超音波検査：sonographic Murphy徴候（超音波プローブによる胆嚢圧迫による疼痛），胆嚢壁肥厚（＞4 mm），胆嚢腫大（長軸径＞8 cm，短軸径＞4 cm），嵌頓胆嚢結石，デブリエコー，胆嚢周囲浸出液貯留，胆嚢壁sonolucent layer，不整な多層構造を呈する低エコー帯，ドプラーシグナル

> **鑑別**　胆右季肋部に限局した腹膜炎を呈するため，以下の疾患が代表的な鑑別となる．
> 　①胃十二指腸潰瘍穿孔，②胸膜炎，③憩室炎（肝彎曲部），④胆管炎，⑤膵炎．

❷ 初期対応のポイント

- CT陰性結石を見逃さないためにも腹部超音波はまず行うべき検査である．
- 重症度評価を行う．
- 速やかに初期治療を行い，重症度に応じて治療方針をたてる．

❸ 初期対応（診断，治療）

a. 問診，診察

　最も典型的な症状は右季肋部痛．悪心や嘔吐，発熱も頻度が高い．Murphy徴候は感度50～60％程度だが特異度は79～96％と高い．

　抗菌薬は診断がつき次第速やかに投与すべきであるが，抗菌薬投与前に血液培養を施行する．内科的に胆道ドレナージを行った際には胆汁培養も採取できれば提出する．

b. 血液検査

炎症反応, 胆道系酵素上昇は軽度. 高度な異常(AST, ALT > 300, Bil 上昇)は胆管炎を考える.

c. 腹部超音波

ベッドサイドで行える非侵襲的な検査であり, 本疾患を疑った場合はまず行うべき検査である(**表 2**).

d. 造影 CT

治療方針の決定に重要. 壊死性胆嚢炎や胆嚢穿孔の診断(緊急手術が必要). 周囲への炎症波及や膿瘍合併(経皮胆嚢穿刺によるドレナージを検討).

e. Drip Infusion Cholecystocholangiography-CT(DIC-CT)

胆汁排泄造影剤が胆管に排泄されるが, 胆嚢管閉塞により胆嚢内に入らない(総ビリルビン値が 3 mg/dL 以上や高度肝障害時は良好な画像は得られないため施行しない).

f. MRI

MRI では胆嚢壁の浮腫性変化より急性胆嚢炎と診断でき, CT 陰性総胆管結石や胆嚢頸部の結石・胆嚢管結石の描出が可能である.

表 2 急性胆嚢炎の画像所見

画像検査	共通所見	各検査所見
腹部超音波	・胆嚢腫大 (長径 8 cm <, 短径 4 cm <) ・胆嚢壁肥厚 (4 mm <)	・胆嚢内デブリエコー ・胆嚢壁 sonolucent layer ・胆嚢周囲液体貯留
腹部造影 CT		・胆嚢粘膜濃染 ・胆嚢周囲肝実質濃染※ ・胆嚢周囲液体貯留 ・胆嚢周囲膿瘍 ・胆嚢内ガス像
MRI		・T2 強調画像で胆嚢周囲液体貯留や浮腫像
DIC-CT		・胆嚢管閉塞により胆嚢が描出されない

※胆嚢周囲肝実質濃染像は動脈相で見られ, 炎症による胆嚢壁の血流増加により描出される.

表3 急性胆嚢炎の重症度判定基準 Tokyo Guidelines（TG18）

【重症急性胆嚢炎（Grade Ⅲ）】 　以下のいずれかを伴う場合は「重症」である． 　①循環障害（ドパミン≧ 5 μg/kg/分，もしくはノルアドレナリンの使用）， 　②中枢神経障害（意識障害），③呼吸機能障害（PaO_2/FiO_2 比＜ 300），④腎機能障害（乏尿，もしくは Cr ＞ 2.0 mg/dL），⑤肝機能障害（PT-INR ＞ 1.5）， 　⑥血液凝固異常（血小板＜ 10 万/mm³）
【中等症急性胆嚢炎（Grade Ⅱ）】 　以下のいずれかを伴う場合は「中等症」である． 　①白血球数＞ 18,000/mm³，②右季肋部の有痛性腫瘤触知，③症状出現後 72 時間以上の症状の持続，④顕著な局所炎症所見（胆汁性腹膜炎，胆嚢周囲膿瘍，肝膿瘍，壊疽性胆嚢炎，気腫性胆嚢炎）
【軽症急性胆嚢炎（Grade Ⅰ）】 　「中等症」，「重症」の基準を満たさないものを「軽症」とする．

g. 初期治療

絶食，補液，抗菌薬投与．

h. 抗菌薬治療

　グラム陰性桿菌と嫌気性菌をカバーする．重症度や各施設の感受性を総合的に判断し選択する．

処方例

1) セフメタゾール（CMZ）1 g　12 時間ごと　点滴静注　または
2) アンピシリン/スルバクタム（ABPC/SBT）1.5 g　6 時間ごと　点滴静注　Grade Ⅰで推奨．または
3) ピペラシリン/タゾバクタム（PIPC/TAZ）4.5 g　8 時間ごと　点滴静注　Grade Ⅱ，Ⅲで推奨．

　※重症例ではカルバペネム系〔メロペネム（MEPM）は 1 日 3 g 投与が可能〕などの広域の抗菌薬を考慮する．

　※医療関連感染では緑膿菌，嫌気性菌，MRSA なども考慮し重症度に準じた抗菌薬選択を行う．

　※投与期間は感染源がコントロールできれば 4〜7 日間とする．グラム陽性菌による菌血症では最低 2 週間投与する．

i. 胆嚢摘出術

　発症から 72 時間以内が早期手術の適応であるが，既往症や全身状態から耐術能も併せて判断する．

　→ PTGBD（percutaneous transhepatic gallbladder drainage）．重症例では緊急での施行が検討される．軽症/中等症でも保存的加療

で改善が得られない場合に検討する．適応を決める際は抗血栓薬の有無や自己抜去の危険性も考慮する．

j. 症状緩和

鎮痙薬，鎮痛薬

処方例
1) Scopolamine Butylbromide（スコポラミン）20 mg　30分で点滴静注
2) Acetaminophen（アセリオ）300～1,000 mg　15分かけて点滴静注
3) Pentazocine hydrochloride（ペンタジン）15 mg　30分で点滴静注

1) または2) から上記の順に効果がない場合は変更し投与する．

k. 病棟管理

胆嚢の緊満が改善したかなどの評価を行う（圧痛の有無，腹部超音波）．ドレナージチューブの性状や排液量，位置の確認（排液がなくても瘻孔形成まで1～2週間は留置が必要）．

※結石性の場合は再発が多く，いずれにせよ待機的手術を考慮する．

❹ 専門医コールのタイミング

初期治療を行いつつ，手術適応を消化器外科に相談．ドレナージに関しては消化器内科に相談．

Side Memo ⑯急性胆嚢炎の Pitfall

①胆管炎に併存して胆嚢腫大がある場合→胆管炎治療が必要．
②胆嚢炎により緊満した胆嚢が胆管を圧排閉塞して胆管炎様の病態を呈することがある（Mirizzi症候群）→胆管炎治療が必要．
③胆嚢内にガス像を認める場合，消化管への穿通か嫌気性菌の感染が鑑別となるが，嫌気性菌感染の場合は重篤化しやすく緊急手術もしくは緊急胆嚢ドレナージを行う．

■ C　急性胆管炎

発症から短時間で敗血症をきたしやすく，早期の抗菌薬開始と全

身管理，閉塞解除の成否が予後を規定する．

❶ 診断の要点

定義 総胆管の閉塞ないしは通過障害により，胆道内圧上昇による胆汁うっ滞に感染を伴い急性炎症が発生した病態である．

鑑別 急性胆囊炎，急性膵炎，胃十二指腸潰瘍，肝炎，右下葉肺炎，腎盂腎炎など．

表4　**急性胆管炎の診断基準**　Tokyo Guidelines（TG18）

【疑診】
　Aのいずれか＋Bもしくはｃのいずれかを認めるもの
【確診】
　Aのいずれか＋Bのいずれか＋Cのいずれかを認めるもの
　A：全身の炎症所見
　　A-1：発熱（悪寒戦慄を伴うこともある）
　　A-2：血液検査；炎症反応所見
　B：胆汁うっ滞所見
　　B-1：黄疸
　　B-2：血液検査；肝機能検査異常
　C：胆管病変の画像所見
　　C-1：胆管拡張
　　C-2：胆管炎の成因；胆管狭窄，胆管結石，ステントなど

❷ 初期対応のポイント

- Charcot 3徴（腹痛，発熱，黄疸）は感度が低く，急性胆管炎の早期診断には血液検査や画像所見が必要である．
- 重症度評価（TG18の判定基準を参照）を行い，重症であれば緊急ドレナージ（ERCPやPTBD）を施行し集中治療を行う．

❸ 初期対応（診断，治療）

a. 問診，診察

Charcot 3徴は，感度は低いが特異度は96％と高い．高齢者では嘔気や嘔吐のみなど非典型的であることが多く注意する．胆道閉塞を示唆する灰白色便の有無や胆石の既往を確認する．

b. 血液検査

炎症反応，肝胆道系酵素上昇（ALP，γ-GTP＞AST，ALT）．

T-Bil は急性期にはまだ上昇していないこともある．腎機能障害や血液凝固異常の評価．膵炎の鑑別や併発の有無にアミラーゼやリパーゼも評価する．

c. 血液培養

抗菌薬投与前に採血と併せて行う. *E.coli* や *Klebsiella pneumoniae* など腸内細菌 GNR が陽性となる頻度が高いが, 実際には嫌気性菌による混合感染が多い.

d. 原因の精査

総胆管結石, 悪性腫瘍(胆管癌, 膵癌, 乳頭部癌, リンパ節転移), Mirizzi 症候群, Lemmel 症候群(傍乳頭憩室が総胆管や膵管を圧排する病態)(**表 5** 参照)

e. 腹部超音波

まず行うべき検査. 肝内胆管, 総胆管拡張は描出しやすい. しかし, 総胆管結石の検出率は感度 30〜60% と低い.

f. 造影 CT

肝内胆管, 総胆管拡張, 総胆管内結石(ただ CT 陰性の結石も少なくない), 胆管壁の増強効果. 動脈相で肝内に不均一な濃染を認める.

g. MRCP

胆管・膵管の走行異常, 胆道病変の閉塞部位や病変範囲などの詳細を非侵襲的に調べることが可能である. CT で詳細不明の場合は MRCP も併用する.

表5 急性胆管炎の原因

結石	総胆管結石, 肝内結石, 胆嚢結石(Mirizzi 症候群)
悪性閉塞	胆管・胆嚢腫瘍, 膵腫瘍, 十二指腸乳頭部腫瘍, 十二指腸腫瘍, 肝腫瘍, 膵頭部領域の転移性腫瘍
炎症性疾患	原発性硬化性胆管炎, IgG4 関連硬化性胆管炎, 急性・慢性膵炎
先天性	先天性胆道拡張症, 膵・胆管合流異常
術後	胆管損傷, 胆管空腸吻合部狭窄
その他	寄生虫, 十二指腸乳頭機能不全, 胆道内出血, 十二指腸憩室(Lemmel 症候群)

表6 急性胆管炎の重症度判定基準 Tokyo Guidelines（TG18）

【重症急性胆管炎（Grade Ⅲ）】
　以下のいずれかを伴う場合は「重症」である．
　①循環障害（ドパミン≧ 5 μg/kg/分，もしくはノルアドレナリンの使用）
　②中枢神経障害（意識障害）
　③呼吸機能障害（PaO_2/FiO_2 比＜ 300）
　④腎機能障害（乏尿，もしくは Cr ＞ 2.0 mg/dL）
　⑤肝機能障害（PT-INR ＞ 1.5）
　⑥血液凝固異常（血小板＜ 10 万/mm³）
【中等急性胆管炎（Grade Ⅱ）】
　以下の 5 項目のうち 2 つ該当するものがある場合には「中等症」とする．
　①白血球数（＞ 12,000 or ＜ 4,000/mm³）
　②発熱（体温≧ 39℃）
　③年齢（75 歳以上）
　④黄疸（総ビリルビン≧ 5 mg/dL）
　⑤アルブミン（＜健常値下限× 0.7 g/dL）
　上記の項目に該当しないが，初期治療に反応しなかった急性胆管炎も「中等症」とする．
【軽症急性胆管炎（Grade Ⅰ）】
　「中等症」，「重症」の基準を満たさないものを「軽症」とする．

h. 初期治療

　絶食，補液，早期の抗菌薬投与（胆汁移行性の良いものを考慮）．抗菌薬は『30-8-B 急性胆嚢炎』（p.298）と同様．細菌感染経路は経門脈（血行性）や経十二指腸乳頭（逆行性）が考えられる．

i. 敗血症治療

　呼吸，循環の管理．昇圧薬．急性胆管炎では敗血症に陥りやすく，その理由として胆管内圧上昇から細胆管が破綻し，感染胆汁（細菌）が小葉間静脈を介し肝静脈から全身に容易に循環することが考えらえている．

j. 内視鏡的逆行性膵胆管造影検査（endoscopic retrograde cholangiopancreatography；ERCP）

　診断および治療（ドレナージ）を行うことができる．感染胆汁を採取し，培養を行う．ERCP 後膵炎などの合併症もあるため慎重に行う必要がある．

▶ 処置内容

　透視下で内視鏡を十二指腸下行部まで挿入し，十二指腸主乳頭を同定する．造影カテーテルを胆管内に挿入し胆管造影を行い，得ら

れた画像から診断し治療する.

- 内視鏡的乳頭切開術(endoscopic sphincterotomy):高周波装置を用い乳頭切開し感染胆汁の排出. 処置具による胆管結石の採石が必要.
- 内視鏡的経鼻胆道ドレナージ(endoscopic nasobiliary drainage):胆管内の胆汁を長いチューブを用い経鼻的に体外へドレナージする. 胆汁の性状やチューブからの造影により残存結石を確認できる(鼻咽頭の違和感が強く自己抜去のリスクに注意する).
- 内視鏡的胆道ドレナージ(endoscopic biliary drainage):乳頭から胆管にステントを留置する. 生理的な胆汁排泄が行えるが, ドレナージ効果を直接確認できない.

▶ **病棟管理**

ドレナージチューブからの排液量や色調(黒緑色は感染胆汁, 非感染胆汁は黄色), 性状(浮遊物など)および位置を確認する.

正常な胆汁生成は 1 日 600 mL 前後である.

超音波もしくは CT ガイド下で透視を用い, 経皮経肝的にドレナージチューブを留置.

❹ 専門医コールのタイミング

重症例では緊急胆道ドレナージを考慮すべきであり, 速やかに消化器内科をコールする.

参考文献
1) Foo NP, et al. Am J Gastroenterol 105(2):328-335, 2010(PMID19826410)
2) Mohsen AH, et al. QJM 95(12):797-802, 2002(PMID12454322)
3) 急性胆管炎・胆嚢炎診療ガイドライン改訂出版委員会. 急性胆管炎・胆嚢炎診療ガイドライン 2013, 医学図書出版, 2013
4) Gomi H, et al. J Hepatobiliary Pancreat Sci 20(1):60-70, 2013 (PMID23340954)

9 敗血症性ショック

疾患概念

敗血症は「感染症によって重篤な臓器障害が引き起こされる状態」であり, 敗血症性ショックは「敗血症に急性循環不全を伴い, 細胞

障害および代謝異常が重度となり，死亡率を増加させる可能性のある状態」と定義される．

初期対応のポイント

- 救急外来・一般病棟では qSOFA（quick SOFA）を活用する
- ICU などの集中治療室では敗血症の診断に SOFA を用いる

❶ 敗血症の診断

a. 救急外来・一般病棟では qSOFA を使用

　救急外来・一般病棟において，感染症あるいは感染症が疑われる患者に対しては，外観（general appearance）やバイタルに加え，qSOFA を評価する．qSOFA を 2 項目以上満たす場合には敗血症を疑い，臓器障害の評価・早期治療介入に加え，頻回なモニタリングを行うために集中治療室への入室を検討する必要がある．

　※敗血症の確定診断には，下記の SOFA スコア（合計 2 点以上の急上昇）を用いる必要あり．

> **qSOFA 基準**
> 意識変容
> 呼吸数 ≧ 22 回/min
> 収縮期血圧 ≦ 100 mmHg

- 呼吸数は重要！
- qSOFA の「意識変容」を客観的に評価する場合は，Glasgow Coma Scale（GCS）を用い GCS < 15 をもって意識変容ありと評価する．

b. ICU などの集中治療室では SOFA を使用

　ICU などの重症管理においては，感染症もしくは感染症の疑いがあり，SOFA スコア合計 2 点以上の急上昇を確認し，敗血症と診断．

【SOFA スコア】

スコア	0	1	2	3	4
意識 Glasgow Coma Scale	15	13〜14	10〜12	6〜9	< 6

（次頁に続く）

呼吸 PaO₂/FiO₂ (mmHg)	≧ 400	< 400	< 300	< 200 および呼吸補助	< 100 および呼吸補助
循環	平均血圧≧ 70 mmHg	平均血圧< 70 mmHg	ドパミン> 5μg/kg/min あるいはドブタミン併用	ドパミン 5～15μg/kg/min あるいはノルアドレナリン ≦ 0.1μg/kg/min あるいはアドレナリン ≦ 0.1μg/kg/min	ドパミン > 15μg/kg/min あるいはノルアドレナリン > 0.1μg/kg/min あるいはアドレナリン > 0.1μg/kg/min
総ビリルビン値(mg/dL)	< 1.2	1.2～1.9	2.0～5.9	6.0～11.9	> 12.0
血清クレアチニン (mg/dL)	< 1.2	1.2～1.9	2.0～3.4	3.5～4.9	> 5.0
尿量(mL/day)				< 500	< 200
凝固血小板数(×10³/μL)	≧ 150	< 150	< 100	< 50	< 20

❷ 敗血症性ショックの診断

　敗血症があり，十分な輸液負荷をしても平均血圧 65 mmHg ≧を保つのに血管収縮薬を必要とし，かつ血清乳酸値2 mmol/L（18 mg/dL）を超える場合，診断される.

初期対応のポイント

1. 救急蘇生の CAB(C = circulation, A = airway, B = breath-ing)をまず確認. 循環・呼吸の安定化を図る.
2. 敗血症性ショックが疑われる場合，まず初期輸液を十分に行う. 初期輸液に反応しない場合に，昇圧薬を検討する.
3. 気道確保・換気補助の必要性を検討する.

4. 抗菌薬投与前に必要な各種培養を採取する.
5. 敗血症・敗血症性ショックの認知から少なくとも1時間以内に抗菌薬を投与する.

❶ 初期輸液

敗血症による組織低灌流・血管内容量減少が疑われる症例には必ず,初期輸液として細胞外液 30 mL/kg を3時間以内に投与する(輸液チャレンジ).

初期輸液は大事であるが,輸液量は多すぎても心不全・肺水腫を引き起こし予後不良となることから,初期輸液後は血管内容量・心機能をこまめに評価しながら輸液量を調整する必要がある.

❷ 気道確保・換気補助

一般的な挿管・人工呼吸器管理の適応に.

a. 低酸素血症および高二酸化炭素血症による呼吸不全

※特に NPPV(非侵襲的陽圧呼吸)で改善しない呼吸不全

b. 上気道閉塞が危惧される病態(意識障害に伴う舌根沈下・咳嗽反射消失など)

詳細は他項(『14 呼吸不全』,p.102)に譲るが,意識障害を伴うショック患者では適応について積極的に考える必要がある.

❸ 培養採取

血液培養2セットをはじめ,必要な各種培養(尿・喀痰・髄液・創部)を抗菌薬投与に影響を与えない範囲で,抗菌薬投与前に採取する必要がある.

❹ 抗菌薬投与

抗菌薬選択をする際には

- 感染部位
- 市中発症・院内発症
- 耐性菌の検出歴,施設のアンチバイオグラム
- 患者の免疫状態,治療歴

などを複合的に考慮する必要があるが,感染のフォーカス探しに集中しすぎて抗菌薬投与を遅らせることがあってはならない.敗血症の認知から1時間以内には,その時点で想定される疾患・起炎菌をカバーする抗菌薬をエンピリックに投与する必要がある.特に院内発症・濃厚な医療曝露歴のある患者では広域抗菌薬を開始せざる

を得ない．しかし，広域抗菌薬の使用は耐性菌出現にも繋がるため，各種培養結果判明後には速やかに de-escalation（最適抗菌薬に変更）する必要がある．

※抗菌薬選択に関しては，各疾患を参照．

⑰ Sepsis を呈する疾患の頻度

市中発症・院内発症を問わず Sepsis と診断された患者の感染臓器をみると頻度順に以下となる．
肺（68％），腹腔（22％），血流（20％），尿路（14％），皮膚（13％）
外科的処置が必要なケース（腸管穿孔，尿管閉塞を伴う腎盂腎炎，壊死性筋膜炎など）も少なくないため，適切な画像検査を行うべきである．

❺ 昇圧薬

初期輸液に反応しない敗血症性ショックに対して第一選択薬としてノルアドレナリンを投与する．初期蘇生のゴールの指標としては，平均動脈圧 65 mmHg（組織灌流圧），CVP（前負荷），乳酸値などを参照にする．ノルアドレナリンの反応が不十分な症例では，バソプレシンやアドレナリンの併用を考慮する．

❻ ステロイド

上記で改善がない場合．

処方例
ヒドロコルチゾン（ソル・コーテフ）注　1 回 100 mg　1 日 3 回点滴静注を検討する

入院指示オーダー

- A ライン，中心静脈カテーテルを検討
- 尿道カテーテル

参考文献
1) 日本版敗血症診療ガイドライン 2016（J-SSCG 2016）
2) Rhodes A, et al. Intensive Care Med 43：304-377, 2017（PMID28101605）
3) Vincent JL, et al. Crit Care Med 34（2）：344-353, 2006（PMID16424713）

31 貧血・DIC（播種性血管内凝固）

1 貧血

疾患概念

貧血とは，赤血球量の不足により，身体が必要とする酸素需要が満たせなくなっている状態である．貧血そのものによる症状と，貧血の原因となっている基礎疾患による症状が出現する．貧血患者のその後の経過は基礎疾患により大きく異なり，緊急対応の必要性，重篤な基礎疾患の有無を早期に判断することが肝要である．

診断の要点

❶ 定義

血液の単位容積あたりのヘモグロビン（Hb）量の減少により定義される．WHO の基準を表1に示す．

表1 貧血の基準

	Hb の値
成人男性	< 13 g/dL
成人女性（非妊娠）	< 12 g/dL
妊婦	< 11 g/dL
高齢者（男女問わず）	< 11 g/dL

❷ 疫学

頻度は極めて高く，2010 年の調査では貧血治療を受けている人を除外したデータで男性の約 10%，女性の約 15%（最も多い 40 代女性は約 25%）が貧血の状態であるといわれている．

❸ 病歴

症状は貧血の程度と進行の速さにより多彩だが，倦怠感，動悸，胸部不快感，めまい，浮腫，呼吸困難（軽度のときは労作時のみ）など非特異的である．これらの症状を認める場合に，貧血を疑って血液検査を行うことが重要である．

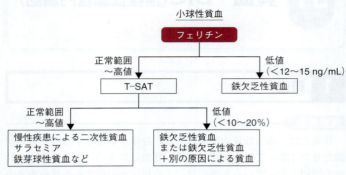

図1 小球性貧血の鑑別

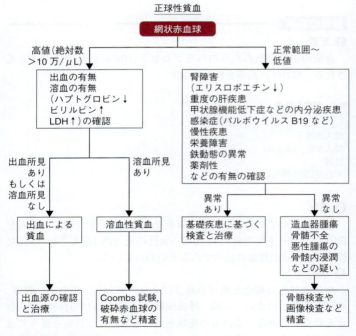

図2 正球性貧血の鑑別

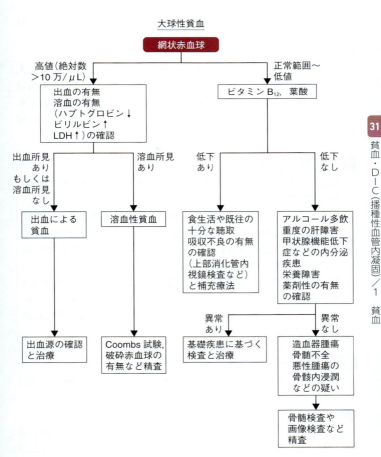

図3 大球性貧血の鑑別
網状赤血球は通常の赤血球より大きいため,出血や溶血に反応して網状赤血球が増加するとMCVが大きくなりやすい.

体重の変動や食生活について,黒色便や血便などの消化管出血を疑う所見の有無,過多月経をきたす婦人科疾患,胃切除術,胆石などの既往,抗血小板薬・抗凝固薬・非ステロイド性抗炎症薬

（NSAIDs）などの薬剤の服用歴，貧血の家族歴などは，その後の対応にもかかわるため確認する．

❹ 鑑別診断

MCV（80 fL 未満：小球性，80〜100 fL：正球性，100 fL 以上：大球性）に基づき行う．小球性では鉄動態，正・大球性では網状赤血球に注目する（図1〜3）．出血・溶血では通常網状赤血球が増加するが，網状赤血球数が減少する病態が合併している場合は必ずしも増加しないことに注意する．

初期対応のポイント

- 貧血の初期対応では緊急性の有無と，基礎疾患の重症度の判断が重要となる．
- 緊急性が高い状態は，バイタルサインに異常があるとき，高度の貧血による非代償性心不全を生じている（呼吸症状がある）とき，貧血が急速に進行しているときである．初期対応しているときも上級医と十分に相談する．
- ２系統以上の血球異常を伴うとき（白血球は分画も確認する）や，高度の凝固異常を伴うとき，急性の臓器障害を伴うときなども，可能であれば早期から専門医と相談しながら診療を進めることが望ましい．

初期対応

まず緊急性を確認する．下記❶〜❸においてバイタルサインの異常を速やかに検知することが重要である．

❶ 大量出血（主に消化管）の有無を確認する

最も緊急性を要する病態は，急性の大量出血である．急性の大量出血が Hb や Hct の低下に反映されるまで 24 時間以上かかるとされており，急性大量出血の早期の徴候としてバイタルサインの変化は重要である（詳細は『18 消化管出血』p.142 参照）．

❷ 高度の貧血による非代償性心不全の有無を確認する

高度の貧血によって重篤な呼吸症状を伴う心不全を合併している場合は基礎疾患を問わず緊急対応が必要である．多くの場合，赤血球輸血が必要となる．輸血による容量負荷により心不全が増悪する可能性があり，輸血量・点滴速度には注意する．

下記の式を用いて必要な輸血量を推定する．

> **①輸血による予測上昇 Hb 値**
> **予測上昇 Hb 値(g/dL)＝投与 Hb 量(g)/循環血液量(dL)**
>
> 投与 Hb 量は，Hb 14 g/dL とすると赤血球製剤 1 単位血液(200 mL に由来する)中の Hb 量は 28 g(容量は 140 mL)．
> 循環血液量は 70 mL/kg とする．
> 標準的な体型であれば 2 単位で Hb 値はおよそ 1~1.5 g/dL 上昇する．

輸血製剤によりビタミンなども補充されることから，緊急輸血の際は，その前に診断のために必要な血液検体を採取しておくことが望ましい．

自己免疫性溶血性貧血の場合，適合血の選択が難しく輸血後の溶血が増悪するリスクもあることから，赤血球輸血を極力避けることが望ましい．しかし，救命的に輸血が必要であると判断された場合は，専門医に相談のうえで躊躇せず実施するべきである．

❸ その他の緊急性のある基礎疾患を有している可能性を確認する

緊急性が高い疾患として，急性白血病(特に急性前骨髄球性白血病)，発熱性好中球減少症，播種性血管内凝固(DIC)，血栓性血小板減少性紫斑病などが挙げられる．上記疾患は，通常，急速に進行し，貧血以外の血算の異常や凝固異常，臓器障害などを合併している．バイタルサインの異常や出血傾向，感染徴候の有無を確認し，血算(白血球分画を含む)，凝固検査，肝機能や腎機能などの一般生化学検査を実施する．

❹ 緊急性が高い状態が除外されたあと

ビタミン B_{12} 欠乏性貧血でみられる Hunter 舌炎による舌乳頭の炎症・萎縮，味覚障害，食思不振や，鉄欠乏性貧血の異食症・匙状爪・口角炎・嚥下障害など，基礎疾患に特徴的な所見は鑑別の助けとなる．これらの所見や症状は，その疾患を想起したうえで改めて観察することによって，はじめてわかることがある．

鉄欠乏性貧血においては，悪性腫瘍を含む消化管疾患を鑑別するため便潜血および上・下部内視鏡検査を検討する．女性の場合は婦人科系の疾患も鑑別する必要があり，産婦人科医に相談する．精査しても貧血の原因が判別できない場合は，放置せずに血液内科医に

相談する.

腎性貧血は CKD G3b 程度から認められる. 腎機能障害があればエリスロポエチン測定を考慮する.

❺ 治療

貧血の治療はその原因である基礎疾患の治療に基づいて行われる. ここでは, 最も頻度の高い鉄欠乏性貧血の治療について記載する.

▶ 鉄欠乏性貧血の治療

鉄欠乏が慢性出血によるものの場合, 出血源の治療が可能であればまずその治療を行う. Hb 10 g/dL 以下で, 貧血に伴う臨床症状があれば, 鉄剤補充を開始する. 経口製剤を第一選択とする. Hb が正常化したあと, 血清フェリチン値が正常化(＞25 ng/mL)するまで, さらに3か月程度継続する. 主な副作用は消化器症状である. 患者に対して, 鉄剤を内服すると便が黒色になることを説明しておく. 副作用が強い場合, 剤型の変更や服用タイミングの変更(朝を夕または眠前に, 空腹時は避けるなど)で対応できることが多い.

経口製剤が副作用で継続困難な場合や, 難治性の慢性出血などで経口製剤では十分な補充が得られない場合は, 静注製剤を使用する. 静注製剤と経口製剤は併用しない(吸収が低下しているため). 静注製剤使用時には, アナフィラキシーショックや過剰投与に注意が必要である.

> **処方例**
> クエン酸第一鉄ナトリウム(フェロミア)錠 50 mg　1日1～2錠を1～2回に分けて投与
> または
> 硫酸鉄水和物(徐放錠)(フェロ・グラデュメット)錠 105 mg　1回1錠　1日1回

▶ 副作用などで上記処方が内服困難なとき

> **処方例**
> ピロリン酸第二鉄(インクレミン)シロップ(5%, 鉄として6 mg/mL　1回5～10 mL　1日1回

クエン酸第一鉄ナトリウム(フェロミア)の顆粒製剤を少量で処方しても良い.

▶ **経口継続困難または吸収障害などで経口製剤では効果不十分のとき**

> **処方例**
> 含糖酸化鉄（フェジン）注（鉄として 40 mg/2 mL）　1 回 40～
> 120 mg　1 日 1 回　点滴静注. 5%ブドウ糖液　50 mL に溶解
> してはじめは緩徐に開始して 30 分程度で投与

※過剰投与を避けるために治療開始前に鉄必要量を算出しておく. 計算式例（他の計算式を用いてもよい）

総投与鉄量(mg) = 〔2.72 ×（16 − Hb(g/dL)）+ 17〕×体重(kg)

❻ 緊急時以外の赤血球輸血

緊急性がない場合, 赤血球輸血以外の方法で治療可能である疾患（鉄欠乏性貧血, ビタミン欠乏性貧血, 腎性貧血など）に対しては通常輸血は行わない. Hb 7 g/dL 未満が赤血球輸血を行う目安とはされているが, 背景疾患や貧血の進行度, 罹患期間, 日常生活や社会生活の活動状況, 合併症（主に心臓・肺）の有無などにより赤血球輸血の適応は異なるため, Hb 値のみで一律に判断すべきではない. 赤血球輸血をする場合には, 日常生活に支障をきたす循環器系の臨床症状（労作時の動悸・呼吸困難, 浮腫など）が生じない範囲で必要最小限の輸血量になるよう留意する. また, どのような場合でも, 赤血球輸血にて Hb 値を 10 g/dL 以上に上げる必要はない.

2 DIC（播種性血管内凝固）

疾患概念

重篤な基礎疾患によって引き起こされる広範かつ持続的な著しい凝固系活性化に伴い細小血管内に微小血栓を多発する病態である. これにより多臓器に障害が生じる. また, 同時に生じる線溶系活性化は基礎疾患によりその程度が異なる（図4）. 進行すると, 血小板, 凝固因子などが大量に消費され, 消費性凝固障害に至る. 線溶亢進と消費性凝固障害により出血症状をきたす.

診断の要点

DIC の診断基準には旧厚生省 DIC 診断基準, 国際血栓止血学会

(ISTH)overt-DIC 診断基準，急性期 DIC 診断基準（表1）がある．旧厚生省・ISTH の基準は典型的な DIC に至るまで診断基準を満たさない，ISTH・急性期基準は一部の疾患群に適応できないなどの欠点がそれぞれにある．急性期 DIC 診断基準は感染症や熱傷など救急患者の早期診断に有効である．

既存の診断基準に厳格に合致するかどうかよりも，DIC の基礎疾患（表2）がある患者に DIC らしい病態が合併していることを早期に（pre-DIC または mild DIC の段階で）認識することが重要で，治療開始時期を遅らせることがないようにする．また，DIC により変

表1 DIC の診断基準（詳細は成書参照，文献5より引用）

	旧厚生省 DIC 診断基準	ISTH overt-DIC 診断基準	急性期 DIC 診断基準
基礎疾患	基礎疾患あり：1点	基礎疾患は必須項目	基礎疾患は必須項目
臨床症状	出血症状あり：1点 臓器症状あり：1点	臨床症状は考慮されていない	要除外診断 SIRS（3項目以上）：1点
血小板数 （×10⁴/μL）	8＜≦12：1点 5＜≦8：2点 ≦5：3点	5～10：1点 ＜5：2点	8＜≦12 or 30%以上減少/24h：1点，＜8 or 50%以上減少/24h：3点
フィブリン分解産物	FDP（μg/mL） 10≦＜20：1点 20≦＜40：2点 40≦：3点	FDP，D-ダイマー，SF 中等度増加：2点 著明増加：3点	FDP（μg/mL） 10≦＜25：1点 25≦：3点 D-dimer も FDP との換算表により使用可能
フィブリノゲン（mg/dL）	100＜≦150：1点 ≦100：2点	＜100：1点	—
プロトロンビン時間（PT）	PT比 1.26≦＜1.67：1点 1.67≦2点	PT秒 3～6秒延長：1点 6秒以上延長：2点	PT比 1.2≦：1点
DIC 診断	7点以上 （白血病群では，出血症状と血小板数を除いて，4点以上）	5点以上 （白血病群には適応できない）	4点以上 （白血病群には適応できない）

表2 DICの基礎疾患

1. 重症感染症, 敗血症
2. 造血器腫瘍
   急性前骨髄球性白血病など
3. 固形腫瘍（進行癌が多い）
4. 産科疾患
   前置胎盤, 常位胎盤早期剥離など
5. 肝疾患
   劇症肝炎など
6. ショック
7. 血管関連疾患
   腹部大動脈瘤
   巨大血管腫など
8. 低体温
9. 急性膵炎
10. 外傷
11. 熱傷
12. その他
    熱中症, 横紋筋融解, 不適合輸血, 蛇咬傷など

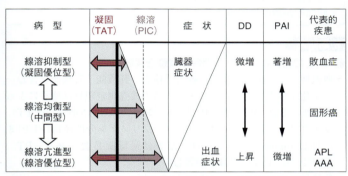

TAT：トロンビン-アンチトロンビン複合体, PIC：プラスミン-α_2プラスミンインヒビター複合体, DD：D-dimer, PAI：プラスミノゲンアクチベータインヒビター, APL：急性前骨髄球性白血病, AAA：腹部大動脈瘤

図4 DICの病型分類
(丸山征郎, 他. 科学的根拠に基づいた感染症に伴うDIC治療のエキスパートコンセンサス. 日本血栓止血学会誌 20：77-113, 2009)

動する検査値（血小板減少やFDP, D-dimerの上昇など）は非特異的であるため, 同様の検査異常をきたす疾患・病態を鑑別する.

臨床経過により急性, 慢性に分類することもある. 臨床経過は基礎疾患に大きく依存しており, 急性の経過をとるものは, 重症感染症, 急性白血病, 劇症肝炎, 産科合併症, 外傷, 熱傷, 急性膵炎などである. 固形癌, 腹部大動脈瘤などは慢性の経過をとる.

DICは図4のとおり, 線溶系の活性化の程度により, 線溶抑制型, 線溶均衡型, 線溶亢進型に大まかに分類される.

> ## 初期対応のポイント
> - DIC の基礎疾患を有する場合や基礎疾患の重症度が高い場合は，凝固・線溶系の検査を実施する
> - DIC が疑われる場合は上級医・専門科医師と相談したうえで下記を進める．
> - 基礎疾患の治療を最優先し継続する．
> - 基礎疾患や症状，凝固・線溶系のマーカーの推移から病型や病態を判断し，抗凝固療法の適応を検討し，必要に応じ使用を開始する．
> - 補充療法の適応を検討する．
> - 観血的処置は原則避ける．

初期対応

❶ DIC の合併が疑われる場合は検査を実施

- 血液検査で，血算，凝固・線溶系検査，肝機能・腎機能を含む一般生化学検査を行う．凝固・線溶系の検査測定項目は施設によっても変わるが，PT，活性化部分トロンボプラスチン時間（APTT），フィブリノゲン，フィブリン・フィブリノゲン分解産物（FDP）または D-dimer，アンチトロンビンは最低限必要である．PT，APTT のみでは早期診断が難しい．

- 他には，トロンビン・アンチトロンビンⅢ複合体（TAT），PIC，α_2 プラスミンインヒビター（α_2PI），プラスミノゲンなどが，診断・病型判断・補充療法の適応などにおいて有用である．TAT は凝固亢進で上昇する．線溶亢進で PIC は上昇し，α_2PI，プラスミノゲンは低下する．

- 過去のデータがあれば経時的な変化も参考になる．

❷ 抗凝固療法

　いずれの抗凝固療法も弱いエビデンスに基づいており，推奨される特定の治療法はない．DIC を合併している時点で基礎疾患は非常に重篤である可能性が高く，抗凝固療法実施の可否や薬剤の選択に関しては，基礎疾患を治療している担当医師，血液内科医や集中治療医など専門科医師とよく相談したうえで決定する．

a. ヘパリン類

　血栓症状が主体で出血症状がないか軽度の場合にはヘパリン類が

使用されることが多い．出血性合併症とヘパリン起因性血小板減少症に注意する．

> **処方例** ダルテパリンナトリウム（フラグミン）注　75 単位/kg/日　24
> 時間持続静注
> または
> ダナパロイドナトリウム（オルガラン）注　1 回 1,250 単位　1
> 日 2 回　点滴静注

ダナパロイドは腎障害時に 1 日 1 回投与にするなど減量が必要．

b. 合成プロテアーゼ阻害薬

アンチトロンビン非依存性の抗トロンビン活性をもつ．出血性合併症は少なく，出血症状のためにヘパリン類が使用しにくい場面で適応となる．ナファモスタットメシル酸塩は抗線溶活性も強力であり，線溶亢進型 DIC にも有効である．半減期が短いため 24 時間持続静注が必要である．静脈炎と高カリウム血症に注意する．

> **処方例** ナファモスタットメシル塩酸（フサン）注
> 5％ブドウ糖液 500〜1,000 mL で溶解し
> 1.44〜4.8 mg/kg/日　24 時間持続静注

c. 遺伝子組み換えトロンボモジュリン製剤

抗凝固作用に加えて抗線溶作用と抗炎症作用も有している．トロンビン存在下で抗凝固活性を有するため，ヘパリン類などより出血の副作用が少ないと考えられている（活動性出血がある場合は使用不可）．

> **処方例** トロンボモデュリン　アルファ（リコモジュリン）注　生理食塩
> 液　100 mL で溶解し
> 1 回 380 単位/kg　1 日 1 回　30 分で点滴静注

重度の腎障害時や血液透析療法施行中の患者には 130 単位/kg に減量が必要．

❸ 補充療法

a. 輸血製剤

血小板数，凝固因子が消費により高度に減少した場合に輸血製剤を使用する．血小板，凝固因子いずれも通常よりも半減期が短く

なっているため，頻回に血液検査を行い適宜補充を検討する．

通常，血小板輸血のトリガー値は血小板数1万～2万/μLである．DICにおいては，血小板数が急速に5万/μL未満へと低下して出血症状を認める場合，あるいは観血的処置を必要とする場合に，血小板輸血の適応となる．

処方例 濃厚血小板　1回10単位　30分～1時間かけて輸血

DICにおいて，PT延長（INR 2.0以上），APTT延長（基準上限の2倍以上），低フィブリノゲン血症（100 mg/dL以下）において新鮮凍結血漿の投与が適応となる．理論上は，新鮮凍結血漿8～12 mL/kgを投与することにより，凝固因子の血中レベルは約20～30%上昇する．実際には必要量がもう少し多くなることもあり，容量負荷に注意する．凝固因子は融解後よりすぐに失活しはじめるため，融解後3時間以内に輸血する必要があり，複数バッグに分かれている場合，融解するタイミングにも留意する．

処方例 新鮮凍結血漿　1回8～12 mL/kg　1日1回　輸血

b. アンチトロンビン製剤

アンチトロンビン活性が70%以下のときに投与を検討．特にヘパリン類を使用しているときにアンチトロンビン活性が低いと十分な抗凝固活性が期待できなくなるため使用を検討する．

処方例 乾燥濃縮人アンチトロンビンⅢ（ノイアート，アンスロンビンP）注　1,500単位/日　緩徐に静注もしくは点滴静注
アンチトロンビン ガンマ（アコアラン）注　36国際単位/kg/日
緩徐に静注もしくは点滴静注

c. 抗線溶療法

DICに対する抗線溶療法は一般的には禁忌である．ただし，著明な線溶活性化を伴った非感染性DIC症例における重症の出血症状に対して，抗線溶療法が有効な場合がある．必ず専門医の監督下で行う．

参考文献
1) Blanc B, et al. Nutritional anaemias. Report of a WHO Scientific Group. WHO

Tech Rep Ser 405：1-40, 1968
2）日本鉄バイオサイエンス学会．鉄剤の適正使用による貧血治療指針　改訂第2版，2009
3）厚生労働省．血液製剤の使用指針，2017
4）Wada H, et al. J Thromb Haemost 11：761-767, 2013（PMID23379279）
5）林朋恵，他．DIC の病態・診断．日本血栓止血学会誌 19：344-347, 2008
6）朝倉英策，他．日本血栓止血学会 DIC 診断基準暫定案．日本血栓止血学会誌 25：629-646, 2014
7）丸山征郎，他．科学的根拠に基づいた感染症に伴う DIC 治療のエキスパートコンセンサス．日本血栓止血学会誌 20：77-113, 2009

32 悪性腫瘍総論・Oncologic Emergency

1 悪性腫瘍総論

臨床腫瘍学の基本

がん診療においては①組織診断と②病期(ステージング)，③患者状態の把握が重要となる．それにより最適な治療方法や予後の推定を行うことが可能となる．

❶ 組織診断

Tissue is issue と言われるように，治療開始前には正確な病理組織診断をつける必要がある．組織診断なしに治療を開始するのは肝細胞がんなどごく一部であり，画像診断だけで治療を開始すべきではない．

❷ 病期(ステージング)

臓器別の Union for International Cancer Control(UICC) TNM 分類に則り正確な病期分類を行う．日本では癌取扱い規約も頻用されるため両者を理解する必要がある．

❸ 患者状態の把握

患者の全身状態の把握には ECOG Performance status(PS)が使用される(**表1**)．そのほか年齢や基礎疾患，合併症，社会背景などの評価を行う必要がある．

表1 ECOG PS

Score	定義
0	全く問題なく活動できる． 発病前と同じ日常生活が制限なく行える．
1	肉体的に激しい活動は制限されるが，歩行可能で，軽作業や座っての作業は行うことができる． 例：軽い食事，事務作業
2	歩行可能で自分の身の回りのことはすべて可能だが作業はできない． 日中の50%以上はベッド外で過ごす．

(次頁に続く)

表 1 （続き）

Score	定義
3	限られた自分の身の回りのことしかできない. 日中の 50%以上をベッドか椅子で過ごす.
4	全く動けない. 自分の身の回りのことは全くできない. 完全にベッドか椅子で過ごす.

(Common Toxicity Criteria, Version2.0 Publish Date April 30, 1999
http://ctep.cancer.gov/protocolDevelopment/electronic_applications/docs/ctcv20_4-30-992.pdf
JCOG ホームページ http://www.jcog.jp/)

治療目標

　がん治療において治療目標の設定と理解は重要である．治癒を目指す治療（切除可能な固形腫瘍の術前・術後や血液悪性腫瘍，胚細胞腫瘍など）においては，標準治療を強度を落とさず行うことが重要となる．一方，症状緩和と延命が目標になる場合は治療によるメリット，デメリットを考慮し QOL も重視して治療を行う．

がん薬物療法の適応

　がん薬物療法の適応は原則 PS 0 か 1 であり，PS 3 以上の患者では適応とならない．しかし抗がん剤の効果が大きく期待できる血液悪性腫瘍や胚細胞腫瘍，小細胞肺がんや EGFR 変異，ALK 転座を有する非小細胞肺がんなどは，全身状態不良でも治療を勧める場合もある．高齢者の場合は有害事象のリスクも大きく，PS だけでなくより詳細な機能評価（IADL，認知，社会的支援，栄養状態）が必要となる．

治療効果判定

　固形がんの場合，がん薬物療法の効果判定には RECIST 1.1 を用いる（表 2）．あくまで画像上の効果判定であり，臨床的な効果（症状の改善など）も考慮し総合的な効果判定を行う．RECIST を用いて効果判定を行う場合，詳細は RECIST ガイドラインを参照し用いること．

表2 RECIST 1.1

標的病変の評価
完全奏効(Complete Response；CR)
すべての標的病変の消失 標的病変として選択したすべてのリンパ節病変は，短径で10mm未満に縮小しなくてはならない
部分奏効(Partial Response；PR)
ベースライン径和に比して，標的病変の径和が30%以上減少
進行(Progressive Disease；PD)
経過中の最小の径和(ベースライン径和が経過中の最小値である場合，これを最小の径和とする)に比して，標的病変の径和が20%以上増加，かつ，径和が絶対値でも5mm以上増加
安定(Stable Disease；SD)
経過中の最小の径和に比して，PRに相当する縮小がなくPDに相当する増大がない

・E.A. Eisenhauer, et al. New response evaluation criteria in solid tumours：revised RECIST guideline(version 1.1). Eur J Cancer 2009；45(2)：228-47
・固形がんの治療効果判定のための新ガイドライン(RECISTガイドライン)改訂版version 1.1 -日本語訳JCOG版より引用，改変　JCOGホームページ(http://www.jcog.jp/)

2 Oncologic Emergency

A 脊髄圧迫症候群

❶ 疾患概念

　脊髄圧迫症候群とは硬膜外の腫瘍により，脊髄が圧迫され疼痛や運動感覚障害が起こる悪性腫瘍合併症である．多くは椎体への転移性腫瘍によって起こる．治療介入の遅れが，重篤な神経学的後遺症につながる可能性があり，各専門科(放射線科，放射線腫瘍科，整形外科)との連携をとり早期の診断，治療介入を行うことが重要である．

❷ 診断の要点

a. 背景疾患

　肺癌，乳癌，多発性骨髄腫が3大原疾患として知られている．

b. 症状・身体所見

　疼痛は90%以上の患者でみられ，その他の神経学的症状の出現

に先行することが多い．障害を受けた神経レベルの運動障害，感覚障害を起こす．第2腰椎以下の神経障害は膀胱直腸障害が出現することがあり，失禁の有無や直腸診で肛門括約筋の緊張度や感覚を確認する．

治療開始前の神経学的障害の程度が神経学的予後に最も影響するため，早期診断，早期治療介入が重要となる．

c. 検査

MRIが診断のゴールドスタンダード．多発発生することもあり全脊椎の評価が望ましい．

d. 鑑別

最も重要な疾患は硬膜外膿瘍である．症状からは鑑別困難なこともあり，画像検索が必須である．

初期対応のポイント

- 少しでも本疾患を疑う症例には緊急 MRI をオーダー(夜間であっても)
- デキサメタゾン 10 mg 静脈注射
- 整形外科医と手術適応につき協議

初期対応

❶ 内科的治療

処方例
デキサメタゾン 10 mg 静注
その後，1回 4 mg　1日 4回静注もしくは内服．2週間程度かけて漸減

❷ 放射線治療

手術の適応にならない患者や，手術を行った患者でも，術後に放射線照射を行うことで疼痛緩和や腫瘍の局所制御，神経学的予後の改善も期待できる．

処方例
照射線量：3 Gy × 10回(予後が短い症例には 8 Gy × 1〜2回の短期照射を検討)

❸ 外科的治療

脊椎不安定性が高い場合や発症早期(48時間以内)，1椎体のみの

病変，3か月以上の予後が期待できる症例においては放射線治療単独よりも神経学的予後が改善するとされる．適応については整形外科医と相談する．

処方例 放射線治療単独に加え外科的治療（除圧術±後方固定術）

※なお，脊髄圧迫はきたしていない有痛性椎体圧迫骨折に対し，経皮的椎体形成術を行うことで短期的な疼痛，機能予後改善が得られることがある．

入院指示オーダー

安静度は脊椎安定性により異なるので，整形外科医と相談する．

血糖測定指示や便秘対策，深部静脈血栓症（DVT）予防の指示を行う．

参考文献
1) Loblaw DA, et al. J Clin Oncol 23：2028-2037, 2005（PMID15774794）
2) Patchell RA, et al. Lancet 366（9486）：643-648, 2005（PMID16112300）

B 上大静脈症候群

❶ 疾患概念

頭部，上肢，体幹上部の静脈が流入する上大静脈（SVC）が閉塞することによって起こる．静脈圧の上昇が，気道閉塞や脳浮腫，低血圧をきたすことがある．重症度を把握し緊急対応が必要かどうかを判断することが重要である．

❷ 診断の要点

a. 背景疾患

3大疾患は非小細胞肺がん（50％），小細胞肺がん（22％），悪性リンパ腫（12％）である．胚細胞腫瘍は頻度としては低い（3％）が治癒可能な疾患であり見逃してはならない．その他乳癌の転移，胸腺腫，悪性中皮腫．

b. 症状

顔面浮腫は80％以上の患者でみられる．頸部，胸部の表在静脈拡張や咳嗽，呼吸困難は半数程度でみられる．脳浮腫症状として頭痛やめまいもみられる．

見逃してはならない徴候は stridor，意識障害，失神，低血圧である．

c. 検査

胸部造影 CT が第一選択となる．原因となる腫瘍性病変がないかを確認すると同時に，腫瘍による物理的な気道狭窄がないかもチェックする．脳浮腫症状がある場合は，頭蓋内転移の除外のため頭部造影 CT や MRI を考慮する．

d. 鑑別

担癌患者では血栓症のリスクが高く，特に CV カテーテルやペースメーカーなどのデバイスに関連した血栓症は鑑別すべきである．

> **初期対応のポイント**
> ● まずは症状から重症度分類を行う．
> ● 意識障害や stridor，失神，低血圧があれば緊急ステント挿入を考慮．
> ● それ以外では組織診断に基づいて治療を選択する．

❸ 重症度分類

以下に示す重症度分類が汎用される．

Grade		症状	頻度
0	無症状	画像所見のみ	10%
1	軽症	頭頸部の浮腫	25%
2	中等症	軽度嚥下障害，咳嗽，眼瞼の可動制限，視力障害	50%
3	重度	中等度以下の脳浮腫（頭痛，めまい），喉頭浮腫（嗄声）	10%
4	致死的	重度の脳浮腫（意識障害），喉頭浮腫（stridor），血行動態不安定（失神，低血圧）	5%
5	死亡	死亡	< 1%

❹ 治療

経験的なアルゴリズムが受け入れられており，参考として治療を行う（図 1）．

重症度と，組織診断による化学療法，放射線療法への反応性により治療方針が決定する．

▪ 組織診断がついていない場合，アプローチ可能な生検部位に応じ

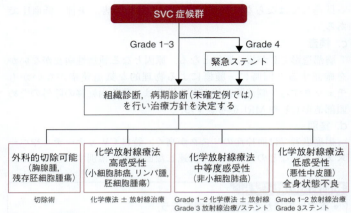

図1 SVC症候群の治療アルゴリズム

て専門家に相談する．
- ステント留置の適応と考えられる場合は放射線科（IVR）に依頼する．ステント留置後は抗凝固療法が必要となる．
- 支持療法として臥位を避けること．点滴が必要であれば下肢からが望ましい．
- 利尿薬やステロイドの効果は確立されていない．なおステロイド投与は組織診断に影響を与える可能性もあり注意を要する．

参考文献
1) Wilson LD, et al. N Engl J Med 356：1862-1869, 2007（PMID17476012）
2) Yu JB, et al. J Thorac Oncol 3(8)：811-814, 2008（PMID18670297）

C 発熱性好中球減少症（→ p.252, 254 参照）

❶ 疾患概念

好中球減少時の発熱は急速に重症化する危険性が高く，発熱性好中球減少症（febrile neutropenia；FN）は内科的緊急症の１つである．問診・診察，各種検査，リスク評価を行いつつ迅速かつ的確に経験的抗菌薬治療を行えるかが重要となる．

❷ 診断の要点

a. 定義

好中球数が 500/μL 未満，または 1,000/μL 未満で 48 時間以内に 500/μL 未満に減少すると予測される状態で，腋窩温 37.5℃ 以上の発熱を生じた場合.

b. 症状

FN 患者で特異的な感染臓器・微生物が明らかになるのは 20〜30％程度であり，症状は非特異的である.

A（Anal：肛門），I（Indwelling catheter：カテーテル挿入部位），U（Upper GI：上部消化管），E（Eye：眼），O（Oral：口腔内，歯周組織），S（Skin：皮膚，Sinus：副鼻腔）を中心に注意深く診察する. 直腸診は菌血症を誘発する可能性があり原則施行しない.

c. 検査

- 血液検査：CBC（分画含む），生化学，肝機能検査
- 血液培養：抗菌薬開始前に 2 セット以上の採取を行う. 中心静脈カテーテルが挿入されている場合は各ルーメンと末梢静脈からそれぞれ 1 セット採取する.
- 胸部単純 X 線，尿定性なども積極的に考慮すべきである.
- 喀痰培養，尿培養，便（*Clostridium difficile* 毒素），髄液検査など，その他感染が疑われる部位からの検体検査を行う.

初期対応のポイント

- 血液培養 2 セットは必ず採取. 血液検査，胸部単純 X 線，尿定性も積極的に採取（感染の focus を検索する）
- 同時に抗緑膿菌活性のある抗菌薬を迅速に投与
- リスク評価を行い外来管理可能かどうか判断する

初期対応

❶ リスク評価

血液系悪性腫瘍を除くほとんどの化学療法は外来で行われるものであり，化学療法中の発熱時に外来管理を継続できるかという点でもリスク評価は重要である. Multinational Association for Supportive Care in Cancer scoring system（MASCC スコア）が頻用される（表 4）. 高リスク患者は入院による治療が必要であり，低リスク患

表4 MASCC スコア

項目	スコア
臨床症状	
● 無症状	5
● 軽度	5
● 中等度	3
血圧低下なし	5
慢性閉塞性肺疾患なし	4
固形がん　もしくは 造血器腫瘍で真菌感染症の既往なし	4
脱水症状なし	3
外来管理中の発熱	3
60 歳未満	2

※ 21 点以上を低リスク，20 点以下を高リスク症例とする
※ 遷延する重要な好中球減少（ANC ＜ 100 が 7 日間以上）もリスク因子として重要

者は外来での治療対象となる可能性がある.

❷ 原因微生物

　以前は緑膿菌や大腸菌などのグラム陰性菌が優位であったが，近年はコアグラーゼ陰性ブドウ球菌，黄色ブドウ球菌などのグラム陽性球菌の頻度が高くなっている.

❸ 治療

　頻度こそ低くなっているがその死亡率の高さゆえ，緑膿菌をはじめとしたグラム陰性桿菌をスペクトラムに含む β ラクタム系での抗菌薬加療を行う. 血液培養を採取したのち，その他の検索を行う前に迅速に抗菌薬投与を開始することが推奨されている.

　耐性菌感染の既往や入院歴，予防内服を含めた抗菌薬使用歴の聴取も，経験的抗菌薬治療において重要となる.

a. 低リスク群

> **処方例**
> シプロフロキサシン（CPFX）錠　1 回 200 mg　1 日 3 回
> 　＋アモキシシリン・クラブラン酸（AMPC/CVA）　1 回
> 　　500 mg　1 日 3 回
> または
> モキシフロキサシン（MFLX）　1 回 400 mg　1 日 1 回（抗緑膿菌
> 　活性がないことに注意）

b. 高リスク群

> **処方例**
>
> セフェピム（CFPM）　1回1〜2g　8時間ごと　点滴静注
> または
> ピペラシリン・タゾバクタム（PIPC/TAZ）　1回4.5g　6時間ごと　点滴静注
> または
> メロペネム（MEPM）　1回1〜2g　8時間ごと　点滴静注

※バンコマイシン（抗MRSA薬）は①バイタル不安定，②肺炎，③皮膚・軟部組織感染，④カテーテル感染の疑い，⑤血液培養からグラム陽性菌が判明，⑥キノロン予防内服中で重症粘膜炎を伴う，場合に併用を考慮する．

※抗菌薬を4〜7日間投与しても発熱の持続や再発が見られ，なおかつ好中球減少期間が7日間を超えると予想される患者ではカンジダ属やアスペルギルス属などの侵襲的真菌感染症に対する経験的治療や検査が推奨される．抗真菌薬の投与期間は感染の有無や部位によって異なる．

※ドレナージが必要な感染症（急性閉塞性化膿性胆管炎，複雑性尿路感染症，膿瘍形成）や多剤耐性菌が検出された場合は各専門家へ相談する．

参考文献
1) Freifeld AG, et al. Clin Infect Dis 52（4）：e56-93, 2011（PMID：21258094）
2) 日本臨床腫瘍学会（編）．発熱性好中球減少症診療ガイドライン，南江堂，2012

D　腫瘍崩壊症候群

❶ 疾患概念

腫瘍崩壊症候群（tumor lysis syndrome；TLS）とはがん細胞の崩壊によって大量のK，P，核酸が全身循環に放出され，核酸の代謝によって生じる尿酸の沈殿物やリン酸カルシウムが尿細管に沈着し急性腎障害を起こす．さらに電解質異常は不整脈や痙攣などを引き起こし時に致死的となる．造血器腫瘍に対する化学療法での発症が多いが固形腫瘍でも発症し，分子標的薬での報告例も増えている．リスク管理と予防が最も重要である．

❷ 診断の要点

a. 定義

Cairo-Bishop の診断基準が用いられる.

悪性腫瘍に対する全身治療開始 3 日前から 7 日後の間に Laboratory TLS の検査値異常を 2 項目以上満たした場合.

Laboratory TLS

検査	検査値	ベースラインからの変化
尿酸	≧ 8 mg/dL	25%以上の上昇
カリウム	≧ 6 mg/dL	25%以上の上昇
リン	≧ 4.5 mg/dL	25%以上の上昇
カルシウム	≦ 7 mg/dL	25%以上の減少

b. Clinical TLS

Laboratory TLS の定義をみたし，かつ①血清 Cr 値上昇（正常上限の 1.5 倍以上），②不整脈／突然死，③痙攣のいずれかを満たした場合.

初期対応のポイント

- 治療開始前に尿酸，K，P，Ca を評価
- リスク評価を行い適切な予防を行う
- 電解質異常や腎障害が改善しない場合，腎代替療法を考慮する

初期対応

❶ リスク評価

悪性腫瘍の種類や腫瘍の大きさや勢い，腎機能などでリスク評価が行われる（**表 5**）．治療前に laboratory TLS がある場合，高リスクに分類される

中間リスクで腎機能障害がある場合，高リスクとなる.

表5　TLS リスク評価

腫瘍の種類	低リスク	中間リスク	高リスク
固形腫瘍	○	Bulky mass（腫瘍径≧ 10 cm）胚細胞腫瘍や小細胞がん肝転移	
多発性骨髄腫	○		
慢性骨髄性白血病	○		
ホジキンリンパ腫	○		
低悪性度非ホジキンリンパ腫	○		
中悪性度非ホジキンリンパ腫	LDH 正常	LDH ＞正常上限Bulky なし	LDH ＞正常上限Bulky あり
急性骨髄性白血病	WBC ＜ 25,000LDH ＜ 2 ×正常上限	WBC 25,000〜100,000WBC ＜ 25,000かつ LDH ≧ 2 ×正常上限	WBC ＞ 100,000
急性リンパ性白血病		WBC ＜ 100,000かつ LDH ＜ 2 ×正常上限	WBC ＞ 100,000LDH ≧ 2 ×正常上限
バーキットリンパ腫リンパ芽球性リンパ腫		LDH ＜ 2 ×正常上限	LDH ≧ 2 ×正常上限　あるいはStage Ⅲ／Ⅳ

32

悪性腫瘍総論・Oncologic Emergency／2　Oncologic Emergency

❷ 予防

リスク	予防
低リスク群	治療開始後から化学療法投与 24 時間後まで 以下の項目を 1 日 1 回モニタリング 項目：尿量(In/Out)と血清尿酸，カリウム，リン，カルシウム，クレアチニン，LDH
中間リスク群	上記項目の 8〜12 時間ごとのモニタリング 大量補液 アロプリノールもしくはフェブキソスタットの投与 ※治療開始前に高尿酸血症(尿酸値 > 7.5 mg/dL)が存在する場合はラスブリカーゼの投与を考慮
高リスク群	ICU などで上記項目の 4〜6 時間ごとのモニタリング 大量補液 ラスブリカーゼの投与

a. 大量補液

処方例 100 mL/m²/時の尿量確保を目標に 3 L/m²/日程度の補液

K と Ca が含有されている輸液製剤は初期投与としては避けるべきである．

b. 尿酸降下薬

処方例
1) アロプリノール(ザイロリック)錠　1 回 100 mg　1 日 3 回
（腎機能に応じて用量調整が必要）

または

2) フェブキソスタット(フェブリク)錠　1 回 60 mg　1 日 1 回
化学療法開始 24〜48 時間前に開始し，3〜7 日で終了．

＋リスクに応じて

3) ラスブリカーゼ(ラスリテック)注　1 回 0.2 mg/kg　1 日 1
回点滴静注　必要に応じて繰り返す．
化学療法開始 4〜24 時間前までに投与．
妊婦や授乳期の女性，G6PD 欠損症の患者には禁忌．
ラスブリカーゼ投与後の尿酸値モニターの際は血液検体を氷冷した試験管に入れ 4 時間以内に測定．

❸ 治療

適切な予防を行っても 3〜5%の患者は TLS を発症する．

各種電解質異常や急性腎障害に対する治療は他項を参照.

▶ 入院指示オーダー

適切な予防, 治療を行ったにもかかわらず, 腎機能障害や電解質異常が改善しない場合, 腎臓内科と腎代替療法導入を相談する.

参考文献
1) Cairo MS, et al. Br J Haematol 127(1): 3-11, 2004(PMID15384972)
2) Cairo MS, et al. Br J Haematol 149(4): 578-586, 2010(PMID20331465)
3) 日本臨床腫瘍学会(編). 腫瘍崩壊症候群(TLS)診療ガイダンス, 金原出版, 2013

E 高 Ca 血症

❶ 疾患概念

高 Ca 血症は担癌患者の電解質異常としては比較的多く, 30%程度のがん患者で合併する. 説明のつかない症状をみたら高 Ca 血症を疑う必要がある. 不整脈や意識障害を引き起こすこともあり, 迅速な介入が必要な場合がある. 本項では, 腫瘍関連の高 Ca 血症のみ記載する. 高 Ca 血症についての詳細は, 『24 電解質異常—高 Ca 血症』(p.209)参照.

❷ 診断の要点

a. 機序

機序	頻度(%)	骨転移	原因物質	がん種
局所溶骨性	20	広範囲	サイトカインケモカイン	乳癌, 多発性骨髄腫, リンパ腫
Humoral hypercalcemia of malignancy (HHM)	80	なし	PTHrP	扁平上皮癌(頭頸部, 食道, 子宮頸癌), 腎細胞癌, 卵巣癌, 成人 T 細胞白血病
ビタミン D 産生性	＜1	さまざま	$1.25(OH)_2D$	悪性リンパ腫(ホジキン＞非ホジキン)
異所性 PTH 分泌	＜1	さまざま	PTH	さまざま

b. 症状

消化器症状, 神経症状, 心血管障害, 腎障害を起こしうる. 嘔気や倦怠感は化学療法や脳転移によっても生じる. 悪性腫瘍のある患

者ではわかりにくいため，注意して疑うことが重要である．
- Ca < 12 mg/dL：便秘，だるさ，抑うつ
- Ca 12〜14 mg/dL：多尿，口渇，食思不振，嘔気，筋力低下
- Ca > 14 mg/dL：不整脈(QT短縮)，意識障害

c. 検査

血中Caイオンの約半分はアルブミンと結合している．イオン化Caの評価のためにアルブミン値で補正を行う．

血清補正Ca値(mg/dL)
= 血清総Ca値(mg/dL) + [4 − 血清アルブミン値(g/dL)]

d. 鑑別

悪性腫瘍が背景にあったとしても原発性副甲状腺機能亢進症の合併を考慮してintact PTHの測定は検討する．Ca，活性型ビタミンD製剤やサイアザイド系利尿薬内服による薬剤性は除外すべきである．

初期対応のポイント

- 担癌患者の消化器症状，神経症状をみたら高Ca血症を鑑別に挙げる
- 高度の高Ca血症(Ca > 14 mg/dL)や有症状の場合は治療介入を行う

初期対応

❶ 治療

悪性腫瘍に伴う高Ca血症の根本治療は現病に対する治療である．

有症状，急速に増加している中等度(Ca 12〜14 mg/dL)，高度(Ca > 14 mg/dL)の高Ca血症の場合，高Ca血症そのものに対する治療介入を行う．

a. 補液

高Ca血症では消化器症状に加え，腎性尿崩症や輸入細動脈収縮をきたすことで腎機能障害を起こす．

処方例 生理食塩液　2〜6 L/日　点滴静注
細胞外液量を補正し，100〜150 mL/時の尿量を確保する．

b. ビスホスホネート製剤

骨吸収を抑制し骨からの Ca 放出を抑制する．80％以上で Ca は正常化するが，効果発現に 2〜4 日かかる．悪性腫瘍に伴う高 Ca 血症に使用する場合，腎機能に応じての減量は必要ないとされるが，投与を継続する場合（骨転移を有する場合や原病のコントロールが困難な場合）は減量を考慮する．投与後 2〜3 日以内の発熱の有害事象あり．

処方例 ゾレドロン酸水和物（ゾメタ）4 mg　15 分以上かけて点滴静注

c. カルシトニン

即効性があるが，48 時間以上の使用で効果は減弱する．

処方例 エルカトニン（エルシトニン）　40 単位＋生食 50 mL　1 時間かけて点滴静注　1 日 2 回　3 日間

d. 糖質コルチコイド

$1,25(OH)_2D$ 上昇を伴うリンパ腫の場合効果が期待できる．

専門医コールのタイミング

重度の腎機能障害があり，ビスホスホネート製剤が使用困難な患者などは腎臓内科と血液透析の導入について検討する．

参考文献

1) Stewart AF. N Engl J Med 352：373-379, 2005（PMID15673803）

①免疫チェックポイント阻害薬の有害事象

これまでがん薬物療法は殺細胞薬や分子標的薬が中心であったが，免疫チェックポイント阻害薬という新しい機序の薬剤が 2014 年から使用可能となった．以降，さまざまな癌腫に使用されるようになった．

免疫チェックポイント阻害薬には抗 CTLA-4 抗体（イピリムマブ），抗 PD-1 抗体（ニボルマブ，ペムブロリズマブ）が含まれ，現在悪性黒色腫や非小細胞肺癌，腎細胞癌で使用されている．殺細胞薬や分子標的薬と異なり腫瘍に直接作用するのではなく，患者の抗腫瘍免疫を高めることで抗腫瘍効果を示すため，immune-related adverse events（irAEs）と呼ばれる過剰な自己免疫応答によるユニークな有害事象をひき起こす．

主な有害事象	頻度（All Grade）
頻度の高いもの	
倦怠感	20〜30%（抗 CTLA-4 抗体で多い）
皮疹・瘙痒感	20%
下痢	10〜20%（抗 CTLA-4 抗体で多い）
関節痛・筋肉痛	5〜10%
特徴的なもの	
甲状腺機能異常	10%（抗 PD-1 抗体で多い）
大腸炎	1〜10%（抗 CTLA-4 抗体で多い）
間質性肺炎	1〜5%
肝炎	1〜7%
下垂体炎	3%（抗 CTLA-4 抗体で多い）
ブドウ膜炎，心筋炎	< 1%
劇症 1 型糖尿病や重症筋無力症	

〔Spain L, et al. Cancer Treat Rev 44：51-60, 2016（PMID26874776）より〕

投与中だけでなく，投与終了後の発現も報告があるので注意したい．対処法として中等症以上（CTCAE ≥ Grade 2）であればステロイド投与が必要とされるが，抵抗性の場合，抗 TNF-α 抗体であるインフリキシマブの投与を検討する．

33 がん患者の疼痛コントロール

定義

　本項では，がんによる身体的疼痛の薬物療法について取り扱う．鎮痛薬の使用法に関して述べるが，社会的痛み，精神的痛み，スピリチュアルな痛みと，お互いに関連しており，トータルペインとして捉えることが前提である．

疫学

- 痛みはがん患者の70％にみられる
- 痛みのある患者の2/3は複数の痛みの原因を持ち，1/3は神経障害性疼痛である
- がん患者の痛みの80％は強オピオイド鎮痛薬が必要となる

痛みの評価

❶ 痛みの問診

　痛みを5W1H：who，what，when，where，how，whyで捉える．

- 誰が訴えているか（患者なのか，家族なのか）
- 何を訴えているか（痛みなのか，その他の症状なのか）
- いつから生じ，いつ痛みが出るか（発症時期，痛みのタイミング）
- どこが痛いか（痛みの場所）
- どんな痛みか，どのくらい痛いか（痛みの性質，強さ，増悪・寛解因子）
- なぜ痛いか（機序，解剖学的異常）
- 癌性疼痛と急性心筋梗塞などの他の緊急疾患や，非がん性疼痛に代表される慢性痛とを鑑別すること．

❷ ペインスケール

　痛みの強さは治療効果判定の意味からも初診時に評価しておく．現在の痛み，一番強いときの痛み，1日の平均の痛みに分けて評価するとよい．

痛みの評価スケールとしては NRS(Numerical Rating Scale)，VAS(Visual Analogue Scale)などがあり，一般的には NRS が推奨される．

NRS は，痛みを 0 から 10 の 11 段階に分け，痛みが全くないのを 0，想像しうる最悪の痛みを 10 として，痛みの点数を問うものである．

「今の痛みはいくつくらいですか？」

痛みなし	0 1 2 3 4 5 6 7 8 9 10	想像しうる 最悪の痛み

※専門家の合意として，1～3 を軽度，4～6 を中等度，7～10 を高度と便宜的に定めている．

❸ 痛みの原因による分類

a. 傷害受容性疼痛 50～70%→ NSAIDs・オピオイドが効きやすい

- 体性痛：皮膚・筋骨格系の痛み（局在が明瞭，体動で増強）
- 内臓痛：内臓に由来する痛み（局在が不明瞭，自律神経症状を伴うこともある）

b. 神経障害性疼痛 10～30%

→オピオイドが効きにくく，鎮痛補助薬が有効なことがある

- 神経線維の圧迫・傷害・機能異常による痛み（神経の支配領域に一致，知覚低下・知覚異常・運動障害を伴う）

c. 混合性疼痛 20～40%

❹ 痛みの時間的分類

- 疼痛の増悪時は，持続痛の増強なのか，突出痛なのかを判断し，定時薬の不足か，レスキューの効果不足かを査定する．
- 持続痛：24 時間のうち 12 時間以上経験される平均的な痛み→定時薬調整での対応
- 突出痛：一過性の痛みの増強．発生からピークまで 3 分程度，持続時間は 15～30 分，90%は 1 時間以内に終息．→レスキューで対応
  - 体動時を代表とした予測できる突出痛
  - 不随意な運動に伴うものや誘因がないなどの予測できない突出痛

疼痛マネジメントの原則

▶ WHO 方式がん疼痛治療法
- 鎮痛薬使用の原則

> ・経口的に（by mouth）
> 　最も簡便，安全性高く，自己効力感が得られ，安定した継続投
> 　与が可能な投与経路
> ・時刻を決めて規則正しく（by the clock）
> 　持続痛に対しては定時薬を使用し，薬効の切れ間をなくすた
> 　め，「食後」などではなく，「○時・○時」と定時で処方する
> ・除痛ラダーに沿って効力順に（by the ladder）（図 1）
> 　予後の長短にかかわらず，3 段階除痛ラダーに沿って鎮痛薬を
> 　選択する．必ずしも第 1 段階から始める必要はなく，痛みの強
> 　さに応じて，適切な段階から薬剤を開始する．
> ・患者ごとの個別的な量で（for the individual）
> 　特にオピオイドには標準量や有効限界はなく，鎮痛薬への反応
> 　も個体差や病態の差で大きく異なり，適量は異なる．各々の患
> 　者の目標に沿った治療計画を立てる．
> ・その上で細かい配慮を（with attention to detail）
> 　剤形，服用回数・時刻・投与経路は患者の状態・生活パターン
> 　に合わせて配慮する．便秘・嘔気などの副作用対策も怠らない．

目標

　現実的かつ段階的に設定することは，患者満足度の向上にもつな
がる．
a. 夜間痛みがなく十分に眠れること
b. 昼間の安静時に痛みがないこと
c. 体動時に痛みがないこと

実際の処方

- WHO 方式 3 段階除痛ラダーに沿って検討を行う．
- 疼痛緩和には，神経ブロック，放射線照射など薬物療法以外の他
　のアプローチの適応可能性を常に検討する．

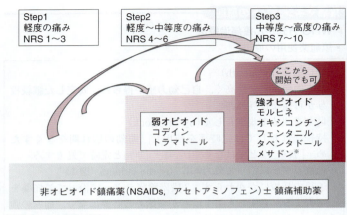

*専門家による使用に限る

図1 WHO方式3段階除痛ラダー（一部改変）

❶ 第1段階〜非オピオイド性鎮痛薬（±鎮痛補助薬）〜

- 耐性や依存性はないが，すべて天井効果がある
- Step が上がっても基本的には併用する

a. NSAIDs（非ステロイド性鎮痛薬）

- 骨転移痛など筋骨格系の痛みや炎症性の痛みに効果的．
- ミソプロストール，PPI または高用量 H_2 拮抗薬の併用が必要．
- 高度の腎障害，胃粘膜障害，出血傾向などがある場合は，アセトアミノフェンを選択

> **処方例**
> ロキソプロフェン（ロキソニン）錠（60 mg）　1回1錠　1日3回
> 　　毎食後　または
> ナプロキセン（ナイキサン）錠（100 mg）　1回2錠　1日3回
> 　　毎食後　腫瘍熱にも効果的　または
> フルルビプロフェン（ロピオン）静注　1回 50 mg　生食 50 mL
> に溶解し1日3回　ゆっくり静注

b. アセトアミノフェン

- 中枢での鎮痛作用をもつが，その機序は完全には解明されていない

- 内服・坐薬・注射薬がある

> **処方例** アセトアミノフェン（カロナール）錠（500 mg）　1回1錠　1日
> 4回　毎食後・就寝時　肝障害に十分注意しながら 4,000 mg/
> 日程度まで使用できる

❷ 第2・3段階〜オピオイド鎮痛薬〜
- 少量から開始する
- レスキューの設定も忘れない：開始時，増量時
- 副作用対策を施す
- 麻薬拮抗性鎮痛薬（ブプレノルフィン，ペンタゾシン）を併用しない

オピオイドの使用指針

　①オピオイドの選択→②オピオイドの開始＋レスキュー設定→③副作用対策→④効果・副作用の評価＋対応，の順にオピオイドの使用を行っていく．

❶ オピオイドの選択（表1）
❷ オピオイドの開始＋レスキュー設定
▶ ②-1　第2段階〜弱オピオイド〜
- 非オピオイド鎮痛薬に追加して「軽度から中等度の痛み」に用いる
- 痛みの強さに応じて漸増するが，コデインには有効限界がある
- 強オピオイドだが低用量製剤があるオキシコドン（有効限界がない）を第2段階の時点から選択しても良い

▶ コデイン
- 肝臓で CYP2D6 によりモルヒネに変換されて作用を発揮する
- 中等度の痛みで咳，呼吸困難がある場合に勧められる

> **処方例** コデインリン酸塩錠（20 mg）　1回1錠　1日3〜4回　6〜8
> 　　時間ごとより開始
> 　　レスキュー：コデインリン酸塩錠（20 mg）　1回1錠
> 　有効限界があり，600〜700 mg/日程度が最大量．
> 　通常は，120〜200 mg/日に達すれば，モルヒネなどの強オピオイドへの変更を考慮．

表1 オピオイドの選択基準

	コデイン	トラマドール	モルヒネ	オキシコドン	フェンタニル	タペンタドール	メサドン※1
オピオイド種類	弱（天井効果あり）	弱（最大量設定あり）	強	強	強	強	強
投与経路	経口	経口，注射	経口，注射経直腸	経口，注射	注射，経皮（貼付剤）	経口	経口
レスキュー	コデインリン酸塩錠，コデインリン酸塩散10%	トラムセット，トラマール	オプソ，モルヒネ塩酸塩錠，アンペック坐剤	オキノーム	オキノーム，オプソ，アブストラル，イーフェン	オキノーム，オプソ	
咳嗽・呼吸困難感	◎		◎	△			
神経障害性疼痛		○		(○)		○	
腎障害時	×（※2）	△（※2）	×（※2）	○	○	○	○
イレウス・腹部手術前後	×	×	×（完全閉塞に伴う蠕動痛であれば使用）	◎（腸蠕動への影響少なく，推奨）	×	×	
副作用便秘	＋＋	＋	＋＋	＋＋	±	＋	＋
悪心	＋＋	＋＋	＋＋	＋	±	＋	＋＋
眠気	＋＋	＋	＋＋	＋	±	＋	＋＋
せん妄	＋	±	＋	±	±	±	＋
呼吸抑制	±	±	＋	＋	＋	±	＋
その他	速放性製剤	速放性製剤	副作用が比較的多い，偏見・誤解の存在	中等度の痛みから使用可能（低容量製剤あり）	全体的に副作用少，内服困難時に有用，調節性悪い		

※1 専門家のみ使用可，※2 減量して使用することあり．

▶ トラマドール

- 「麻薬および向精神薬取締法」上の麻薬ではない
- 経口薬には，速放性と徐放性製剤がある
- オピオイド受容体に作用するとともに，神経終末におけるセロトニン・ノルアドレナリン再取り込み阻害作用をもち，神経障害性疼痛への鎮痛効果を併せもつ

- 便秘や重篤な副作用（呼吸抑制など）が他のオピオイドに比し少ない
- SSRI, SNRI との併用でセロトニン症候群に注意（錯乱，激越，発熱，発汗，運動失調，反射亢進，ミオクローヌス，下痢）

> **処方例**
> トラマール OD 錠（25 mg）　1 回 1 錠　1 日 3～4 回　6～8 時間ごとより開始
> レスキュー：トラマール OD 錠（25 mg）　1 回 1 錠　400 mg/日が最大量．
> 投与量が 300 mg で鎮痛効果が弱いときは，強オピオイドへの変更を考慮

▶ ② –2　第 3 段階～強オピオイド～

- 鎮痛を得るための必要量には個人差が大きい．天井効果はなく，増量すればその分だけ鎮痛効果が高まる
- 強い疼痛，もしくは疼痛の増強が予想されるならば，最初から強オピオイドを使用
- 副作用も鑑み，呼吸困難を伴わない疼痛では，モルヒネを第一選択とすることは少ない
- 絶対に徐放錠（MS コンチンなど）を割ったり，粉砕したり，懸濁して使用しないこと

▶ 投与量選択にあたっての考慮事項

年齢，体格，全身状態，肝・腎機能状態などによっては，過量となりやすく，少量から開始をするのが原則．

▶ 投与経路選択にあたっての考慮事項

- 緊急性，経口困難，悪心，眠気，せん妄→これらがあれば CSI（持続皮下注）/CIV（持続静脈注）を検討
  ※ CSI の場合，薬剤の投与量の限界（1 mL/時間）がある．皮膚や浮腫の状態で吸収に差がある．出血傾向のある場合は禁忌．

> **処方例**
> オピオイド 1 日量＋生食で計 12 mL とし，0.5 mL/h CSI/CIV を基本処方とする．
> レスキュー：1 時間量早送り

▶ モルヒネ

- 剤形が豊富

- 各投与経路間の換算比が確立している
- 呼吸困難を緩和する作用がある
- 腎障害がある場合には，活性代謝産物（M-6-G，M-3-G）が蓄積し，傾眠や呼吸抑制などを生じやすいため，原則はモルヒネをなるべく避ける．呼吸困難が強く，モルヒネを使用したい場合は，GFR 10〜50 mL/分で元々の量の75%，GFR < 10 mL/分で50%に減量する

> **処方例**
> モルヒネ硫酸塩水和物（MS コンチン）錠（10 mg）　1 回 1 錠　1
> 日 2 回　12 時間ごとより開始
> レスキュー：モルヒネ塩酸塩水和物（オプソ）内服液（5 mg/包）
> 1 回 1 包
> モルヒネ塩酸塩注（10 mg/mL/A）　5〜10 mg/日より開始，CIV/
> CSI
> レスキュー：1 時間量早送り

▶ オキシコドン

- 鎮痛効果や副作用はモルヒネと大差はない
- 神経障害性疼痛にもある程度効果がある可能性
- 徐放製剤の最小規格 5 mg で，オピオイドとしては最低用量での開始が可能
- 活性代謝産物は微量しか生成されず，腎機能障害による影響を受けにくい

> **処方例**
> オキシコドン塩酸塩水和物徐放剤（オキシコンチン）錠　1 回 5〜
> 10 mg　1 日 2 回　12 時間ごとより開始
> レスキュー：オキシコドン塩酸塩水和物（オキノーム）散　1 回
> 2.5 mg
> オキシコドン塩酸塩水和物（オキファスト）注（10 mg/mL/A）
> 5〜10 mg/日より開始，CIV/CSI
> レスキュー：1 時間量早送り

▶ フェンタニル

- 経口薬はない
- 副作用による消化器症状が比較的少なく，重度の便秘やイレウスの患者に使いやすい

- モルヒネやオキシコドンによる副作用が強い際にも検討する
　※ただし，消化管の完全閉塞による疼痛の場合には，フェンタニルへの変更で，蠕動亢進による疼痛増悪や消化管穿孔の可能性があり，注意が必要である．
- 代謝物に活性がなく腎機能障害患者にも使用できる

> **処方例**
> フェンタニル注（0.1 mg/2 mL/A）　0.3 mg/日 CSI（0.2 mg/日 CIV）より開始
> レスキュー：1 時間量早送り

【貼付剤】

- 経口ができない患者に有用
- 先行オピオイドからの移行が原則．安全性の面から，貼付剤からのオピオイドの開始をしないこと．
- 増量や減量の際の調節性は劣るため，容易にパッチを選択しない

> **処方例**
> フェンタニル（フェントス）テープ　1 回 1 mg　1 日 1 回　貼付
> 毎日貼り換え
> レスキュー：オキノーム散　2.5 mg

　※フェンタニルのレスキュー製剤である口腔粘膜吸収剤，舌下錠の使用開始に関しては，専門家に相談すること

▶ タペンタドール

- 経口剤のみ
- オキシコンチンと同様に，少量なら第2段階の鎮痛薬としての使用ができる
- 神経障害性疼痛にも有効
- 腎障害でも比較的安全に使用できる
- 副作用が比較的少ない〔特に胃腸（便秘・悪心・嘔吐・下痢）への忍容性に優れる〕
- SSRI，SNRI との併用でセロトニン症候群に注意

> **処方例**
> タペンタドール塩酸塩徐放剤（タペンタ）錠（25 mg）　1 回 1 錠
> 1 日 2 回　12 時間ごとより開始
> レスキュー：オキノーム散（2.5 mg）　1 回 1 包

▶ ②-3 レスキューの設定

- 突出痛にはレスキューを使用する
- オピオイド開始時の設定のみならず，定時薬増減時の再設定を忘れない
- 基本的には，徐放性製剤と同じ種類のオピオイド速放性製剤を用いる

処方例
- 経口の場合

 経口オピオイドの1日量の1/6．呼吸抑制（呼吸数＜8/分，SpO_2低下など）がみられなければ，1時間以上あけて繰り返し可．

- 注射の場合（CSI/CIV）

 投与オピオイドの1日量の1/24（1時間量早送り）．上記呼吸抑制がみられなければ15〜30分以上あけて繰り返し可．

---

❸ 副作用対策

　オピオイド導入時から，全例に副作用対策を行う．なお，フェンタニルやタペンタドールの場合は，副作用が比較的軽度であるため経過を見ながら，対応について検討する．

▶ 予防的に対応すべきもの

- 悪心・嘔吐
  - 制吐薬の予防投与に関してはエビデンスはない．しかし，3割程度に出現する悪心嘔吐を予防することのメリットを鑑み，制吐薬を併用する．
  - 1〜2週で耐性形成のため，開始2週間で終了．継続すると錐体外路症状（筋固縮，アカシジアなど）の出現リスクが高まるため十分な注意が必要．

処方例
プロクロルペラジン（ノバミン）錠（15 mg）　1回1錠　1日3回
　　毎食後　または
メトクロプラミド（プリンペラン）錠（5 mg）　1回5〜10 mg　1日3回　毎食後

- 便秘
  - 腸管蠕動抑制をほとんどの患者に生じるため，下剤を併用する．耐性形成もない．

> **処方例**
> 水酸化マグネシウム(ミルマグ)錠(350 mg)　1回1錠　1日3
> 　　回　毎食後　または
> ピコスルファートナトリウム(ラキソベロン)内用液　1回3〜5
> 　　滴，就寝前内服より開始2〜3滴ずつ増減

❹ 効果・副作用の評価＋対応

▶ ④-1　オピオイド量の増減(タイトレーション)

- 効果や副作用を評価しながら，適切な量にオピオイドを増減していく．
- 強オピオイドには有効限界がないため，絶対的な増量の限界はない．

> **処方例**
> ・増量の際は，レスキュー総量の50〜70％相当量，もしくは定
> 　期量の3〜5割(基本量が経口モルヒネ換算で120 mg/日以
> 　上，高齢，体格が小さい，全身状態不良などの場合は2〜3
> 　割)を徐々に増量する(内服で3日程度ごと，注射で1日ごと)．
> ・軽度の眠気に対しては数日で耐性を生じることが多く，減量の
> 　理由とはなりにくい．著しい眠気，せん妄などで減量が必要
> 　な場合，2(〜3)割の減量を1〜3日ごとに繰り返しながら適量
> 　を探していく．

- オピオイドは終末期の意識低下，鎮静開始後も中止しないことが原則である．
- 治療・処置(神経ブロック，経皮的椎体形成術など)により比較的速やかな疼痛緩和が得られた場合は，相対的にオピオイド過量状態となることがありえるので注意する．
- モルヒネ使用中の腎不全合併時などは減量，オピオイドスイッチングを検討する．
- オピオイドの急激な中断は離脱症候を引き起こすため十分に注意が必要である．
  ※定時鎮痛薬の切れ目の痛みでは，定時薬の増量または投与間隔の変更(短縮)を検討する．

▶ ④-2　オピオイドスイッチング

- 1つのオピオイドをより好ましい反応(鎮痛効果の改善，副作用軽減)を得るために他のオピオイドに置換すること．剤形や投与

352

表2 オピオイドの換算表

剤形	オピオイド	用量（単位：mg）					
経口	MS コンチン	30	60	90	120	180	240
	オキシコンチン	20	40	60	80	120	160
	タペンタ	100	200	300	400		
	コデイン	180					
	トラマール	150	300				
坐剤	アンペック	20	40	60	80		
注射	モルヒネ塩酸塩注 CIV	10	20	30	40	60	80
	モルヒネ塩酸塩注 CSI	15	30	45	60	90	120
	オキファスト注 CIV	10~15	20~30	30~45	40~60	60~90	80~120
	オキファスト注 CSI	15	30	45	60	90	120
	フェンタニル注 CIV	0.2	0.4	0.6	0.8	1.2	1.6
	フェンタニル注 CSI	0.3	0.6	0.9	1.2	1.8	2.4
貼付	デュロテップ MT	2.1	4.2	6.3	8.4	12.6	16.8
	フェントステープ	1	2	3	4	6	8
レスキュー	オキノーム	2.5~5	5~7.5	10	15	20	25
	オプソ	5	10	15	20	30	40

覚え方1：経口モルヒネ 30 mg ＝経口オキシコドン 20 mg ＝
　　　　　フェントステープ 1 mg
　　　　　さん　に　いち　と覚える

覚え方2：コデインは経口モルヒネの 1/6 の力価
　　　　　経口トラマドールは経口モルヒネの 1/5 の力価
　　　　　タペンタドールは経口オキシコドンの 1/5 の力価

覚え方3：モルヒネ経口：経直腸：皮下：静脈 ＝ 1：2/3：1/2：1/3
　　　　　オキシコドン経口：皮下：静脈 ＝ 1：3/4：3/4~1/2

経路の変更も含む.
- オピオイドの特性と換算比（**表2**）を元にスイッチングを行う. レ

スキューの変更も忘れない.
- 使用中のオピオイドの量が多いとき(経口モルヒネ換算 120 mg 以上の場合)は，一度に全量スイッチングせずに，2～3日ごとに 30～50%ずつスイッチングするのが安全.

①換算比の盲点～慣れてきた頃が危ない～

　換算比は確立しておらず，個人差が大きい．換算比はあくまでも目安であると認識する.

　そのため大量のオピオイド使用時では特に注意し，3回に分割するなど段階的にスイッチングを行う．その際も標準的な換算比をベースに個々の患者を勘案した換算比を求め，その後は効果・副作用をみながら段階的に換算比を調整していく.

　※もし疼痛の増強がない場合は，換算比から計算した換算量の 20～50%程度を減量したオピオイド量に変更するのが安全である.

　※特に，フェンタニルでは耐性を生じるケースがあり，フェンタニルから他のオピオイドへのスイッチングでは過量となりやすく，換算比からさらに減量して行うことを基本とする.

　※オキシコドンやフェンタニルからモルヒネに変更する際に，腎機能障害がある場合は，換算比どおりだと著しい鎮静や呼吸抑制が生じる場合があり，適切に減量を行う.

オピオイド過量

- オピオイド用量依存的に，便秘→悪心・嘔吐→鎮痛→行動抑制(傾眠)→呼吸抑制→死亡が経時的に起こりうる．ただしこれには個人差も大きく，必ずしもこれらの経時的変化をとるわけでもない．また耐性の形成にも個人差がある.
- 眠気は，鎮静に必要な量か否かの判断基準になるとともに，呼吸抑制の前兆と捉える．ただし呼吸抑制の前に必ず眠気が出現するわけではないことには注意.

処方例　▶減量法

- 10～30%ずつ2～3日ごとに減量.
  経口モルヒネ換算 20 mg/日まで減量できれば，中止 OK.
- 急を要するときは，50～30%に減量する.

- ・呼吸抑制が非常に強ければナロキソンを使用
- ・ナロキソン塩酸塩注 1A（0.2 mg/mL/A）＋生理食塩液 10 mL とし，1 mL ずつ 2 分ごとに静注
- ・ナロキソンの半減期は 5〜20 分で，効果は 40 分程度持続する．状態を見ながら RR ＞ 10/分まで反復使用する．
- ※強い呼吸抑制があるまでは使用しない
- ※呼吸回数に対してタイトレーションを行う
- ※ one shot で一気に全量使用しないこと．便が吹き出す，激痛，誤嚥などの可能性がある．

鎮痛補助薬

- ▪ 主な薬理作用は鎮痛ではないが，鎮痛薬と併用することで鎮痛効果を高めたり，特定の状況下で鎮痛効果を表す薬剤．WHO 鎮痛ラダーのどの段階でも考慮されるべきである．
- ▪ 特に神経障害性疼痛に有用である（表3）が，有効性と安全性が確立されているわけではなく，保険適用外であるものが多く，専門家の指示に従う．

表3　鎮痛補助薬

薬剤名（初期投与量）	処方例	適用・注意
プレガバリン（リリカ）カプセル（25 mg）	1回1錠　1日1回眠前より開始	しびれ全体．300 mg/日（最大600 mg/日）まで漸増．眠気，めまい，ふらつきに注意．
デュロキセチン（サインバルタ）カプセル（20 mg）	1回1錠　1日1回眠前より開始	しびれ全体．40 mg/日（最大60 mg/日）まで漸増．眠気，口渇，尿閉に注意．
アミトリプチリン（トリプタノール）錠（10 mg）	1回1錠　1日1回眠前より開始	持続的にジンジン・ビリビリのとき．眠気，浮遊感，混乱，口渇，便秘，尿閉に注意．
ケタミン（ケタラール）注	10〜60 mg を6時間ごとに持続皮下注射を増量で導入（専門家の指示の下）	重度の神経障害性疼痛（アロディニア・痛覚過敏含む）．眠気，悪心，せん妄，悪夢に注意．

（次頁に続く）

表3 （続き）

薬剤名（初期投与量）	処方例	適用・注意
カルバマゼピン（テグレトール）錠（100 mg）	1回1錠 1日1回 眠前より開始	発作性の鋭い痛み，三叉神経痛に効果．副作用のため，末期患者では開始・増量をしにくいことが多い．
クロナゼパム（ランドセン）錠（0.5 mg）	1回1錠 1日1回 眠前より開始	アロディニア，筋攣縮痛，不眠や不安を伴う神経障害性疼痛．眠気，ふらつき，依存に注意．

【具体的な使用例】	処方例	適用・注意
抑うつ，異常感覚を伴うとき	デュロキセチン，アミトリプチリン　上記と同様	
末梢性の神経障害性疼痛のとき	● 内服可能であればメキシレチン（メキシテール）錠（50 mg） 1回1錠 1日3回 ● 内服困難時はリドカイン塩酸塩（リドカイン）注 1回50〜100 mg 1日3回 30分かけて点滴静注	ビリッと電気が走るとき．眠気，刺激伝導系障害，リドカイン中毒に注意．
交感神経関与性の疼痛のとき	クロニジン（カタプレス）錠（0.075 mg） 1回1錠 1日3回	
頭蓋内圧亢進，神経圧迫，軟部組織浸潤，肝被膜伸展痛などを伴う痛み	ベタメタゾン（リンデロン）8〜16 mg/日から開始	適宜，生命予後を判断して使用

- 鎮痛補助薬を使用するときは最小規格量を眠前から開始し，眠気・めまい・ふらつきなど有害事象が出ないのを確認しながら漸増するのがコツである．
- 作用機序としては疼痛伝達の侵害受容ニューロン自体の抑制（抗てんかん薬，局所麻酔薬，ケタミン）と，下行抑制系の賦活（抗うつ薬）である．ステロイドは神経圧迫を解除する．

- 原則的には，「電気が走る」，「刺す」，「鋭い」ような痛みなどの"発作性の痛み"には，抗けいれん薬，「しびれる」，「焼け付く」，「締めつけられる」ような痛みなどの"異常感覚を伴う持続性の痛み"には抗うつ薬が有効とされる．
- 一方，鎮痛補助薬の選択は，鎮痛薬の種類よりも患者自身の状態，副作用に照らし合わせて選択されることもある．効果と副作用を再評価し，数日〜1週間で効果判定を行う．

コールのタイミング

- 疼痛評価，鎮痛薬・鎮痛補助薬の選択について自信のないとき
- オピオイド増量でも鎮痛効果が得られないとき
- 大量のオピオイドをスイッチングするとき
- 呼吸抑制など重篤な副作用が生じたとき

参考文献
1) WHO ホームページ．http://www.who.int/cancer/palliative/painladder/en/
2) 日本緩和医療学会．がん疼痛の薬物療法に関するガイドライン 2014 年版．金原出版，2014

34 せん妄・不眠

1 せん妄

疾患概念

　せん妄は内科病棟で最も遭遇する精神疾患の１つである．軽度意識障害に認知，記憶，知覚などの障害が合併した状態を示す．精神症状が前景に立つが，その病態は薬剤，感染などで生じる急性脳不全であり，内科的な評価・対応が必須である．せん妄を急変，予後不良のサインとしてとらえることが臨床上有用である．

診断の要点

　入院患者に急に精神状態，睡眠リズム，言動の変化が起こった場合はまずせん妄を考える．早期発見，治療が原則であり，診断には意識障害より注意力障害・見当識障害・認知障害が重視されている（表1）．せん妄の sub type（表2），他疾患との鑑別（表3），投薬（図1）は各図表を参照のこと．

表1　せん妄診断のために確認すべきこと

	特徴・確認法
①意識障害	いつもより反応が鈍い，言動に違和感がある，眠そうなどの徴候は軽度意識障害を疑う．脳波検査では脳機能低下を反映した全般的な徐波，三相波（肝性脳症やセフェピム脳症の場合）を確認でき，正常な睡眠と鑑別もできる．
②見当識障害	時間・場所・周囲にいる人が誰かを認識できているか確認．原則時間の見当識が最も障害されやすく，その確認で十分なことが多い． 「今何時かわかりますか？」「今日は何年何月何日かぱっとわかりますか？」と時計・カレンダーを見ずに答えてもらう．昼夜を間違うことも多く，午前午後かも必ず確認する．自宅にいると思っている（場所），スタッフを知人と間違う（人物）も見当識障害の典型例である．

（次頁に続く）

表1 （続き）

	特徴・確認法
③注意力障害	注意力とは集中力のことで，会話を続けられない（途中で黙る，目をつぶる，会話内容がころころ変わる），アイコンタクトが続かない場合は障害を考える．100－7を連続して答えてもらうSerial 7などの確認方法もある．ごまかすために怒って会話を中断する例も多く，単に機嫌が悪い，イライラ，うつなどと単純に判断せず，会話・言動の一貫性も確認する．
④認知障害	話が通じるなど感覚で認知障害がないと判断してはならない．HDS-R（改訂長谷川式簡易知能評価スケール），MMSE（mini-mental-state examination）が一般的評価法だが，利便性からは当院では"1分間スクリーニング"を推奨している．1分間で動物の名前をできるだけ多く言うだけの検査で，言語流暢性（前頭葉-側頭葉の連動）を評価できる．13種類/1分未満なら認知機能低下を考えるが，干支を連呼した場合は不正確となる．

※以上のいくつかの症状が数日単位で出現していれば，せん妄を考える．症状の日内変動が激しく，診察時点で全症状を確認できないことも多いため，経過表，看護師，家族などから情報収集して総合的に判断する．

表2 せん妄のサブタイプについて

過活動型	低活動型	混合型
• 過覚醒・不眠・悪夢 • 落ち着きのなさ・焦燥感 • 幻覚・妄想 • 徘徊・大声・多弁 • 食事，リハビリに興奮して暴力などで抵抗	• 傾眠，過眠 • 目がうつろ，緩慢な反応 • 無気力，うつ状態 • 自発運動や発語低下 • 意欲・集中が続かず食事やリハビリが困難に	• 直前24時間に過活動型，低活動型の両方が見られる • 夜間不穏，日中傾眠となる夜間せん妄など
• 病棟管理が困難となる • 脳炎など頭蓋内病変が原因となることが多い	• 静かに過ごすため，対応が遅れることも多いが死亡率が高い	• 臨床上最も多くみられるパターン

※典型例は昼頃には症状が改善し，夕方～深夜に過活動型で悪化する"夜間せん妄"．
※日中もせん妄の症状が改善しない場合は薬剤，感染などの影響を強く疑う．

表3 低活動型せん妄，認知症，うつ病の鑑別方法

	低活動型せん妄	認知症	うつ病
話をすると…	話題がころころかわる 視線が一定しない 急に黙りこむ 話中に目をつぶる	昔話などは長続き 同じ話の繰り返し 取り繕いはできる	ぼそぼそ話す 悲観的，自責的 つじつまはあう

（次頁に続く）

表3 (続き)

	低活動型せん妄	認知症	うつ病
難しい質問をすると	答え(られ)ない 怒る, 黙る, 寝る	<u>はぐらかす</u> 間違える・怒る	「わかりません」 <u>正しく答える</u>
食事	突然食べたり, 食べなかったり	むらがあっても同じペース	一定して食べられない
睡眠パターン	日中傾眠, 夜間覚醒	パターンは一定	寝れない, 早起き
症状の変化	数時間・数日単位で変化	多少の波はあるが進行は年単位	月単位で悪化 毎日ほぼ一定で夕方やや軽快程度

※せん妄か認知症か判断がつかない場合はせん妄としてまず対応(ガイドライン参照).

初期対応のポイント

- 危険行為, 診察やケアに支障がある場合は積極的薬物療法の適応
- 背景にある身体疾患の検索/除外を忘れない
  特にバイタルサインの変化(感染・低酸素)に注意する
- 薬物療法は早目に十分量を投与し, <u>改善したら1週間で漸減, 中止する</u>
- 薬剤性の可能性を疑い, 薬の中止, 変更を検討する

初期対応

❶ 鎮静のための薬物療法

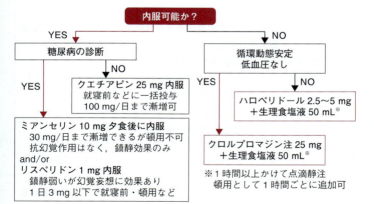

図1 せん妄時の投薬フローチャート

- **図1**は不穏に対する対症療法で，安全確保，ある程度の症状緩和が目的．当直帯で完璧な鎮静は現実的ではなく，持ち越し，昼夜逆転，過鎮静，嚥下機能低下の原因となる．
- 1週間症状が安定したら漸減，最低用量なら中止を徹底する．
- 抗精神病薬は錐体外路症状，まれだが QT 延長などにも注意が必要である．
- 低活動型せん妄では原因の特定，治療を優先し，薬物療法は基本行わない．

処方例　(1)内服不可能な場合の選択肢

1)ハロペリドール(セレネース)注　1回2.5〜5 mg ＋生理食塩液 50 mL　筋注・静注

　保外　厚労省局長通達としてせん妄への投与は認められている．

　注①：副作用は錐体外路症状だがビペリデン(アキネトン)併用は予防のエビデンスなし．

　注②：パーキンソン病患者への投与，アドレナリンとの併用は禁忌．

2)クロルプロマジン(コントミン)注　1回12.5〜25 mg ＋生理食塩液 50 mL　筋注・静注

　保外　緩和領域などで頻用．本来筋注用薬剤．神経症における不安，緊張に適応はある．

　注①：副作用，禁忌はハロペリドールと基本同じだが，鎮静作用は強い．

　注②：急速投与などで血圧が下がりやすく，循環動態が不安定な場合は使用しない．

(2)内服可能で糖尿病がない場合の選択肢

1)クエチアピン(セロクエル)錠(25 mg)　1回1〜4錠　1日1回　夕食後(就寝時も可)

2)クエチアピン錠(25 mg)　1回1〜2錠　不穏時

　1時間ごとに追加可．1日総量200 mg まで

　保外　厚労省局長通達としてせん妄への投与は認められている．

　注①：基本1回で投与．100 mg までは用量依存的に鎮静が強まる．

　注②：鎮静作用が強く，錐体外路症状が出にくいため実質的第

一選択.

注③：糖尿病のみ禁忌．ごくまれな副作用として尿閉・起立性低血圧がある．

(3)内服可能で糖尿病がある場合の選択肢

1)ミアンセリン(テトラミド)錠(10 mg)1 回 10 mg　1 日 1 回
夕食後　効果不十分時は翌日分より漸増し，最大 30 mg(1 日 1 回投与)

保外　うつ状態として不眠，焦燥感への投与は認められている．

注①：鎮静作用は中等度あるが，抗幻覚作用はなく，寝ることで落ち着つく．

注②：効果発現に 2 時間程度かかり，半日ほど持続．追加頓用には不向き．

注③：前立腺肥大，起立性低血圧がある場合は避ける．併用禁忌は MAO 阻害薬のみ．

2)リスペリドン(リスパダール)錠・内用液　1 回 1 mg　1 日 1〜2 回　午後 3 時頃や夕食後

3)リスペリドン錠・内用液　1 回 1 mg　不穏時頓用
効果不十分時は 1 時間開けて，1 日総量 3 mg 以下が基本

保外　厚労省局長通達としてせん妄への投与は認められている．

注①：副作用は特に高用量で錐体外路症状．糖尿病患者にも使用可．

注②：せん妄での鎮静作用は期待しにくく，必要ならミアンセリンなどと併用．

❷ 投薬後の対応，検査オーダーの例

上記で診察可能，安全が保てるようになれば原因を同定する．

	検査オーダー例
介入・改善は難しいが注意すべきリスク因子 ● 高齢者，せん妄・認知症の既往 ● 脳血管障害の既往 ● 最近の大腿骨骨折 ● 手術：術後 1 週間以内は術後せん妄が好発 ● 終末期がん患者 ● 大酒家(アルコール離脱は他項参照)	入院時に既往歴を確認 物忘れが増えていないか？ 前回入院で混乱・興奮したり，抑制を必要とすることがなかったか？を家族にも確認する．

(次頁に続く)

介入・改善が可能で直接誘因になるもの	使用薬剤確認
● 薬剤（**Side Memo** ①参照） ● 感染症：敗血症，腹腔内感染，尿路感染，中枢性感染 ● 臓器不全（呼吸不全，心不全，腎不全，肝性脳症） ● 疼痛：オピオイドは誘因となるが疼痛コントロールを優先 ● 便秘・排尿障害：便秘は原因として多く，下剤などで対応 ● 脱水，貧血，電解質異常：飲水励行，補液などで対応 ● 頭蓋内病変（脳血管障害，硬膜下血腫，てんかん発作後） ● 膠原病（neuropsychiatric SLE など），内分泌疾患（甲状腺機能低下症）：まれに原因となる ● 睡眠障害：日中明るく，夜は暗く，静かになどの環境調整 ● ICU 環境（一般床），身体抑制，カテーテル類	体温，血圧，脈拍，呼吸数，SpO₂，血液ガス分析 CRP，CBC，BUN，Cr，電解質，ASL，ALT，NH3 各種培養 頭部 CT/ MRI 脳波検査 神経局所所見の有無

入院指示オーダー

▶ 不穏・不眠時

> **処方例**
> 1）クエチアピン錠（25 mg） 1 回 1 錠 不穏時
> 　（糖尿病のない場合） または
> 2）リスペリドン錠・内用液 1 回 1 mg 不穏時
> 　（糖尿病のある場合，日中不穏時） または
> 3）ハロペリドール注 1 回 2.5〜5 mg ＋生理食塩液 50 mL
> 　（不穏時，内服困難時）

Side Memo	①せん妄の原因となる薬剤

	代表的薬剤と特徴・注意点
睡眠薬・抗不安薬（ベンゾジアゼピン受容体作動薬）	ゾルピデム(マイスリー), ブロチゾラム(レンドルミン), エチゾラム(デパス)など 薬剤性せん妄として最も一般的. 短時間型ほど過活動型せん妄になるとされる
抗ヒスタミン薬	ヒドロキシジン(アタラックス-P) クロルフェニラミンマレイン酸塩(ポララミン) 第一世代に抗コリン作用があるため. 市販の感冒薬, 睡眠改善薬にも含まれ注意を要する
抗菌薬	セフェピム(マキシピーム) 特に腎障害患者にセフェピムを投与するとミオクローヌスを合併した低活動型せん妄となることがしばしばある
抗パーキンソン病薬	ビペリデン(アキネトン)など せん妄による焦燥感をアカシジアと判断し投与され, 悪化の原因ともなる
オピオイド	モルヒネなど フェンタニルはよりせん妄が少ないとされ, オピオイドローテーションを考える
ステロイド	プレドニゾロン(プレドニン) プレドニン換算 40 mg 以上でリスクが高まるともされる. 中止後改善に 5 日程度を要することもある
過活動性膀胱治療薬	ソリフェナシン(ベシケア)など 中止もしくは β_3 受容体刺激薬に変更を検討する
H_2 遮断薬	ファモチジン(ガスター) まれながら低活動せん妄をきたす. PPI などに変更を検討する

2 不眠

疾患概念

日本睡眠学会の定義を要約すると①入眠障害(就寝後 2 時間以上入眠不可), 中間覚醒(2 回以上起きるが再入眠可), 熟眠障害, 早

朝覚醒（いつもより2時間以上早く起きて再入眠不可）のいずれかがある，②週2回以上，かつ1か月間以上持続，③不眠で苦痛，社会生活，職業的機能に障害となる．原発性不眠は環境調整・生活指導で改善も期待できるが，レジデントが病棟で遭遇する身体疾患に伴う不眠は薬物療法を必要とすることが増える．

診断の要点

　下記の5Pの鑑別を行うことが有用である．

Physical （身体的要因）	疼痛，瘙痒感，呼吸困難，発熱，睡眠時無呼吸症候群，むずむず脚症候群など
Physiologic （生理学的要因）	騒音，光，入院による睡眠，起床時間の変化（日頃の睡眠パターンを確認し，いつもに近いタイミングでの就寝を指導）
Psychological （心理学的要因）	精神生理性不眠（寝れないことへの不安・緊張，こだわりがかえって入眠を妨げる），病気に関連した不安・緊張など
Psychiatric （精神医学的要因）	せん妄，不安障害，うつ病など
Pharmacologic （薬理学的要因）	ステロイド，利尿薬，カフェイン，抗パーキンソン病薬，アルコール（離脱），カフェイン，インターフェロンなど

初期対応のポイント

- 5Pを鑑別し，可能ならば原因の除去，改善をまず図る
- せん妄リスク，入眠困難の有無，使用薬剤，身体合併症によって薬剤を決定する
- どの薬剤も睡眠による呼吸数減少を介した呼吸抑制，覚醒後のふらつきの副作用はある
- 当直帯ではあまり完璧な睡眠を目指さず，迷ったら少量，より弱い薬から使う

初期対応

不眠のタイプ別薬物選択

	入眠困難	中途覚醒	熟眠障害	早朝覚醒
考える主な原因	痛み・痒み 不安・緊張 ステロイドなど むずむず脚症候群	痛み・痒み 利尿薬など	痛み・痒み 睡眠時無呼吸 ステロイドなど	うつ病 起床時間変化
せん妄リスクなし	スボレキサント 15～20 mg ブロチゾラム 0.25 mg			
	ゾルピデム 5～10 mg	トラゾドン 50 mg ミアンセリン 1 mg（夕食後投与）		
せん妄リスクや COPD あり	スボレキサント 15 mg			

- ブロチゾラムやゾルピデムには筋弛緩作用があり COPD，重症筋無力症には禁忌
- 肝不全患者ではゾルピデムは避ける
- ミアンセリンは夕食後，スボレキサントは就寝前定期投与が基本．頓用には用いない．

❶ せん妄リスクや呼吸器・筋疾患があり内服可能な場合の選択肢

処方例

1）トラゾドン（レスリン）錠（25 mg）　1 回 2 錠　1 日 1 回　就寝前　不眠時，効果不十分時 50 mg ずつ追加投与可．一晩で 150 mg まで使用可

[保外] うつ状態への保険適用はあり．米国では最も一般的薬剤

注①：鎮静系の抗うつ薬で 5～6 時間の熟眠障害などに有効だが，入眠作用は弱い．

または

2）スボレキサント（ベルソムラ）錠（15 mg）　1 回 1 錠　1 日 1 回　就寝前　追加不可

注①：せん妄の誘発や筋弛緩作用が基本的にはないが効果が弱く，頓用に不向き．

注②：CYP3A 阻害作用の強いクラリスロマイシン，ボリコナゾールなどとの併用禁忌．

または

3)ミアンセリン(テトラミド)錠(10 mg)　1回1錠　1日1回
夕食後

効果不十分時は翌日分より漸増し，最大 30 mg(1日1回投
与)

保外 うつ状態として不眠，焦燥感への投与は認められている

注①：せん妄の項参照．持続時間も長く，頓用には不適．

- 1)→3)の順に作用時間が長い．眠気が残るならより短時間のものに切り替え，減量する．

❷ せん妄リスクや呼吸器・筋疾患が<u>なく</u>内服可能な場合の選択肢

処方例

1)ブロチゾラム(レンドルミン)錠・口腔内崩壊錠(0.25 mg)　1
回1錠　1日1回　就寝前

1時間で追加可．一晩で 0.5 mg まで使用可

注①：一部の HIV 治療薬，急性狭隅角緑内障，重症筋無力症，
COPD 患者は禁忌．

注②：催眠作用は 15〜30 分で 5〜6 時間ほど効果が持続．早
朝投与は持ち越し注意．

または

2)ゾルピデム(マイスリー)錠(5 mg)　1回1〜2錠　1日1回
就寝前　一晩で 10 mg まで使用可

注①：肝不全患者は禁忌．筋弛緩，呼吸抑制作用は少ないがある．

注②：効果時間が3時間ほどで早朝にも使用可能．早朝覚醒には不適．

- 上記 1)2)のいずれかを使用する．効果不十分時は❶の薬剤との併用が選択肢となる．

- 日中の眠気がない場合は積極的な薬物療法の適応ではない．しかし実際は睡眠に体力や気分の回復効果を期待している患者は多く，過剰に処方されているところがある．

- 当直帯では眠れないつらさを短時間傾聴・共感しつつも限界があることは説明．まず少量トラゾドンなどを処方．効果を見て翌日夜の薬を調節するほうが理想的．

入院指示オーダー

項目	指示内容
不眠時	トラゾドン錠(25 mg)　1回2錠　不眠時　一晩で2回まで

35 アルコール離脱症候群

疾患概念

アルコール離脱症候群（alcohol withdrawal）は，アルコールの長期間の大量摂取に続き，飲酒中断ないしは飲酒の減量や飲酒間隔の延長が生じた場合に認められる一過性の症候群である．断酒後6時間程度から，不安，焦燥，嘔気などの軽度の離脱症状を生じ，断酒後24〜48時間で痙攣発作などの小離脱を生じ，2日目前後に，幻視や幻聴を伴う振戦せん妄を生じ，多くの場合3日間程度で治まる．

病態理解

長期アルコール多飲者では，常にアルコールが入った状態に適応するため，GABA（γアミノ酪酸）受容体機能が抑制されている．アルコールの摂取が急に中断されると，興奮を抑制するGABA受容体の働きが不十分なまま神経細胞の興奮が急激に高まり，各種離脱症状を生じる．離脱症状の内容[1]は，①自律神経症状（発汗，頻脈，振戦など），②消化器症状（嘔気など），③認知・知覚障害（不安，焦燥など）に分けることができる．

診断の要点

できるだけ患者の申告に加えて家族からの情報も聴取する（表1〜3，図1）．

表1　アルコール離脱症候群の診断基準

A. 大量かつ長期間にわたっていたアルコール使用の中止（または減量）
B. 以下のうち2つ（またはそれ以上）が，基準Aで記載されたアルコール使用の中止（または減量）の後，数時間〜数日以内に発現する．
　(1) 自律神経系過活動（例：発汗または100/分以上の脈拍数）
　(2) 手指振戦の増加
　(3) 不眠
　(4) 嘔気または嘔吐
　(5) 一過性の視覚性，触覚性，または聴覚性の幻覚または錯覚
　(6) 精神運動興奮
　(7) 不安
　(8) 全般性強直間代発作

（次頁に続く）

表1 （続き）

C. 基準Bの徴候または症状は，臨床的に意味のある苦痛，または社会的，職業的，または他の重要な領域における機能の障害を引き起こしている．
D. その徴候または症状は，他の医学的疾患によるものではなく，他の物質による中毒または離脱を含む他の精神疾患ではうまく説明されない．

〔日本精神神経学会（日本語版用語監修），高橋三郎，大野 裕（監訳）：DSM-5精神疾患の診断・統計マニュアル．p.492，医学書院，2014〕

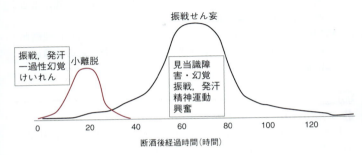

図1 離脱症状と時間経過
〔瀧村 剛，松下幸生：アルコール離脱の薬物療法．日本アルコール関連問題学会雑誌16(2)：1-5，2014〕

表2 アルコール離脱症候群の鑑別診断

①内分泌・代謝性疾患：低血糖，甲状腺クリーゼ，電解質異常に伴う意識障害など
②感染症：髄膜炎，脳炎，肺炎，結核など
③消化器系疾患：肝不全に伴う肝性脳症，急性膵炎
④頭蓋内病変：脳腫瘍，脳出血などに伴う意識障害
⑤認知症に伴う行動・心理症状：レビー小体型認知症など
⑥てんかん発作：側頭葉てんかんなど
⑦精神科疾患：統合失調症など
⑧他の危険ドラッグからの離脱症状

表3 アルコール依存症のスクリーニング（CAGE）[4]

- お酒を減らさなければならないと感じたことはありますか？（Cut down）
- お酒をやめるよう周囲からうるさく言われていますか？（Annoyed）
- お酒を飲むことに罪悪感を抱いたことはありますか？（Guilty）
- 二日酔いのために，また神経を落ち着かせるために，朝からお酒を飲んだことがありますか？（Eye-opener）

上記を尋ね，2項目以上でアルコール依存症が示唆される．

初期対応のポイント

- 予防：振戦せん妄の致死率は高く，未治療では15〜20％が振戦せん妄に移行するといわれ[4)]，予防が最も重要である．振戦せん妄の死亡率は現在では5％以下といわれる．ジアゼパム（ホリゾン），ロラゼパム（ワイパックス）などのベンゾジアゼピン系薬剤を定期投与し，各種身体合併症の危険性を評価する．
- 点滴ルートの確保：点滴ルートを確保し，いつでも点滴による薬剤投与ができるようにしておく．
- 精神科の介入：身体管理と並行して（可能であれば）早い段階から精神科の介入を仰ぎ，全身状態が落ち着いたあとの治療につなげる．

初期対応

❶ アルコール離脱せん妄の予防

抗不安薬であるジアゼパム，ロラゼパムの投与時，特にホリゾンの点滴投与時には呼吸抑制に注意が必要である．

▶ 内服が可能な場合の予防投与

> 処方例
>
> ジアゼパム（セルシン，ホリゾン）内服　1回5mg　1日3回　3日間定期服用，その後　1回2mg　1日3回に漸減
> または
> ロラゼパム（ワイパックス）錠　1回1mg　1日3回　3日間定期服用，その後　1回0.5mg　1日3回に漸減

▶ 内服できない場合の予防投与

> 処方例
>
> ジアゼパム注1回10mg　1日2回　朝夕　3日間点滴静注し漸減終了とする

▶ 幻覚，妄想が生じていて内服可能な場合

> 処方例
>
> リスペリドン（リスパダール）内服　1回1mg　1日2回　16時，21時などで投与

▶ 幻覚，妄想が生じていて内服できない場合

処方例 ハロペリドール（セレネース）注 1 回 1 mg　1 日 2 回　16 時，
21 時などに点滴静注

❷ 痙攣発作，振戦せん妄に対する治療

　上記の予防策を講じても痙攣発作が出現してしまった場合，ある
いは痙攣発作が生じて初めてアルコール離脱に気付かされる場合も
ある．ジアゼパムを第一選択薬として用い[1]，それで鎮静が得られ
ない場合は，プロポフォール[5]で鎮静する．実際には，患者から情
報が十分に取れないなど，目の前で生じている痙攣発作がアルコー
ル離脱によるものなのかてんかん発作によるものなのかその場で判
断することが難しい場合が少なくない．そのような場合は，ジアゼ
パムに加えてホスフェニトインなどの抗てんかん薬を併用する．

▶ 痙攣発作への対応

処方例 ジアゼパム注　10〜20 mg/0.5 h　点滴静注
または
ホスフェニトイン注　1 回 22.5 mg/kg　静注　を併用

▶ 上記で不十分な場合

処方例 プロポフォール（ディプリバン）注　2〜2.5 mg/kg で就眠が得ら
れるまで静注

▶ 振戦せん妄への対応

処方例 ジアゼパム注　1 回 10 mg ＋生理食塩液　100 mL　点滴静注
または
ハロペリドール注　1 回 5 mg ＋生理食塩液　100 mL　点滴静
注を併用

❸ 身体合併症の予防と治療

　アルコールを長期間服用している患者は，各種身体合併症を生じ
ている危険性がある．特に重要なのが，Wernicke 脳症，リフィー
ディング症候群である．Wernicke 脳症は，チアミン（ビタミン B_1）
の欠乏によって生じ，意識障害，眼球運動障害，運動失調を 3 徴
とする．3 徴がそろっていない場合でも入院時から疑い早期に介入

する.

▶ Wernicke 脳症を疑ったとき

> **処方例**
> プロスルチアミン（アリナミン）注　1回 100 mg（〜300 mg）
> 　1日1回　静注を3日間
> その後　ビタメジン配合カプセル（25）　1回3カプセル　1日
> 　1回を 20〜30 日間投与
> または　ビタメジン注　1回1V　1日1回を静注　3日間，そ
> 　の後　ビタメジン配合散

▶ リフィーディング症候群を予防する

> **処方例**
> 〔点滴の場合〕
> リン酸 Na 補正液　0.5 mmol/mL 20 mL　1V ＋生理食塩液
> 　100 mL　点滴静注　7日間
> または
> リン酸2カリウム注　20 mEq/20 mL　1V ＋生理食塩液
> 　500 mL　点滴静注　7日間（カリウム湿疹に注意）
> 〔経口投与の場合〕
> リン酸2Na 水和物配合顆粒（ホスリボン配合顆粒）200〜
> 　300 mg/日　7日間

専門医へ依頼するタイミング

　身体疾患の治療と同時に精神科医や心療内科医の診察を依頼しよう．患者の身体合併症が安定すると，患者の治療への動機付けは低くなる恐れがある．同一施設内に専門医がいない場合には，ある程度症状が落ち着いた時点で家族の付き添いのもと専門施設を受診させるのも1つの方法である．少なくとも退院時には紹介状を渡して，当院での治療継続の条件として一度は専門施設を受診させておきたい．専門医紹介時には家族も同席してもらい，家族にも治療方針を共有してもらうことが重要である．熱心な内科医であればあるほど，患者の抱える問題を一手に引き受けてしまいがちである．しかし，アルコール依存者の治療は一人の医師だけの力では解決は難しいので，ケースワーカーにつなげたり，多くの医療関係者や家族を治療に巻き込んでいくことが重要である．一般内科医にできるこ

とと，専門医に委ねるべきことを患者に明確に伝えていくことで，治療の枠組みが守られ，それは患者の病識を育てる意味でも有益である．

> **Side Memo ①アルコール依存の背景を考える**
>
> アルコール依存症の背景に，うつ病，不安障害，睡眠障害，他の薬物依存（これらは成人期以降に多くみられる），摂食障害（思春期〜成人期に多い），認知症（ほとんどが高齢者）などが隠れている場合がある．極度のるいそう，抑うつ的訴え，見当識障害，家族からみた認知機能の低下などに注意する．性格傾向としては，医師の前では一見優等生で問題点が明らかとならない一方，病棟では看護師を叱りつけるなど相手によって態度が豹変する傾向，周囲に気を遣うとても良い人と評価されている一方，酒が入ると人格が変わる傾向などがしばしばみられる．アルコール依存者には，会社経営者など社会的地位の高い方もみられる．彼らは家族や友人には決して愚痴をこぼさずストレスを抱えていても一人で悩み，アルコールによって現実から逃避する道を選んでしまっている．このような特徴を理解し，入院中の家族や他の医療スタッフとの関係も注意深く観察したい．

参考文献

1) Ungur LA, et al. Alcohol Clin Exp Res 37：675-686, 2013（PMID 23550610）
2) 日本精神神経学会（日本語版用語監修），高橋三郎，大野　裕（監訳）：DSM-5 精神疾患の診断・統計マニュアル．2014，医学書院
3) 瀧村　剛，他：アルコール離脱の薬物療法．日本アルコール関連問題学会雑誌 16：1-5，2015
4) Adinoff B, et al. Acute ethanol poisoning and the ethanol withdrawal syndrome. Med Toxicol Adverse Drug Exp 3：172-196, 1998
5) Brotherton AL, et al. Pharmacotherapy 36：433-42, 2016（PMID 26893017）
6) 上野文彦，他．振戦せん妄患者の安全管理．精神科治療学 31：1441-1447，2016
7) Dhalla S, et al. Clin Invest Med 30：33-41, 2007（PMID 17716538）

36 看取りの作法

看取りの概念

　看取りとは，死亡確認のみを指すのではなく，臨終前後の患者・家族へのケアを含む概念と捉える．

　よって，死亡確認，死亡診断書作成以外のケアにも気を配る必要がある．

　※以下，当直時の病棟対応に重点を置いて記載．

要旨

- 死亡時だけが看取りではないことを知る．
- 家族もともに苦しむ第2の患者であると認識する．
- 経過を把握，家族の状態を観察し，必要な対応を行う．
- 急がない，急がせない．
- 死の三徴候の確認法を知る．
- 死亡診断書の記載を行う．
- 生前と同じように患者に接する．
- 看取りの過程も今後，家族が辛いときの支えとなりうる．

事前の対応

▶ ポイント

- 夜間当直などの申し送りの際に，臨終が見込まれている患者がいれば，もし可能であれば，ご臨終の前にも訪室をしておくと，ご家族は安心されるであろう．後々の対応がスムーズにいくこともある．
- 家族の悲嘆への配慮を行う（すでに遺族ケアが始まっている）．

❶ 事前に心がけている家族への説明・配慮

- 思いへの傾聴を行いつつ，家族の病状認識を把握していく．往々にして一方的な説明は，家族の知りたいこととずれる場合があるため注意をする．
  　—不安，気がかり，意向，希望を把握する．
  　—安易な言葉かけは控え，家族の気持ちを汲み傾聴しつつ，家族

を肯定的に見守る姿勢を保つ.
―予期悲嘆が強ければ適宜対応していく.
―具体例:
- 「いま,どんなことが一番心配ですか？」「患者さんをみておられていかがですか？」と尋ねる.
- 例えば,感情を表出しても良いことを伝える.
  - 死別前に十分に悲しみなどの感情を表現しておいたほうが,死別後の立ち直りにも良い影響をもたらすと言われている.
- 危機的状況を伝える必要があるときは,「非常につらいことですが,残り時間が短いようです.心の準備が必要のようです」というような言葉かけを情を込めてしていくことが重要である.
- それとともに,患者へのお別れ,感謝を伝える大切な時間でもあることをお伝えする.

①予期悲嘆

予期悲嘆(anticipatory grief)とは,患者の死を予期して,実際に死が訪れる前に死別したときのことを想定して嘆き悲しむことをいう.あらかじめ悲嘆や苦悩することによって,現実の死別に対する心の準備が行われる.

一般的に,予期悲嘆を行うことによって,実際に死別に遭遇しても,その衝撃や悲嘆は,死別が突然または偶発的に起こった場合よりも軽くすみ,また早く回復するといわれている.

したがって,この時期に悲しいのは当然であり,「悲しみを十分に表現していいですよ」ということが伝わるような接し方をする必要がある.時には家族が十分に感情を表出することができるように,プライバシーが保てるような部屋を用意することも大切になる.

予期悲嘆が強かったり,長期化すると,例えば医療者へ攻撃的となったり,医学的処置への固執など過度な要求となって現れやすく,また患者の死後,病的悲嘆へと移行することもある.必要に応じて,多職種の介入のコーディネート(ソーシャルワーカー,チャプレン,精神科,精神腫瘍科,心療内科,リエゾンナース,小児科医,チャイルドライフスペシャリストetc)を行う場合もある.

❷ 家族にできることの説明

患者に対するかかわり方をアドバイスする．家族がいつもと同じように接する，言葉かけをする，状況が許せば口腔内を軽く湿らすなどの口腔ケア，マッサージ，タッチング，側に寄り添うかかわりが大切なことを伝える．

患者への言語的/非言語的コミュニケーションを促すことで，これらが患者・家族の支えとなっていく．

- 例）意識が落ちてきた場合でも「昏睡でも耳は聞こえているので，ご家族がそばにいることは伝わりますよ」「手足の循環が落ちるので，腕や手をさすってあげてください」などの声かけを行う．
- 本人は苦痛を感じていない，聴覚は最期まで保たれていることを伝えることが家族の気持ちの支えとなることもある．

❸ これから起こる変化をあらかじめお話しておく

- 家族はこれから起こる変化がわからず，少々の変化に対しても強い不安を感じやすい．下顎呼吸に至る呼吸の変化，呼吸リズムの不整，喘鳴などがあること，しかし生理的な変化であることが多く，苦痛の表現ではないことなどの説明，苦痛を取るための治療はずっと続けていくことの保証などを行い，家族が安心を得られるよう配慮する．

❹ 環境調整の配慮

- 患者・家族のスタイルを尊重しつつ，患者のそばに家族がいられるように椅子を用意，可能ならベッド柵を降ろす，プライバシーの保たれる静かで穏やかな環境を提供するなどの環境整備，看取りの場にふさわしい雰囲気作りを行う．

❺ 以下のことがないように気をつける

- 患者のそばで，患者に聞かれたくない会話をする．
  - 例：残された時間や，亡くなった後のことなどを，部屋の中で話す．
- 過度な警告をする．
  - 「何が起こるかわからないので，患者のそばから絶対に離れないでください」と言う．

②子どものケア

付き添いに未成年の子どもがいれば，子どもの心理状態も洞察する．

大切な家族に「死」が近づいたときや臨終時，子どもには十分な説明・サポートがないことが多く，家族の中に重大事が生じているのに，子どもは疎外感や無力感を感じたり，さまざまな不安を抱えながらも表出できず，不登校や引きこもりなど問題行動へつながることもある．詳細は他書に譲るが，子どもの発達段階に応じた対応とケアができることが望ましい．

※子どもと接触する前に必ず親の承諾を得ること．
※子どもにしてはいけないこと．
  ・無理に聞き出そうとしない．
  ・無理に教えない．
  ・部屋にいることを強要しない．
  ・大人の考えを押し付けない，決め付けない．

死亡確認のために呼ばれたときのポイント

- 家族は，患者とともに苦しむ第2の患者であり，ケアの対象であると認識する．
- 個人により悲嘆の程度は異なる．場合によっては死亡確認まで少し間をとる．

❶ 経過の把握，家族の観察

家族の状況は，それまでの家族の付き添い方，受け入れなどにも大きく左右される．どのような対応を取るかは，カルテからの情報だけでなく，まずナースステーションでナースに状況を確認し，事前に看取り方やタイミングを相談してから訪室する．

病室では，家族全員の表情・言動などから病状理解，受容の程度，患者との関係性を把握する．

❷ 受容が困難なとき

- あせらない，急がせない．
- 生物学的な死と情緒的な死は必ずしも一致するものではない．

▶ 感情の表出

- 気持ちが表出されたときは，話を遮らずに聴く．何も答えず黙っ

て情を込めて，ただうなづくだけで十分なことも多い．
- 自然な感情，反応であることを保証する．

▶ **時間が必要と思われるとき**
- 家族の動揺がまだ強く受け入れられない状況であれば，さらにもう少し患者とお別れの時間をつくることを提案してみる．
  —ある遺族調査によると，臨終時に家族が十分悲嘆できる時間を確保することの重要性が指摘されている．
- 家族同士が互いに支え合えるよう，家族に働きかけてみることも1つの方法である．
  —家族同士で支え合える「家族の力」を引き出していくことを探る．
  —意図的に家族の絆を表現する．
  —家族がお互いを理解し合い，気持ちに焦点を当てて情緒的なコミュニケーションができるように促す．
    - 例：家族の話をそのまま，他の家族に振る．
  —家族みなが集えないときは，他の家族の気持ちを聞いているか尋ねてみる．
- 家族の労をねぎらう．
  —例：「よく頑張られましたよね」などのねぎらいの言葉をかける．
- こうした過程も，死別後に続けて支え合えるようになるための一助となりうる．

真の看取りは家族が主役であり，医療従事者は温かくその場を提供しているという気持ちが大切である．

③看取りの過程で心電図モニターがないことの利点

- 心電図モニターが装着されている場合，ご本人にとって煩わしくなる．また，モニターの画面に家族が釘付けとなり，患者の表情や息づかいより，モニターの波形が主役となってしまう．
- また，家族にとっては，看取りが間に合わないことが苦痛となることが多い．かといって，他の家族の来院を待つために蘇生術を施しながらでは家族からの声かけもままならず，そのときは間に合ったことが納得できても苦痛を与えてしまったという後悔になることも少なくない．もしモニターを装着していなければ，死亡確認をしないことで，やや到着が遅れてしまった家族が患者にお別れと感謝の言葉をかけられるように配慮できるかもしれない．

❸ 死亡確認の直前に

▶ 声かけ

- 患者にねぎらいの言葉をかける「よく頑張られましたね」.

▶ 向かっている方の確認

- ①皆が十分声をかけてあげられたかどうかを尋ねる.
- ②向かっておられる方がいないか再確認.
  —「声かけができなかったこと」,「間に合わなかったこと」などの後悔が, 死別後に病的悲嘆の原因となりうる.
- ③立ち会いたいと考えている家族が揃ってから死亡確認をする.
  - 死亡時刻を1分と違わず決定することが真に重要ではないため, 1~2時間程度であれば待つような配慮も必要である. ただし日をまたいでしまう場合は, 医療費などの関係で問題が発生することもあり確認が必要である.

死亡確認方法（死の三徴候）のポイント

- 患者と家族の最後の時間をより良くするための工夫を行う.
- 生前と同じように患者に声をかけたり, 大切な人として接する.
- 死を敗北や避けるべきものとしてのみ捉えず, 患者の人生への敬意を払う.
- 身だしなみを整える.
- 診察を丁寧に扱う.
- 死亡確認で重要なのは, 死亡時刻を決定することだけではない. 死別後に残される遺族の心情に十分配慮し, 遺族ケア（グリーフケア）の一環として行う.
- 患者・家族が希望する宗教的な儀礼（牧師や僧侶が立ち合うなど）があれば尊重する.

❶ 死の三徴候の確認

伝統的かつ経験的であるが, 死の三徴候説に則って世界的に用いられている個体死の判定法.

対光反射消失（ペンライトで確認）, 呼吸停止（聴診）, 心拍停止（聴診）を確認する.

36

看取りの作法

※心電図モニターを使用している場合は、心拍停止の確認をモニターで代用することもある.

❷ 死亡確認に際する声かけの一例

- ①「どうぞ傍にいてあげてください」(家族とともに行う)
- ②患者さんに「○○さん、よく頑張られましたね」(名前で呼ぶ)
- ③「では、診察させていただきます」
- ④「では、光への反応を見させていただきます」
  「残念ですが、光への反応は見られないようです」(対光反射消失の確認)
- ⑤「では、胸の音を聞かせていただきます」
  「残念ながら、呼吸も心臓の音も聞き取れません」(呼吸・心拍停止の確認)
- ⑥「よく頑張られましたが、息を引き取られました. ○時○分にお亡くなりになられました」(死亡宣告)

臨終後のケア

- 死亡確認後は、それまでの本人の闘病や家族の看病をねぎらい、可能であれば苦痛なく最後の時間を過ごせたことなどを共有する.
- 死後のケアは、患者にとっては"旅立ち"、家族にとっては"始まり"である.
- 家族が十分にお別れのときをもてるように配慮する.
  - 例:「しばらくご家族だけにしますから、十分お別れしてあげてください. 十分お別れできましたら、このナースコールでスタッフをお呼び下さい. お身体を拭かせていただいたりします」
  - 患者のそばに家族がいられるよう配慮する.
  - —ベッド柵や医療機器がじゃまになったり、座るところがなかったりで、家族が患者のすぐそばにいられないことがないようにする.

※あわただしく説明しないこと
- 家族の心の準備ができていないのに、亡くなった後のことを次々と相談しない.
- 傾聴を行うことは、家族が自分の気持ちに気づいて整理し、セルフコントロールを回復することにつながる(病的悲嘆への移行の

予防).
- タイミングをみて剖検の有無の確認を行う.

死亡診断書記載法

- 病棟における死亡"診断"書の場合の記載例(図1 → p.382).
- 家族に死亡診断書について説明し,渡す.絶対に失くさないこと,区役所/市役所への届出が必要であることを伝える(なければ死亡届が出せず,火葬許可証が発行されない).

※注意:死亡診断書の控えまで渡さないこと.

出棺

- 家族の状況の確認
- 話したいことや聞きたいことがあればいつでも訪れてよいことを伝える
- お見送り
- スタッフへのねぎらい
- 後日の,遺族の病棟への訪問の際には,できるだけ多くのスタッフで対応する
- 病的な悲嘆反応を認めた場合は面談したり,専門医を紹介する
- 最も注意すべきはうつ病.遺族外来の初診時に約4割がうつ病との診断の報告がある.

専門医コールのタイミング

- 家族が受容困難,治療過程に対して強い疑問をもっている,主治医,担当医からの説明を強く希望している,患者家族との信頼関係が築けないなどの場合は,無理して自分のみで対応しようとしないこと → 担当医・主治医へ連絡

参考文献
1) Watson M, et al. Oxford handbook of Palliative Care 2nd edition, pp954-956, Oxford University Press, 2009
2) 柏木哲夫,他(監),林 章敏,他(編).死をみとる1週間.医学書院,2002
3) 厚生労働省ホームページ.平成29年度版死亡診断書(死体検案書)記入マニュアル.http://www.mhlw.go.jp/toukei/manual / (2017.3.17)

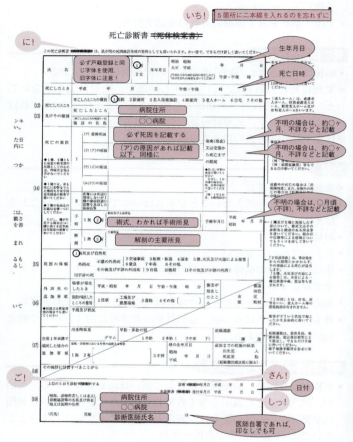

図1 死亡診断書記載法
病棟における死亡"診断"書の場合の記載例

37 手技・その他

1 プレゼンテーション

❶ プレゼンテーションの注意点

- プレゼンテーション（プレゼン）は研修医としての自分の考えを上級医に確認してもらえる格好のチャンスである.
- 聞き手の状況を踏まえて，TPOに応じたプレゼンを行うことが重要である.

❷ 話し方

- プレゼンの内容を伝える際には下記に注意する.

  ①大きな声で滑舌よくしゃべる，②無駄な言葉を間に挟まない，③なるべくメモを見ない.

- どんなに素晴らしい内容のプレゼンでも小声でうつむき加減に言うと伝わらない.
- 電話でプレゼンする場合は，自己紹介と相手の都合の確認を忘れない.

❸ プレゼンの種類

- プレゼンの長さや必要な情報は状況により異なる（表1）.
- まずはフルプレゼンの型を身に付け，目的に応じて情報を取捨選択する
- 治療方針を決める場面でのプレゼンではなるべくアセスメント＆プランまで含めて自分の考えを述べるよう心がける.

表1 プレゼンの長さ，必要な情報

	フルプレゼン	入院報告 入院相談	併診依頼	回診 申し送り
時間	5〜7 分	2〜3 分	1〜2 分	30 秒
オープニングス テートメント	○	○	○	○
現病歴	○	○		
ROS	○			
既往歴	○			
内服歴	○			
アレルギー，嗜 好，家族歴	○			
身体所見	○	○	△	○
検査所見	○	○	△	○
プロブレムリス ト，診断	○	○	○	○
アセスメント＆ プラン	○	○		○
その他	初療内容	入院適応	入院後経過 併診依頼理由	前日からの変 化

入院報告：当直帯から日勤帯に夜間の入院を報告する．入院相談：救急外来から各科に入
院を相談する．
申し送り：日勤帯から当直帯に当直の申し送りを行う．

❹ フルプレゼンの作り方

▶ **発熱・咽頭痛で来院した扁桃周囲膿瘍の 27 歳男性のフルプレゼ
ンの例を考えてみる．**

①聖路加太郎さん，過去に 2 度の急性扁桃炎の既往がある 27
歳男性，主訴は発熱・咽頭痛です．②来院 1 週間前より咽頭痛が
出現しました．徐々に痛みが増悪し，2 日前には 38℃ 台の発熱
が出現しました．咽頭痛が強く嚥下困難も出現したため，本日救
急外来を受診しました．③開口障害がみられたものの，咳嗽，唾
液の嚥下障害および嗄声はありませんでした．④既往としてその
他手術歴なく，内服薬はアセトアミノフェンのみです．アレル
ギー歴なし，飲酒は機会飲酒で，喫煙歴はありません．家族歴に
特記すべきものはなく，その他抗菌薬内服歴・sick contact・歯

科治療歴はありません．⑤来院時意識清明，バイタルサインは体温 37.8℃，血圧 140/100 mmHg，脈拍 100 回/分（整），呼吸数 18 回/分，SpO_2 97%（室内気）でした．身体所見では，眼瞼結膜に貧血はなく，眼球結膜に黄染はありませんでした．右扁桃周囲に腫脹を認め，前頸部リンパ節の腫脹も認めました．甲状腺の腫大や圧痛はありませんでした．胸部聴診上，呼吸音は清で，心雑音はありませんでした．腹部は平坦・軟で，腸蠕動音は正常，肝臓・脾臓は触知しませんでした．その他皮疹は認めませんでした．⑥血液検査では，白血球 18,200/μL，CRP 16.11 mg/dLでした．胸部単純 X 線，心電図では特記すべき異常はありません．頸部造影 CT で右口蓋扁桃で低吸収領域が認められ，周囲の造影増強効果がありました．⑦以上よりプロブレムリストは，発熱，咽頭痛，および頸部造影 CT での右口蓋扁桃の低吸収域を挙げました．⑧アセスメント＆プランですが，発熱，咽頭痛に加え開口障害があり，頸部造影 CT の所見は右口蓋扁桃の膿瘍を示唆していることから，急性扁桃炎から扁桃周囲膿瘍をきたしているものと思われます．起炎菌としては，A 群 β 溶連菌，黄色ブドウ球菌，嫌気性菌が考えられ，咽頭培養を提出しました．治療はアンピシリン/スルバクタム 3 g 1 日 4 回＋クリンダマイシン600 mg 1 日 3 回で開始しています．また膿瘍に対しては耳鼻科にコンサルトを行い，穿刺排膿を依頼しています．

▶ **ポイント**

- 最終診断とその鑑別診断を思い浮かべてその rule in /rule out に必要な情報を盛り込む．
- 今回の症例の主訴は発熱・咽頭痛であり，鑑別診断として以下が挙げられる．
  - 頻度の高いもの：上気道炎（ウイルス・細菌性），急性扁桃炎，伝染性単核球症，インフルエンザ，亜急性甲状腺炎，副鼻腔炎など．
  - 見逃してはいけないもの：急性喉頭蓋炎，扁桃周囲膿瘍，咽後膿瘍，HIV 感染，悪性リンパ腫など．
- これらの疾患の有無を評価する手がかりをプレゼンに含めていく．

①オープニングステートメント（名前・年齢・性別・主訴）

- オープニングステートメントとは，名前・年齢・性別・主訴・プレゼンに関係する既往歴などをさす．

📋その他の例
- 聖路加花子さん，心房細動に対しワーファリン内服中の50歳女性，主訴は血便です．
- 聖路加サムさん，20本×40年の重喫煙歴，父親の心筋梗塞の家族歴，高血圧・脂質異常症の既往がある62歳男性，主訴は胸痛です．

②現病歴

- 主訴と関係する病歴について，来院時までの経過を時系列（来院，入院日を基準とした相対時間）で述べる．

📋その他の例
- 来院2日前より便器が真っ赤になる2度の血便を認めました．来院当日トイレの後に立ち上がった際に数秒間の失神があり，昨日当院救急搬送となりました．
- 来院1か月前より坂道を上る際に胸を締め付けるような左胸部の鈍痛を自覚しました．NRS 7/10程度で持続時間は10分間程度です．左肩に放散を伴い，頻度は週2～3回程度で，明らかな増悪・寛解因子はありません．本日胸痛が再度出現し，冷汗も伴ったため，当院救急搬送となりました．

③ROS

- 患者の訴えや徴候に関する見落としがないかどうかを系統的に「おさらい」していく．
- 鑑別を整理するために必要な項目のみ（陽性・陰性所見）を追加する．

📋その他の例
- 失神前に倒れそうな予感はありました．排便時痛はもともとあるものの，動悸・腹痛はありません．
- 胸痛出現時より嘔気はあるものの，嘔吐や歯痛はみられません．その他呼吸困難があります．

④既往歴・内服歴・アレルギー歴・嗜好・家族歴・その他

- 既往歴（過去にかかったことのあるすべての病気），手術歴，内服歴，アレルギー歴，飲酒・喫煙歴を述べる．

- 家族歴に関しても鑑別診断と関係のある遺伝性疾患，生活習慣病，悪性腫瘍を含める．
- その他，鑑別を絞るのに有用な項目も含める．

⑤身体所見
- 診療録記載とは異なり，今回の診断・鑑別に重要な陽性所見・陰性所見に絞って述べる．
- 全身状態，（身長・体重），意識レベル・バイタルサイン，診察所見を頭部から足先にかけて順番に述べる（頭頸部→胸部→心臓→腹部→背部→泌尿生殖器→直腸診→四肢・皮膚→神経学的所見の順）．

⑥検査所見
- 順番に従って検査所見を述べる（血算→生化学→尿検査→胸部・腹部単純 X 線→心電図→その他 CT，MRI，内視鏡などの順）．
- あくまで今回の診断・鑑別に重要な陽性・陰性所見に絞って述べ，不要なものは省く．

⑦プロブレムリスト
- 診療録記載ではすべてのプロブレムを挙げることが大切であるのに対し，プレゼンでは 3 つ程度に留める．

⑧アセスメント＆プラン・初療内容
- プロブレムリストからどのような診断を考え，どのような初期対応を始めているかを述べる．
- どれだけ自分が上級医に迫った治療方針を立てられるかが問われる．

2 気管挿管・気管切開チューブ（気管カニューレ）交換

気管挿管

❶ 気管挿管の適応
"MOVES" というゴロで覚える．
- <u>M</u>aintain airway/<u>M</u>ental Status 気道確保困難や意識が悪い患者
- <u>O</u>xygenation 酸素化低下
- <u>V</u>entilation 換気不良，CO_2 ナルコーシス
- <u>E</u>xpectoration 吐血や喀血，吐物

- Shock ショックの状態

❷ プランの決定

"ABC"で覚える.

- Assessment

気道確保前に，換気困難，喉頭展開・挿管困難の評価，予備能を評価し，鎮静方法や挿管のルートを確認する.

- Back up plan

換気や喉頭展開が成功しなかった場合のプラン(ビデオ喉頭鏡の準備など)を立てておく.

- Call for help

人的資源の確保. 麻酔科医師など挿管に熟練した医師の立ち会いのもと行う.

❸ 準備するもの

- 吸引の準備

吸引器および滅菌蒸留水，滅菌吸引用カテーテル(気管用吸引カテーテル・口腔用吸引カテーテル)

- 酸素投与の物品準備

アンビュバッグまたはジャクソンリース，酸素流量計と酸素用エクステンションチューブ，人工呼吸器または酸素療法用具

- 気道確保用品の準備

喉頭鏡，挿管チューブ(男性は 7.5～9.0 mm，女性は 6.5～8.0 mm が目安)，挿管チューブ用スタイレット，キシロカインゼリー(必要時キシロカインスプレー)，バイトブロック，カフ用シリンジ(10 mL)

- 薬剤・体勢の準備

鎮静薬：プロポフォール(1%ディプリバン)注を 2.0 mg/kg 静注したのちに 1.0～5.0 mg/kg/時で持続投与またはミダゾラム(ドルミカム)注を 0.2 mg/kg/時で持続投与する.

鎮痛薬：フェンタニル注を 50～100 μg(0.5～1 A)静注したのちに必要があれば 25～50 μg を追加投与する.

筋弛緩薬：ロクロニウム(エスラックス)注を 0.6 mg/kg 静注したのち必要があれば 0.1～0.2 mg/kg を追加投与する.

- モニターの準備(ETCO$_2$，血圧，心電図，SpO$_2$)
- 口腔内の確認(入れ歯，動揺歯はないか)

❹ **手順**

①患者・家族に説明し同意を得る（挿管中は話せないことも説明）.
　ベッド周囲を広く確保し，患者の頭部側をあけ，頭部柵を外す.

②必要物品を準備
- 挿管チューブのカフ漏れがないか確認する.
- スタイレットを通し，チューブ先にキシロカインゼリーをつけ，挿管チューブの袋に入れておく.
- 喉頭鏡のブレイドとハンドルを接続し，ライトが十分明るいこと，振っても点滅しないことを確認する.
- 吸引器：口腔用吸引チューブ（気管内吸引チューブはすぐ使用できるように），滅菌蒸留水を患者の頭元にセッティングし，吸引がすぐに行えるようにしておく.

③患者の準備をする
- ベッドを水平にし，高さを挿管する医師に合わせる.
- シーツをとり，胸元が見えるようにする.
- 義歯があれば外す.
- 患者の頭部に枕を挿入し，頭部を後屈させ，スニッフィングポジションをとる.
- 必要物品を患者の枕元（床頭台）に準備する.

④医師は，10 L/分以上の酸素を接続したアンビュバッグまたはジャクソンリースとマスクで十分な換気を行う.

⑤左手（利き手と反対の手）に喉頭鏡を持ち，喉頭を展開する. 展開した時点で分泌物が多ければ，口腔内吸引する. 挿管チューブを空いている方の手で持つ.

⑥介助者は患者の右口角（医師が左利きの場合は左口角）を引く. また，必要時に輪状軟骨を圧迫する（胃内容物の逆流を防止し，後方，上方，右方へ圧をかけると声帯が見えやすくなる）.

⑦確実に気管内に挿管されたことを確認し，スタイレットを抜き，シリンジで（リーク音が消えるまで）カフを膨らませる. バイトブロックをかませた後，喉頭鏡を抜く.

⑧医師は，アンビュバッグまたはジャクソンリースで，バッグ換気を行う. バッグ換気時，胃部での送気音が聞こえないことを確認する. 聴診（両鎖骨下・両腋窩・心窩部）してエア入り音があることおよび，胸郭が左右差なく上がることを確認する. 呼気時，挿

管チューブに水蒸気による曇りを確認する．$ETCO_2$（呼気終末炭酸ガス）モニターにて確認する．

⑨挿管チューブとバイトブロックを顔面に固定する．挿管チューブを指示された人工呼吸器もしくは酸素療法器具に接続する．

⑩胸部X線撮影を行い，挿管チューブの位置を確認する（気管チューブの先端は，気管分岐部より約2cm上方に位置するのが望ましい）．

⑪合併症がないか観察する（片側挿管・食道挿管・歯牙損傷・軟部組織損傷・気管出血・皮下気腫・嘔吐による誤嚥や窒息）．

❺ 注意点

- 頸椎損傷の有無を確認する．頸椎損傷がある場合は頭部後屈位禁忌であり，経鼻挿管する．
- 食道挿管された場合は速やかに抜去し，マスクによる気道確保と手動換気を行う．

気管切開チューブ交換

❶ 準備

アンビュバッグまたはジャクソンリース，SpO_2モニター，気管切開カニューレ（交換予定サイズと1サイズ小さいサイズの2個準備），滅菌チューブ用ガーゼ，キシロカインゼリー，滅菌手袋，ゴーグルまたはアイシールド付きマスク，付属の気管切開チューブホルダー，滅菌尺角ガーゼ8折（Tガーゼ）2〜5枚入1包，10％ポビドンヨード液（イソジン液），吸引器，ディスポーザブルシリンジ10mLまたは20mL，カフ圧計，カフの穴あき確認用具（滅菌カップ，滅菌蒸留水）

❷ 手順

①気管切開チューブのサイズを挿入前に再度確認する．滅菌カップに蒸留水を用意し，滅菌手袋を装着し，気管切開チューブ，ディスポーザブルシリンジを手に取る．

②蒸留水の中でカフからのエアリークがないか確認する．パイロットカフからのリークも確認する．気管切開チューブの先端部にキシロカインゼリーをつける．

③患者の呼吸状態およびモニター上，安定していることを確認する．体位は頸部伸展位とする．

④介助者(可能なら医師)がカフのエアを抜いて気管切開チューブを抜去し，医師が新しい気管切開チューブを挿入する．

⑤挿入完了後，医師がチューブ内のオブチュレーターを速やかに抜去し，チューブを保持しながら，(患者が接続していた)酸素療法回路，もしくは人工呼吸回路を接続し直す．看護師はディスポーザブル注射器でカフを膨らます．

⑥有効な換気ができていることを確認(呼吸音，呼吸パターンなど)し，モニターをチェックする．$ETCO_2$モニターであれば，気管か迷入かを鑑別するうえで，最も信頼性が高い．

⑦出血がないか確認し，表面の出血の場合は必要時，迅速に気管吸引やガーゼ圧迫を行う．

⑧気管切開チューブ用ガーゼをチューブ周囲にあて，付属のカニューレホルダーを頸部に回し固定し，患者の衿元を整え，使用物品の後始末をする．最後にカフ圧を確認し20〜30 mmHgに設定する．音が漏れている場合はカフ圧が低いまたはカフの大きさが合っていないので，調整が必要である．

3 ライン挿入(末梢静脈ライン，動脈ライン，中心静脈ライン，PICC)

ライン確保は患者のライフラインとなる重要な手技である．特に救急現場において，その迅速な確保が患者の生き死にに直結する場面は多く，日ごろから修練を積んでおく必要がある．またライン確保において，その経路とデバイスの使い分けについて熟知しておくことが重要である．

末梢静脈ライン

基本的なライン確保の手技である．ライン確保でまず第1選択となる手技．

❶ 適応
- 末梢からの投与が認められる静注薬剤使用時．

❷ 禁忌
- 麻痺や腋窩リンパ節郭清歴がある場合は対側を選択．
- 末梢静脈投与が禁忌とされる薬剤の投与の場合．

❸ 合併症
- 出血，血腫，神経損傷，感染症．

❹ 準備
- 留置用カテーテル（22 G，20 G 留置針），消毒（アルコール綿），駆血帯，三方活栓，エクステンションチューブ，ヘパリン生食液，閉鎖式注入栓（Q サイト，シュアプラグなど）．

❺ 手順
①駆血帯を巻き，穿刺する静脈を選択する．静脈がなかなかはっきりしない場合は，腕はできるだけ下げた状態にし，何度か手を握りしめてもらう．
②消毒．
③挿入する静脈の手前を穿刺する手と逆の手で手前に引きながら血管が動かないよう固定する．
④静脈に対してできるだけ水平にすくいあげるようなイメージで穿刺する．

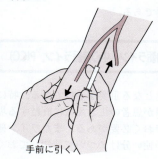

手前に引く

⑤逆血がみられたら穿刺針を少し患者側に倒して外筒が静脈内に入るまで数 mm 進める．
⑥その後，外筒だけ進める．

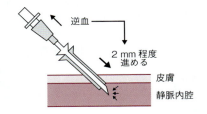

⑦エクステンションチューブにつなぎ，逆血を確認したのち，ヘパロックする．

動脈ライン

動脈ラインがまずは必要な状態を見極める必要がある．基本的にはこまめな循環動態モニタリングが必要な場合，頻回な採血，血液ガス所見の評価が必要な患者に適応がある．

❶ 適応
- 循環動態不安定で動脈圧の持続的監視が必要な場合
- 頻回に動脈血採血が必要な場合

❷ 禁忌
- Allenテスト陽性（5秒以内なら陰性，10秒以上なら陽性）
①患者に強く手を握らせ，橈骨動脈と尺骨動脈を同時に強く圧迫して，血流遮断する．
②尺骨動脈のみ圧迫を解除し，手掌が赤くなるまでの時間を測定する．
　正常：5秒以内
　異常：10秒以上（橈骨動脈と尺の吻合不全）
③②の操作を橈骨動脈圧迫解除にて行う．
- Allenテストが異常であれば，橈骨動脈には挿入すべきでない．
→足背動脈や大腿動脈が選択肢となりうる．

❸ 合併症
- 出血，血腫（仮性動脈瘤）形成，皮下血腫，末梢循環不全，血栓形成，空気塞栓症，感染症，神経損傷および圧迫

❹ 準備
- 留置用カテーテル（22 G，20 G留置針），手枕，テープ，トランス

デューサーキット，シリンジ，固定用テープ，清潔手袋，消毒〔ポビドンヨード（イソジン）やクロルヘキシジン（ヘキザック）〕．

❺ 手順
①手の下に手枕を入れて手をそらす形で，テープで固定する．

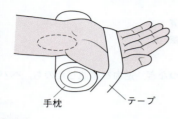
手枕　　テープ

②消毒．
③示指と中指の2本の指で橈骨動脈を触知し，走行を確認．
④穿刺針を持つ手は患者に触れた状態で固定．穿刺部位に対して30～45°に角度をつけて穿刺．

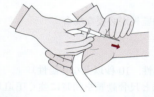

⑤逆血がきたら穿刺針を少し患者側に倒して，外筒が動脈内に入るまで数mm進める．
⑥その後，外筒だけ進める．

中心静脈ライン（CVC）

末梢点滴では投与不能な薬剤を投与する場合，また大量の補液を必要とする場合に適応となる．また挿入部として，内頸静脈，外頸静脈，鎖骨下静脈，大腿静脈があり，それぞれの患者に合わせて適切な挿入部位を選択する必要がある．

❶ 適応
- 中心静脈栄養（IVH/TPN）．
- 末梢静脈確保困難．
- 中心静脈圧測定，血行動態モニタリング．

- 血液浄化療法(透析用カテーテル).
- 末梢静脈炎を起こしやすい薬剤投与.
- 一時ペーシング挿入などが必要な場合.

❷ 禁忌
- 重度の出血傾向.
- 解剖学的に困難(甲状腺腫, 穿刺部位の腫瘍, 重度の肺気腫など).
- 穿刺部位に皮膚炎症や血栓あり.
- 穿刺部位の形態変化(術後など).

❸ 合併症
- 早期合併症:出血, 動脈穿刺, 気胸/血胸, 不整脈, 空気塞栓, 静脈閉塞, 気道閉塞(血腫).
- 遅発性合併症:感染, 心臓穿孔/心タンポナーデ, 神経損傷, 縦隔水腫.

❹ 準備
- CVカテーテルキット〔穿刺針(外筒・内筒あり), ガイドワイヤー, ダイレーター, CVカテーテル, 固定翼, 縫合針/糸含む〕, マスク, 帽子, ガウン, 手袋, 防水シート, 消毒(ポビドンヨードやクロルヘキシジン), 局所麻酔〔1%プロカイン・ロック付シリンジ(5 mL)・18 G針・27 G針〕, ヘパリン生食液(3~4本), エコー/エコープローブカバー.

❺ 手順
- ランドマーク法とエコーガイド法があるが, ここではエコーガイド法について述べる.

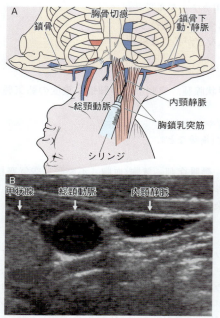

〔網谷英介. medicina 45(13):80, 2008〕

①やや頭低位(Trendelenburg位)とする．下肢挙上だけでも可．
②患者の首を穿刺の反対側へ向ける．
③消毒．
④局所麻酔．
⑤エコーを見ながら穿刺．皮膚に対して約45〜60°に傾けて行う．エコーは垂直に当てる．
⑥逆血があれば，内筒を抜去し，外筒のみ残し，その中にガイドワイヤーを進める．抵抗がある場合は無理に押さない．
⑦エコーでガイドワイヤーが静脈内に挿入されていることを確認し，外筒を抜く．
⑧ダイレーターを使用し，刺入部を広げる．
⑨カテーテルを挿入する．この際，終始ガイドワイヤーを必ず保持することを忘れない．

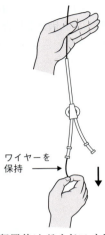

ワイヤーを保持

⑩留置後はガイドワイヤーを抜去,ヘパリンで逆血を確認.
⑪固定翼を使用しカテーテルを縫合糸で固定.
⑫挿入後胸部単純X線写真でカテーテル先端の位置(気管分岐部の高さ:zone B)を確認する.

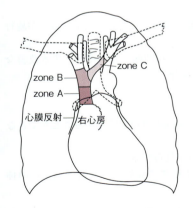

末梢挿入型中心静脈カテーテル(PICC)

肘前窩の表在静脈を経由して,中心静脈に挿入するカテーテル.内頸・鎖骨下静脈からの穿刺非埋込み式中心静脈カテーテルより感

染率，留置期間，また安全性などの見地から優れているとされるが，通常行われる中心静脈カテーテルと比較し挿入困難な場合や，挿入時の位置異常が多いこと，血栓症の発生率が高いことなどの不利益な点もあるため，慎重に適応を決定する必要がある．

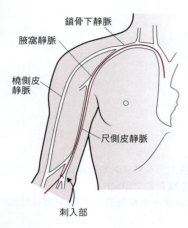

❶ 適応
- 中心静脈系にアクセスが必要な場合．ただし，大量の輸液が施行される場合には不適切．
- 長期にわたる経静脈的薬剤投与(抗菌薬，化学療法，脱水改善など)や中心静脈栄養が必要な場合．
- 中心静脈圧測定が必要な場合．

❷ 禁忌
- 駆血帯を縛っても，上腕，前腕部の血管を確認することができない，あるいは触れることができない．
- 腕に静脈炎あるいは蜂窩織炎が見られる．
- 透析導入予定の患者，血管手術後の血管，麻痺側の腕からの挿入．

❸ 合併症
- 中心静脈カテーテルに準じる．

❹ 準備
- 駆血帯，留置用カテーテル(22 G，20 G 留置針)，PICC カテーテ

ルキット(ガイドワイヤー，ダイレーター，CV カテーテル，固定翼，縫合針/糸含む)，マスク，帽子，ガウン，手袋，防水シート，消毒(ポビドンヨードやクロルヘキシジン)，局所麻酔〔1%プロカイン・ロック付シリンジ(5 mL)・18 G 針・27 G 針〕，ヘパリン生食液(3〜4 本)，必要あればエコー/エコープローブカバー．

❺ **手順**

①あらかじめ長さ(挿入予定部位〜鎖骨の頭部〜第 3〜4 肋間胸骨右縁)を測定しておく．

②腕は体幹に対して 45° 外旋させる．

③患者の顔をカテーテル挿入側に向け，あごを引いて肩にのせるようにすることで，カテーテル先端が頸静脈に進みにくくなる．

④消毒．

⑤駆血帯を巻く．

⑥局所麻酔．

⑦末梢ライン挿入と同じ手順で静脈に留置針を挿入．

⑧逆血を確認．

⑨ガイドワイヤーを通す．抵抗がある場合は無理に押さない．

⑩ダイレーターを使用し，刺入部を広げる．

⑪カテーテルを挿入する．この際，ガイドワイヤーを終始必ず保持することを忘れない．

⑫留置後はガイドワイヤーを抜去，ヘパリンで逆血を確認．

⑬固定翼を使用しカテーテルを縫合糸で固定．固定は，刺入部の目盛りが読めるようにする．固定翼は刺入部から少し離れた皮膚に縫い付ける．

⑭挿入後胸部単純 X 線写真でカテーテル先端の位置(気管分岐部の高さ，頸静脈への迷入の有無)を確認する．

4 胸腔穿刺

❶ **目的**

- 診断目的：胸水の採取
- 治療目的：胸水の減少による呼吸状態の改善

❷ 禁忌

▪ 絶対禁忌
  • 皮膚感染（帯状疱疹・蜂窩織炎・感染性粉瘤など）
  • 凝固異常（PT-INR > 1.5，血小板 < 5万）
  • 中皮腫などの胸膜腫瘍がある場合（腫瘍部を避けることができれば穿刺可能）

▪ 相対禁忌
  • 人工呼吸器装着中
  • 循環動態不安定

❸ 準備するもの（図1）

　マスク，キャップ，滅菌手袋，ガウン，マーキングペン，消毒セット，局所麻酔（5 mL），5 mL シリンジ（麻酔用），18 G 針（麻酔吸引用），24 G 針（麻酔，試験穿刺用），18 G サーフロー針，5 mL シリンジ（穿刺用），三方活栓，エクステンションチューブ，輸液ライン，清潔ガーゼ，テガダーム大，穴あきドレープ，清潔ドレープ，防水シーツ，排液ボトル，滅菌スピッツ（2本），血液培養ボトル（1セット），50 mL シリンジ（細胞診）

❹ 手技手順

a. 体位調整と穿刺準備

①あらかじめマスクとキャップを装着しておき，患者の下に防水シーツを敷いておく．

②患者にはベッド上で端坐位となってもらい，サイドテーブルの上に枕など準備して，そこにもたれるように前かがみの姿勢をとってもらう（坐位が不可能な場合は仰臥位をとり，ベッドで可能な限り上体を起こし，穿刺側の上肢は挙上してもらう）．

③ベッドサイドでエコーをあてて安全に穿刺できる部位を特定し，マーキングを行う．坐位の場合は後腋窩線上の第8肋間で穿刺することが多い（上位肋間では胸水が減少すると排液不良が起こりやすく，下位肋間では横隔膜や腹腔内臓器損傷を引き起こすリスクが増加する）．

④穿刺部位を広域に消毒した後，滅菌手袋とガウンを着用し，穴あきドレープをかける．

⑤清潔なドレープを広げ，その上に必要な物品を準備する．

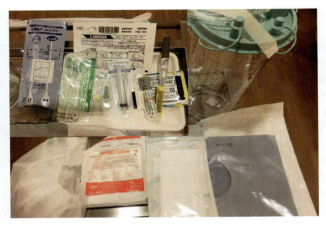

図1

b. 麻酔,試験穿刺
①肋骨の下縁には動静脈や神経が通っているため,**肋骨の上縁を目安に穿刺を行う**.
②24G針で皮下を麻酔する.皮膚表面に痛みがないことを確認した後,針を胸壁に対して垂直に立て,陰圧をかけながら進めていく.
③体格にもよるが3cm程度進めると胸水が引けるため,そこから少し針を戻し,液体が引けなくなったところ(胸膜部分)で再度麻酔を行う.**皮下と胸膜下に十分に麻酔を行うことが重要である**.

c. 本穿刺
①サーフロー針にシリンジ(5 mL)をつけ,陰圧をかけながら穿刺を行う.試験穿刺で胸水が引けた際の長さを覚えておき,その長さを目安に針を進める.この際に穿刺と反対の手で針が入りすぎないようにストッパーを作っておくとよい.胸水が引けたら内筒は保持したまま外筒を進める.外気胸を防ぐために,呼気時に内筒を引き抜き,すぐに外筒口を指で抑える.
②エクステンションチューブと三方活栓を接続し,シリンジで必要な検体を採取する.持続的に排液を行う場合は,輸液チューブを繋げて排液ボトルに先端をつなげる.サーフロー針と皮膚をテガ

ダームなどを用いて固定し，その上に切り込みを入れた紙コップを被せるなどすると安定がよい．
③検体の採取や排液が終了したら，留置針を抜去し，ガーゼや絆創膏などを貼る．
④処置後は必要に応じて胸部単純X線写真を撮影し，胸水量の変化や気胸の有無を確認する．

❺ 合併症・注意点

- 気胸（外気胸であれば経過観察が可能だが，進行性の場合は胸腔ドレーン挿入が必要となる）
- 血胸（元々血小板低下や凝固異常がないか確認し，肋間動脈を損傷しないように肋骨の上縁を穿刺する）
- 再膨張性肺水腫（一度の排液は1,000 mL以内とし，急速な排液や陰圧を避けることが重要である．胸水排出後早期に起こるため，穿刺後はSpO_2のモニタリングを忘れずに行う）
- 膿胸（清潔操作を心がける）

①アスピレーションキット

▶アスピレーションキットとは

アスピレーションキットは胸水や腹水の排液に用いることができるキットである．必要な物品がそろっており，ガイドワイヤーにより比較的簡単にアスピレーションチューブの留置を行うことができる．

チューブは8〜12 Frと胸腔ドレーンに比べ細く，膿胸や血胸といった粘性の高い液体の排液には適さないため，基本的には持続的ドレナージを行う場合は胸腔ドレーンの留置が望ましい．一方で患者の負担が少ないため，高齢者や肋間の狭い小柄な患者，ドレーン挿入の侵襲に耐えられない状態不良の患者は良い適応となる．

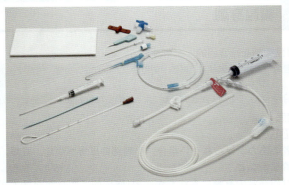

アスピレーションキット(Cardinal Health Inc　ホームページより)

▶手順

① サーフロー針で外筒を留置するところまでは本穿刺の手順と同様である．その後，外筒にガイドワイヤーを挿入する．外筒を抜いた後，必要に応じて皮膚のカッティングを行い，ダイレーターを挿入する．ダイレーターを使用する場合は肺損傷の可能性を考慮し，深く挿入しないように注意する．

② ガイドワイヤーが抜けないように注意しつつ，尾側を目指してスタイレットを通したピッグテイルチューブを挿入する．

③ チューブの先端からガイドワイヤーが出てきたらそれを保持し，スタイレットとガイドワイヤーを抜去する．

④ ピッグテイルの先端にアスピレーションバルブを接続し，必要な検体を採取する．

⑤ 固定具と針糸を用いて皮膚に固定する．排液用のチューブと接続し，チューブの先端を排液ボトルや吸引装置と接続する．

⑥ 穿刺部はテガダームや透明フィルムを用いて覆い，チューブは救急絆創膏を用いて皮膚に固定する．

⑦ 処置後は必要に応じて胸部単純X線写真を撮影し，チューブの位置や屈曲の有無，胸水量や気胸の有無を確認する．

5 腹腔穿刺

❶ 腹腔穿刺を行う目的

診断目的	腹水の原因検索：外観，細胞数，アルブミン濃度，培養検査，病理検査
治療目的	腹水の排出：腹水の圧迫による呼吸困難や腹痛などの症状の改善

❷ 禁忌

相対的禁忌

　患者の協力が得られない場合，穿刺部の皮膚感染症，妊娠，重度の腸管拡張など.

　※凝固異常の有無にも注意が必要（臨床的に明らかなフィブリン溶解や DIC がある場合を除いては，凝固異常が存在していても腹腔穿刺の施行は可能という意見もある：処置に伴うメリットとデメリットから適応を検討する）.

❸ 合併症

- 出血：腹壁動静脈の走行に注意，凝固異常の補正.
- 腸管穿孔：エコーで安全な穿刺部位を確認する，腸管内容物を排出させておく.
- 循環動態の悪化：定期的なバイタルサインの確認，1回あたりの排液量や排液スピードを調節（後述）.
- 腹水漏出：なるべく細い針で穿刺を行う，穿刺後の圧迫をしっかりと行う，Z-tract method（後述）.

❹ 準備するもの

- 滅菌手袋，マスク，キャップ，ガウン.
- マーカー，消毒器具（消毒液・綿球・鑷子），滅菌ドレープ.
- 局所麻酔薬〔1％リドカイン（キシロカイン）など〕，麻酔用針（通常 25 G），麻酔用シリンジ（5 mL）.
- 穿刺用シリンジ（10 mL），留置針（16〜18 G）.
- 検体採取用シリンジ（20 mL），検体用スピッツ.
- 三方活栓，排液チューブ，排液入れ，滅菌ガーゼ，被覆・保護材（テガダーム™），紙コップ（留置針の固定のため），絆創膏.

❺ 実際の手順

①穿刺体位をとる.

- 基本的には仰臥位で行う.

　※排液終了まで数時間かかることもあるため，できるだけ楽な姿勢をとってもらう.

　※腹水が少量のときなど貯留している腹水を下腹部に移動させたい場合や，また大量の腹水により呼吸が苦しい場合などは半坐位（30〜45°の head up）で処置を行う.

②穿刺部位を決定する

- 基本的に，逆 McBurney 点（臍と左上前腸骨棘を 2:1 に内分する点：腹直筋鞘の外側）が推奨されているが，実際にはエコーで穿刺部位に腸管や血管の走行がないことを確認してから穿刺を行う（腹水は echo free space として黒く写る）.

　※腹直筋鞘の内側に腹壁動静脈が走行しており，これへの誤穿刺を避けるため.

　※手術痕の部位は避ける（側副血行路がある可能性や，瘢痕部に腸管が癒着している可能性があるため）.

③消毒

- 穿刺部位の消毒を 2 回行い，マスク・キャップ・ガウン・滅菌手袋を装着して，ドレープをかける.

④局所麻酔

- 25 G 針を用いて，1％リドカインなどを用いて 1〜3 mL の局所麻酔を行う.
    - （ⅰ）まず皮膚表面に，皮膚が隆起するように麻酔.
    - （ⅱ）皮下に麻酔を注入，その後段階的に針を進めながら麻酔していく.
    - （ⅲ）陰圧をかけて腹水が引けたら，少し針を戻して腹水が引けなくなったところを麻酔する（臓側腹膜）.

　※本穿刺のときに深く刺し過ぎないよう，麻酔時に腹水が引けたときの針の深さを覚えておく.

⑤本穿刺

- シリンジに留置針（16〜18 G）をつけ，腹壁に対して垂直に穿刺し，陰圧をかけながら進めていく.

　※穿刺時に空いている手で皮膚を尾側に 1〜2 cm 程度引っ張ることで，抜針後の腹水漏出の予防になる（Z-tract method；図 1）.

　※診断目的のみの場合は 22 G 針でもよい.

- 腹水が引けたら，外筒のみを進めて，内筒を引き抜き，外筒の口を手で押さえる．

⑥検体の採取・ドレナージ
- 20 mL シリンジを外筒に接続して，検体を採取する．

　※培養検査：好気・嫌気それぞれの血培ボトルに 10 mL ずつ検体を採取して提出．

　その他検査：必要に応じて，細胞数，グラム染色，pH，アルブミン，病理検査など．

- 検体採取後，外筒に排液チューブを接続して，排液を行う．

　※急激な排液は循環動態を悪化させる可能性があるため，排液は自然流出で数時間かけて行う（目安としては 1 時間あたり 1 L 程度，1 回に 2～3 L の排液とする）．

　※排液中は，血圧のモニタリングを行う．

⑦抜針・圧迫固定
- 予定量の排液が終わったら留置針を抜去する．穿刺部はガーゼで圧迫し，絆創膏を貼付する．

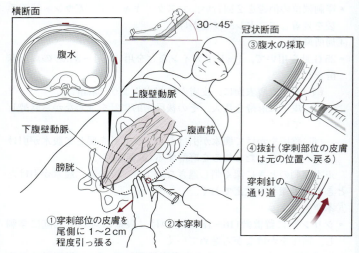

図1　腹腔穿刺の穿刺部位と実際の手順

参考文献
1) Wong CL, et al. JAMA 299(10)：1166-1178, 2008(PMID18334692)

6 腰椎穿刺

❶ 診断目的
- 中枢神経感染症（ウイルス性，細菌性，結核性，真菌性髄膜炎）
- クモ膜下出血
- 多発性硬化症，Guillain-Barré 症候群
- 悪性腫瘍
- 代謝性疾患

❷ 治療目的
- 麻酔
- 脳炎や髄膜炎に対する抗菌薬投与

❸ 禁忌
- 頭蓋内圧亢進時（絶対禁忌）

  脳ヘルニアをきたす危険．頭蓋内圧亢進が疑われる患者に対して腰椎穿刺を行う際は，その前に頭部 CT を施行する．
- 出血傾向
  - 抗凝固薬，抗血小板薬を内服している場合．
  - 血小板数 5 万/μL 以上あることが望ましい．
- 呼吸循環動態の不安定なとき
- 穿刺部位の感染症

❹ 準備するもの

消毒，局所麻酔薬，滅菌ドレープ，滅菌ガーゼ，22〜25 G スパイナル針，三方活栓，圧測定のためのガラス棒，延長チューブ，滅菌スピッツ

❺ 手順

姿勢と穿刺の角度と脊椎の高さと穿刺角度が特に重要．

①環境作り

スペースをしっかり確保，いろいろな道具を置くための机の準備，椅子の準備，ベッドの高さの調整（術者の目線が穿刺部位と同じ高さになるように），患者のトイレ（穿刺後 1〜2 時間はベッド上安静が必要なため）

②滅菌手袋着用後に，穿刺部位を中心にポビドンヨード（イソジン）などで十分に消毒する．

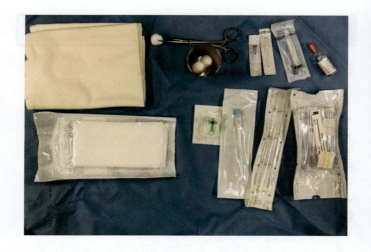

③背中をできるだけ丸めて膝を抱え込む(棘突起間を広げる).背中をベッドに垂直に立てる(背中に垂直に穿刺しやすくなる).姿勢の維持が難しければ看護師に介助を依頼する.

④穿刺

- 高さ:両側上前腸骨棘を結ぶJacoby線が第4腰椎棘突起に相当するのでメルクマールとして用い,第3・4腰椎間ないし第4・5腰椎間を穿刺することが多い.
- 深さ:成人の場合,女性2〜2.5 cm,男性2.5〜3.5 cm程度で到達することが多い
- 角度:針の先端を臍の方向に向けて(頭側に約15°向けて)ゆっくり進める.くも膜下腔に入ったと感じられたら内針を抜き髄液の流出を確認するが,流出がない場合,硬膜の切片が外筒を塞いでいる可能性を除去するために外筒を回転させる.流出がなければ内針を戻し,再び少しずつ進める.うまくいかない場合は,内針を戻した状態で皮下まで針を抜き(針が曲がってしまうので),方向を変え再度針を進める.難しければ1椎体ずらして再トライしてみる.

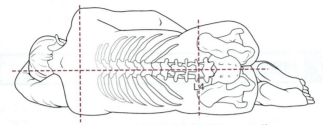

肩と骨盤の垂直ライン

両側上前腸骨稜を結ぶ Jacoby 線
（第 4 腰椎棘突起に相当する）

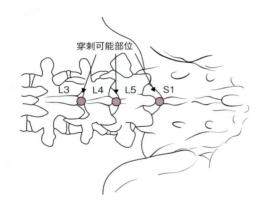

穿刺可能部位

⑤再トライしてみて穿刺が難しければ麻酔科医師に依頼し傍正中法を試す．
⑥穿刺後は初圧を測定し，自然に流出してくる髄液を採取する．

❻ 合併症

- 低髄圧症（PLPHA：Post-lumber puncture headache）
  最も多い合併症で約 10〜20％ に生じる．針を抜去する際は必ず内針を戻してから抜針する．
- 感染症
  穿刺部位に感染症があると医原性髄膜炎をきたしうる．

参考文献
1) Ellenby MS, et al. N Engl J Med 355(13)：e12, 2006(PMID17005943)
2) Straus SE, et al. JAMA 296(16)：2012-2022, 2006(PMID17062865)

7 関節穿刺

　関節穿刺の目的は単関節炎〜2, 3関節の関節炎の鑑別であることが多い．関節穿刺を安全に行うためには，解剖学的な構造を熟知していることと，穿刺リスクを評価する必要がある．リスクが大きいと判断された場合は専門医にコンサルトすることが肝心である．ここでは比較的安全に施行することができる膝関節の穿刺と，関節液の評価方法について取りあげる．

❶ 適応
　関節穿刺の適応は以下の疾患の鑑別目的である．

・急性の単関節炎〜少関節炎の鑑別．化膿性関節炎，偽痛風，痛風，外傷など．
・慢性の単関節炎でも結核が鑑別となる場合は穿刺の適応となる．

❷ 禁忌
▪ 絶対禁忌：穿刺予定部位の周囲に蜂窩織炎など皮膚軟部感染を起こしている→穿刺による化膿性関節炎を惹起する可能性があるため禁忌．
▪ 相対禁忌：血小板低下，凝固異常がある場合，人工関節置換術後→抗血小板薬，抗凝固薬を使用している場合はリスクと必要性を十分に考慮して行う．

❸ 合併症
　感染，疼痛，出血

❹ 準備
▪ 18〜23 Gの注射針
▪ シリンジ(穿刺する関節に合わせて10 mL，20 mL，50 mLと使い分ける)
▪ ポビドンヨード，クロルヘキシジンなどの消毒溶液
▪ アルコール綿

- 滅菌手袋
- 滅菌穴あきドレープ
- 滅菌ガーゼ
- 滅菌スピッツ(培養提出用)
- 通常検査用のスピッツ
- 絆創膏
- ゲンタマイシン，ミノマイシンなどの含有された軟膏

❺ 手順

①局所感染徴候，既往，薬歴，血小板数，凝固検査などからリスクの評価を行う．

②合併症について患者に十分に説明を行う．

③上記の物品の準備を行う．

④膝関節の場合，右上外側，膝蓋骨上縁と外側縁の交点を目安とする(図1)．穿刺部位が決まったら芯を引っ込めたボールペンなどで印をつける．自信がなければ超音波を併用して印をつけてから行う，もしくは超音波を併用しながら穿刺することも考慮する．

⑤アルコール綿で消毒した後，ヨード，クロルヘキシジンで消毒を行う．手技に不安があれば滅菌穴あきドレープをかける．

⑥注射針をつけたシリンジで陰圧をかけながら穿刺を行う．途中で止まったら手前まで戻してから向きを変更すると良い．

⑦吸引後はガーゼで圧迫する(抗凝固療法中の患者の場合は長く圧迫する)．

⑧軟膏を塗布し(清潔になるように1mmほど捨ててから絆創膏に塗布して使用する)絆創膏を貼付して終了．

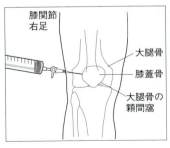
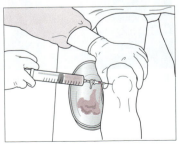

図1

❻ 関節液の評価
a. 観察所見

関節液の性状	正常	OA	炎症性関節 関節リウマチ 脊椎関節炎	炎症性関節 痛風，偽痛風	化膿性	出血性
透明度	透明	透明	半透明	半透明〜不透明	不透明	血性
色調	透明〜黄色	透明〜黄色	透明〜黄色	黄色〜乳白色	黄色〜緑色	赤
粘稠度	高い	高い	低い	低い	様々	様々
WBC	< 200	200〜2,000	2,000〜50,000	2,000〜50,000	> 2,000（50,000以上）	様々
多核球(%)	< 25	< 50	様々	> 90	> 90	50〜75

※化膿性関節炎を鑑別するため，グラム染色を行うことが望ましい．関節液の検体に遠心をかけてから染色を行うと，検出率が上がる．
※痛風では尿酸結晶，偽痛風ではピロリン酸カルシウムの結晶を認める．

b. 偏光顕微鏡所見
▶ 尿酸結晶
針型，Z軸に平行で黄色，垂直で青の結晶が見える．

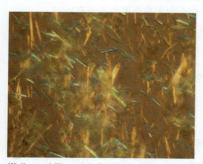

(Kelley and Firestein's Textbook of Rheumatology, Tenth Edition, Elsevier, 2016)

▶ ピロリン酸カルシウム
菱形，Z軸に平行で青，垂直で黄色の結晶が見える．

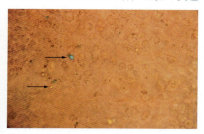

(Kelley and Firestein's Textbook of Rheumatology, Tenth Edition, Elsevier, 2016)

偏光顕微鏡がない場合はグラム染色でも結晶の形，貪食像を見ることができる．

参考文献
1) Kelley and Firestein's Textbook of Rheumatology, Tenth Edition, Elsevier, 2016
2) Roberts and Hedges' Clinical Procedures in Emergency Medicine, Sixth Edition, Elsevier, 2013

8 尿道カテーテル挿入

❶ 尿道カテーテル挿入を行う目的
主に導尿目的（閉尿の解除・尿量測定），その他，膀胱洗浄など．

当院における膀胱留置カテーテルの適応基準

①特定の術式における周術期の使用（泌尿器，生殖器，長時間の手術，尿失禁のある患者の手術，術中の尿量測定が必要，術中に大量の利尿薬を投与）
②重症患者において正確な尿量の測定が必要
③急性尿閉や尿路閉塞の解消が必要
④尿失禁による創傷部位の汚染防止
⑤ターミナル期などでの安楽を目的として患者が使用を要求
⑥その他
　産科：多量の産後出血（最大24時間），絶対安静の妊婦
　整形外科：骨折例で牽引が必要，腰部挙上が不可

a. 禁忌

▪ 尿道損傷（骨盤骨折に伴うことが多い），重度の急性前立腺炎や急性尿道炎，高度の尿路狭窄など．

b. 合併症

▪ 尿路感染症（catheter associated urinary tract infection；CAUTI）：尿道カテーテルの長期間留置を避ける，不要になれば速やかに抜去（図 1）．

▪ 尿道損傷：事故抜去の予防，無理な挿入を避ける．

▪ カテーテル抜去困難：バルブ損傷の場合は，バルブの切断が有効．

▪ 嵌頓包茎：包茎の場合は，挿入手技終了後に必ず包皮を元に戻す．

c. 準備する物

①滅菌手袋，消毒器具（消毒液・綿球・鑷子），滅菌ドレープ，潤滑ゼリー，蒸留水（バルーンを膨らませるため），尿道カテーテル，尿バッグ，固定用テープ．

②尿道カテーテルの種類

表 1，図 2 に示す．

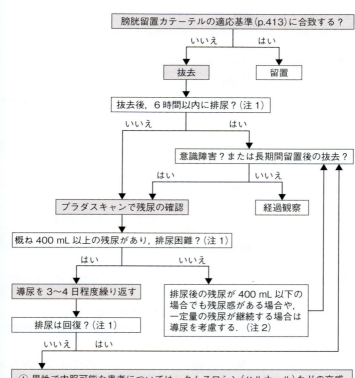

(注1) 排尿には尿失禁も含む.
(注2) 残尿の正常値は100 mL以下であり,許容範囲は水腎症や感染症などがないとの条件で150～200 mL程度である.

図1 当院における膀胱留置カテーテルの早期抜去フロー

表1 尿道カテーテルの種類

ネラトンカテーテル	一時的導尿に用いられるカテーテル バルーンをもたない
フォーリーカテーテル	持続的導尿に用いられるカテーテル バルーンを膀胱内で膨らませることで,自然抜去を防止している

※挿入困難の場合には,チーマンカテーテルを用いることもある(使用する場合は泌尿器科医に相談)

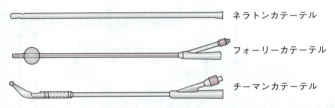

図2 尿道カテーテルの種類

③尿道カテーテルの太さ:挿入の目的と難易度に応じて太さを選択する
- 基本的には,14〜18 Fr のカテーテルを用いる.
- 一般的には細くて柔らかいカテーテルのほうが,患者の不快感や感染のリスクは軽減される.
- 前立腺肥大症の場合は,細いカテーテルではコシが弱くて挿入しづらいため,太いカテーテルを用いることもある.
- 膀胱内出血がある場合は,カテーテル内腔が詰まりやすくなるため,太めのカテーテルを用いる.

❷ 挿入の手順

a. 男性の場合

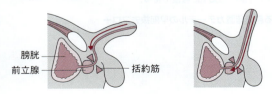

①体位をとる
- 仰臥位にし，陰茎を露出する（バスタオルなどで露出は最小限にするよう配慮）
- 患者の下に防水シートを敷く．

②カテーテルの準備
- カテーテルのバルーンがきちんと膨らむか確かめ，カテーテルと尿バッグを接続する．
- カテーテルの先端に潤滑ゼリーを塗る．

③消毒
- 滅菌手袋を装着してドレープをかける．
- 左手で陰茎を持つ（以降左手は不潔，右手を清潔に保つ）．
- 亀頭をポビドンヨードで2回ほど消毒する．

④カテーテルの挿入
- 陰茎を上方にまっすぐ引っ張るように保持して，ゆっくりとカテーテルを挿入する（挿入困難な場合は，尿道内に潤滑ゼリーを注入することもある）．
- 根元の部分まで挿入したら，尿の逆流があるかを確かめる（恥骨上部を圧迫することで逆流を確認）．逆流を確認したら，介助者にバルーンを蒸留水で膨らませてもらう．

※痛みや抵抗があれば蒸留水を抜き再度カテーテルの位置を確認する：尿道内でバルーンが膨らむことで尿道損傷のリスクがあるためバルーンを膨らませたら，膀胱壁にバルーンが当たるまでゆっくり引き抜き，当たったら少し戻す．

⑤カテーテルの固定
- カテーテルを下腹部にゆとりを持たせて固定，尿バッグは膀胱よりも下方に留置する．

b．女性の場合

①体位をとる
- 仰臥位にし，膝を立て左右に開いた状態にして陰部を露出する（バスタオルなどで露出は最小限にするよう配慮）．
- 患者の下に防水シートを敷く．

②カテーテルの準備（男性の場合と同様）．

③消毒
- 滅菌手袋を装着してドレープをかける．

- 左手で左右の大陰唇・小陰唇を開き，外尿道口を固定する（以降左手は不潔，右手を清潔に保つ）．
- 外尿道口をポビドンヨードで2回ほど消毒する．

④カテーテルの挿入
- ゆっくりとカテーテルを挿入し，尿の逆流がみられるまで奥に進める（腟への迷入の可能性あり，尿の逆流をしっかりと確認する）．
- 逆流を確認したら，介助者にバルーンを蒸留水で膨らませてもらう（痛みや抵抗があれば蒸留水を抜き，再度カテーテルの位置を確認する：尿道内でバルーンが膨らんでいる可能性があるため）．
- バルーンを膨らませたら，膀胱壁にバルーンが当たるまでゆっくり引き抜き，当たったら少し戻す．

⑤カテーテルの固定
- カテーテルを大腿内側部にゆとりを持たせて固定，尿バッグは膀胱よりも下方に留置する．

9 経鼻胃管チューブ挿入・胃瘻交換

経鼻胃管チューブの挿入

❶ 目的
- 経管栄養や薬剤，造影剤の投与
- 胃内容物の吸引
- 胃洗浄
- 減圧
- 胃液採取

❷ 禁忌
- 頭蓋底骨折が疑われる場合（顔面外傷や髄液漏など）
- 食道胃穿孔
- 食道静脈瘤や食道憩室，潰瘍のある場合も注意が必要

❸ 準備するもの
- 手袋（非滅菌），潤滑ゼリー，シリンジ（空気注入用），固定テープ，経鼻胃管チューブ（経管栄養の場合はシングルルーメン，吸引や排液を行うときはダブルルーメン）

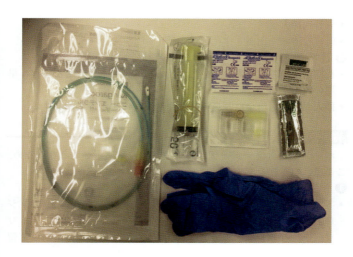

❹ 手技手順
①患者の体位は坐位または半坐位とする(難しければ仰臥位でも良い).
②チューブの先端に潤滑ゼリーをつける.患者に左右の鼻の通気性をたずねつつ,目視で鼻腔内を観察し,左右を決めておく.
③後頭部に向けてチューブを入れる.15 cm 程度進めたところで咽頭後壁に到達するため,患者に唾を飲みこむように伝え,嚥下運動を行ってもらい,そのタイミングに合わせてチューブをさらに進める.食道内に到達すればその後はスムーズに進むことが多い.口腔内でとぐろを巻いていないか適宜観察しつつ,成人では 45〜55 cm まで進め,鼻とテープで固定する.
④上腹部に聴診器を置き,シリンジで空気を送り込んで気泡音が聞こえるかを確認する.胃内容物が引けるかも確認してもよい.
⑤最後に胸部単純 X 線写真で,チューブの先端が横隔膜を超え胃内に位置しているかを確認する.固定時に何 cm まで挿入したか記録しておく.

❺ 合併症
- 鼻出血
- 脳内への迷入

- 気管内挿入
- 消化管潰瘍，出血，穿孔

❻ **注意点**
- 長期留置は副鼻腔炎や誤嚥性肺炎の原因にもなるためなるべく早期の抜去が望ましい．
- 挿入が難しい場合は耳鼻科医師や消化器内科医師に相談する．

胃瘻チューブの交換

ボタン型の胃瘻チューブは内視鏡下での交換が必要となるため，ここではバルーン型チューブの交換方法について述べる．

❶ **準備するもの**
- 手袋（非滅菌），胃瘻チューブ，ガイドワイヤー，シリンジ（10 mL 2本），蒸留水 10 mL，潤滑ゼリー，造影液〔アミドトリゾ酸ナトリウムメグルミン（ガストログラフイン）（20 mL）＋蒸留水（20 mL）〕，造影剤用シリンジ（50 mL 1本）．

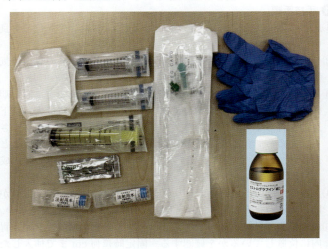

❷ **手技手順**

a. **準備**

処置前の経管栄養は1回中止しておく（朝食分の経管栄養を中止して午前中に，または昼食分を中止して午後に行う）．

患者を仰臥位にし，膝を軽く曲げ腹部の緊張をとる．シリンジで蒸留水を吸い，挿入する新しいチューブのバルーンに蒸留水を注入し，損傷がないか確認しておく．

b. 挿入手技

①ガイドワイヤーを挿入して，挿入されているチューブの固定水を抜き，チューブを抜去する（この際にガイドワイヤーが何 cm 程度入っているのか意識しながら行い，ワイヤーが抜けないようにする）．

②チューブの先端に潤滑ゼリーをつけゆっくり挿入を開始する．チューブの末端からガイドワイヤーが出てきたらそれを保持してさらにチューブを進める．

③バルーンに固定用の蒸留水（通常 10 mL）を注入し，ガイドワイヤーを抜去する．

④ストッパーを調節して適切な長さで固定する（挿入の長さは初回挿入時のものを確認しておく）．

⑤チューブの引き込みや抜去の確認のために，ストッパーの固定位置に印をつける．また滲出液がある場合は挿入部を覆うように Y カットガーゼをあて優肌絆®でチューブごと固定する．

c. 確認

- シリンジで胃液を吸引し胃内にチューブが入っていることを確認する．
- 造影液を注入して X 線撮影を行い，正しく胃内に挿入されていることを確認してから使用を開始する．造影液使用後は浸透圧性の下痢が起こることが多いため，前もって患者に伝えておく．

❸ 合併症

- 腹壁内，腹腔内挿入（腹膜炎や腹腔内膿瘍の原因となるため，造影剤で確認ができないときは消化器内科医師に相談する）
- 造影剤による浸透圧性下痢（以前に下痢があった場合はアミドトリゾ酸ナトリウムメグルミン 10 mL ＋蒸留水 30 mL に希釈しても良い）

❹ 注意点

- 胃瘻チューブの再挿入が難しい場合は，細めのフォーリー（尿道）カテーテルであれば挿入可能なこともあるため，一時的にこれを挿入・固定しておき，消化器内科の医師に相談するとよい．

- 胃瘻チューブの初回交換時は腹腔内挿入のリスクを考慮して医師への依頼を検討する.

10 血管外漏出

点滴の血管外漏出では時に重篤な皮膚障害を生じる可能性があり，注意が必要である．まずはその漏出した薬剤の種類を確認し，次に適切な対処法，迅速な皮膚科介入の必要性を判断できるようにしておく．また出血傾向のある患者では，その後の血腫の増大にも注意する．

❶ 血管外漏出の対応

a. 薬剤投与中止

- 血管外漏出を発見したら，範囲を最小限に留めるために，まずは投与中の静脈注射・点滴を速やかに中止する．また可能な限り薬剤を吸引した後にラインを抜去する．

b. 評価

漏出した薬剤の種類(表1，2で確認)，薬剤の漏出量，漏出にかかった時間，皮膚の状態(腫脹，発赤，熱感，疼痛の炎症所見と漏出範囲)について確認する．

c. 治療

- 外用処置〔冷湿布(アクリノール湿布)＋クロベタゾール(デルモベート)軟膏塗布1日2回〕を行う．
- 皮膚障害のリスクがある薬剤の血管外漏出が起きた場合は患部を挙上・安静・冷却する(※ビンクリスチンとエトポシドでは冷却は禁忌であるため，加温を行う)．
- 薬剤の障害性が強い場合，ステロイド局注を考慮．その際は原則として皮膚科に相談する．

> **処方例** ステロイド注(ソル・コーテフ100〜200 mg or リンデロン注
> 　　　4〜8 mg またはケナコルトA注 40 mg)＋麻酔薬(1〜2%塩酸
> 　　　プロカイン or 1〜2%塩酸リドカインいずれか適量)＋生理食
> 　　　塩液
> 　　　以上を5〜10 mL になるよう調製

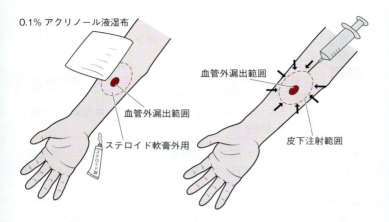

❷ 皮膚障害を認める薬剤
以下の薬剤は特に注意が必要.
①抗がん剤(壊死性薬剤):アントラサイクリン系,ビンカロイド系,タキサン系
②カテコールアミン:ノルアドレナリン,ドブタミン
③蛋白分解酵素:ナファモスタット
④高浸透圧薬:造影剤,マンニトール,グリセオール,50%ブドウ糖液,ビーフリード
⑤その他:バンコマイシン,シプロフロキサシン,アシクロビル,ニカルジピン,フェニトイン

❸ 抗がん剤の皮膚障害
- 抗がん剤は生じる皮膚障害の程度により3種類に分類される.
  - 壊死性薬剤(vesicant drug):少量の漏出でも水疱性皮膚壊死を生じ,難治性皮膚潰瘍を生じる.
  - 炎症性薬剤(irritant drug):局所での炎症を起こすが潰瘍形成までには至らない.
  - 非壊死性薬剤(non-vesicant drug):多少漏れても炎症や壊死を生じにくい.
- 壊死性薬剤の中でもアントラサイクリン系の抗がん剤は皮膚障害の程度が強く,トポイソメラーゼⅡ阻害を機序として細胞障害を抑制する薬剤としてデクスラゾキサン(サビーン)を使用する.

- アントラサイクリン系の抗がん剤の血管外漏出後，6時間以内に投与を開始し，3日間の投与を行う．投与2日目および3日目は投与1日目と同時刻に投与を開始する．

> **処方例** 1・2日目：デクスラゾキサン（サビーン）注　1回1,000 mg/m²（体表面積）　1日1回　点滴静注
> 3日目：デクスラゾキサン注　1回500 mg/m²（体表面積）　1日1回　点滴静注

- 1〜2時間かけて3日間連続で静脈内投与する．また，用量は，投与1日目および2日目は各2,000 mg，3日目は1,000 mgを上限とする．
- 中等度および高度の腎機能障害のある患者（クレアチニンクリアランス：40 mL/分未満）では投与量を通常の半量とする．
- 本剤1Vあたり注射用水25 mLを加え，20 mg/mL溶液とし，身長，体重より求めた体表面積より投与量を算出すること．本剤の投与時には，必要量を注射筒で抜き取り，500 mLの日局生理食塩液，乳酸リンゲル液または5%ブドウ糖液で希釈すること．

表1　漏出により皮膚障害を起こしやすい薬剤リスト：抗がん剤

大分類			一般名	商品名
抗がん剤	最も危険	壊死性薬剤 high vesicant potential	ドキソルビシン	アドリアシン
			ダウノルビシン	ダウノマイシン
			エピルビシン	エピルビシン塩酸塩
			イダルビシン	イダマイシン
			マイトマイシン C	マイトマイシン
			アクチノマイシン D	コスメゲン
			ビンクリスチン	オンコビン
			ビンブラスチン	エクザール
			ビンデシン	フィルデシン
			ビノレルビン	ナベルビン

（次頁に続く）

表1 （続き）

大分類			一般名	商品名
抗がん剤	次に危険	壊死性薬剤 low vesicant potential	ダカルバジン	ダカルバジン
			シスプラチン	ブリプラチン・ランダ
			オキサリプラチン	エルプラット
			フルオロウラシル	5-FU
			ミトキサントロン	ノバントロン
			パクリタキセル	タキソール・アブラキサン
			ドセタキセル	ワンタキソテール
			エトポシド	エトポシド
			エリブリン	ハラヴェン
			ベンダムスチン	トレアキシン
	中程度危険	炎症性薬剤	シクロホスファミド	エンドキサン
			イホスファミド	イホマイド
			カルボプラチン	パラプラチン
			ゲムシタビン	ジェムザール
			ブレオマイシン	ブレオ
			イリノテカン	トポテシン
			アムルビシン	カルセド
			ピラルビシン	テラルビシン
			アクラルビシン	アクラシノン
	危険度低い	非壊死性薬剤	エノシタビン	サンラビン
			L-アスパラギナーゼ	ロイナーゼ
			フルダラビン	フルダラ
			レボホリナートカルシウム	アイソボリン・レボホリナート
			ニムスチン	ニドラン
			シタラビン	キロサイド
			メトトレキサート	メソトレキセート
			インターフェロン	
			インターロイキン	

表2 漏出により皮膚障害を起こしやすい薬剤リスト：抗がん剤以外の薬剤

大分類		一般名	商品名
蛋白分解酵素阻害薬	膵炎，DIC など	ガベキサートメシル酸塩	エフオーワイ
		ナファモスタットメシル酸塩	フサン
強アルカリ製剤	抗てんかん薬	フェニトイン	アレビアチン
	全身麻酔薬	チオペンタールナトリウム	ラボナール
	抗ウイルス薬	アシクロビル	ゾビラックス
	アシドーシス補正	重炭酸ナトリウム	メイロン 8.4
血管収縮薬	ショック時など	アドレナリン	ボスミン
		ノルアドレナリン	ノルアドリナリン
	心不全	ドパミン	イノバンイノバンシリンジ
			カタボン Hi
			ドブタミン H
			ドブミン Kドブポンシリンジ
高浸透圧	頭蓋内圧下降など	濃グリセリン	グリセリン F
		D-マンニトール	マンニットール S
	低血糖など	ブドウ糖	高張（20，50，70%）ブドウ糖液
	造影剤		
	蛋白アミノ酸製剤		ビーフリード
電解質補正用製剤	カルシウム補正	グルコン酸カルシウム	カルチコール
		塩化カルシウム	大塚塩カル注 2%塩化 Ca 補正液
	カリウム補給	塩化カリウム	KCL 注 20 mEq キット※輸液 500 mL への混注の場合は経過観察
抗生剤	ペプチド系	バンコマイシン	バンコマイシン塩酸塩
	ニューキノロン系	シプロフロキサシン	シプロキサン
	抗真菌薬	ミカファンギン	ファンガード

（次頁に続く）

表2 （続き）

大分類		一般名	商品名
その他	異常高血圧	ニカルジピン塩酸塩	ペルジピン
	心疾患など	ジゴキシン	ジゴシン
	不安, 抑うつ, 瘙痒など	ヒドロキシジン塩酸塩	アタラックス-P
	喘息など	アミノフィリン	ネオフィリン
	加齢黄斑変性症	ベルテポルフィン	ビスダイン

11 転倒・転落

疾患概念

　年齢に従い転倒の頻度は上昇し, 65歳以上の高齢者の30～40%は1年に1度以上転倒するとの報告がある. 院内の転倒はインシデントに相当するため, 必ず診療して診療録に記入する. 入院患者ではさらに注意を払う必要がある. 転倒患者の適切な評価と再発予防が重要である.

診断の要点

- どんな病棟コールもまずはバイタルサインを確認する
- 骨折と頭蓋内出血を除外するためにリスク評価として骨折・出血しやすい素因がないか情報収集する（**表1**）

表1　骨折・出血のリスク評価

骨折	出血
骨粗鬆症の既往 悪性腫瘍骨転移 ステロイド内服	血液疾患に伴う血小板減少（例）白血病, 骨髄異形成症候群, 肝硬変, 抗血小板薬・抗凝固薬投与

- 必ず意識消失が先行したのか, それとも物理的に転倒したのか確認する

初期対応のポイント

- バイタルサインの異常で転倒をきたしている場合があるので，バイタルサインを確認する．
- 四肢・背部を診察し，圧痛部位から骨折が疑わしければ単純X線を施行する．
- 皮膚を含めた頭部を診察し，意識レベルと神経所見から頭部打撲に伴う頭蓋内出血が疑わしければ頭部CTを施行する．同時に転倒の原因を評価し，背景疾患の診断や再発予防に努める．

❶ 骨折

- 骨折しやすい場所としては大腿骨頸部骨折・胸腰椎圧迫骨折・橈骨遠位端骨折が知られる
- 圧痛があればそれぞれ股関節（正面・側面），胸腰椎（正面・側面），手関節（正面・側面）の単純X線で評価する
- 受傷初期に骨折線がわからなくても疼痛が持続している場合は再評価を検討する（MRIなど）

❷ 頭蓋内出血

- 頭部打撲がなかったかを問診・診察で確認する
- 意識レベル（見当識を含めて）や神経所見を確認する
- 頭蓋内出血が疑わしければ頭部CTで評価する
- 認知症により十分評価できない場合や出血リスクが高い場合は明らかな異常所見を同定できなくても画像評価を検討する
- 画像評価をしなかった場合でも24時間以内に神経症状が出現する場合があるため頻回に症状をフォローする
- 2～3か月後に慢性硬膜下血腫を発症する場合があるため，本人や家族に症状を説明し，疑わしければ医療機関を受診していただく

背景疾患と再発予防

- 意識消失が先行した場合は心原性不整脈，出血，痙攣，薬剤性（ベンゾジアゼピン系，抗ヒスタミン薬，α_1遮断薬）などを鑑別する
- 医原性に転倒を起こしやすい状況を作り出していないか検討する（表2）

表2 転倒の再発予防

	介入例
環境因子	● 照明を完全に暗くしない ● 手すりを設置する ● 点滴台をトイレがある側に置いておく
認知症，せん妄	● せん妄予防をして睡眠時間を確保する ● ナースコールを呼びやすい部分に配置する ● 体動コールや離床マットを利用する
廃用	● 安静度拡大の際に本人に十分説明する
排尿・排便	● 利尿薬は朝・昼処方にする ● 心機能に問題がなければ点滴は日中に落とし切る
薬剤	● ベンゾジアゼピン系，抗ヒスタミン系，α_1遮断薬などの転倒を高リスクに引き起こす薬剤はなるべく変更・中止する

参考文献

1) NICE guideline：Falls in older people：assessing risk and prevention（2013）
   https：//www.nice.org.uk/guidance/cg161

38 腎障害時の薬剤投与量

概念

腎臓は薬物排泄臓器であり，血流量も多く，尿濃縮によって薬物濃度が高値となることなどから薬物による腎障害が生じやすい．嘔気・嘔吐，腹水貯留などによる有効循環血漿量減少やNSAIDsや造影剤など腎障害性のある薬物の併用により腎障害発症リスクは上昇する．腎障害時に投与方法の変更が必要となる薬剤は①腎排泄型の物質，②腎障害性物質に分類される[1]．

腎機能に応じた具体的な薬剤投与量については，日本腎臓病薬物療法学会による「腎機能低下時に最も注意が必要な薬剤投与量一覧」などを参照のこと（http://jsnp.org/ckd/yakuzaitoyoryo.php）．

腎排泄型物質の投与量調節

❶ 腎機能とその評価法

腎不全では腎排泄型薬剤の尿中排泄が遅延し，血中濃度が上昇しやすくなり，通常量投与を継続すると中毒症状が出現する．これを回避するために，まずは正確な腎機能評価が必要である．

薬剤投与設計にあたっては特に薬物の排泄機能を評価することが重要となり，その評価のために，糸球体濾過量（glomerular filtration rate；GFR）を用いることが多い．分子量の大きい分子やアルブミンに結合している分子は主に尿細管から排泄される．しかし，実臨床では尿細管輸送体機能を正確に評価する方法は未確立であるため，腎障害時の糸球体と尿細管障害の程度はほぼ並行すると仮定して，腎排泄性薬剤の用量調節を行う際にはGFRおよび投与後の副作用を指標にすることが一般的である．

❷ GFR の測定法

GFRは直接測定することはできないので，血中濃度が安定しており，糸球体で完全に濾過され，尿細管での再吸収や分泌・代謝・産生されない理想的な物質の腎でのクリアランスで代用する[2]．イヌリン・クリアランス（Cin）がGFRの標準測定法（gold standard）とされ，わが国でも2006年にはイヌリン（イヌリード）を用いたGFR

表1　各種腎機能推算式〔文献9）を参考に作成〕

	推算式	単位	備考
Cockcroft-Gault[3]	$=〔(140 -年齢)×体重(kg)〕/(血清 Cr × 72)$ (女性× 0.85)	mL/分	Jaffe 法の Cr では GFR を近似．酵素法では過大評価．がん患者では過小評価．
日腎[4]	$= 194 × Cr^{-1.094} × 年齢^{-0.287}$(女性× 0.739)	mL/分/1.73 m²	日本人から作成．
MDRDmed[7]	$= 175 ×血清 Cr^{-1.154} × (年齢)^{-0.203}$(女性× 0.742)	mL/分/1.73 m²	がん患者では過小評価．GFR > 60 で過小評価．非がん患者から作成．
CKD-EPI[8]	$= 141 ×(血清 Cr/\kappa)^{\alpha}× 0.993^{年齢}$ κは男性 0.9，女性 0.7 αは血清 Cr >κ - 1.209，血清 Cr <κは男性- 0.411，女性- 0.329 女性はさらに× 1.018	mL/分/1.73 m²	GFR < 60 で MDRD と同等．GFR > 60 で MDRD より正確．非がん患者から作成．

測定が保険収載されている．

❸ 内因性クレアチニンクリアランス（Ccr）

　内因性クリアランス物質であるクレアチニン（Cr）は筋肉に存在するクレアチンからほぼ一定の割合で変換され，産生量が尿中に排泄される．Cr は近位尿細管で分泌されるため，Ccr ＝ GFR ＋尿細管 Cr 分泌となり，尿細管 Cr 分泌の分だけ GFR を過大評価する．

　内因性クレアチニンクリアランスの測定としては蓄尿による実測法と血性 Cr 値に基づく推算法がある．

　蓄尿による方法は Ccr（mL/分）＝尿中 Cr ×尿量（mL）/血中 Cr × 60 × 24 で計算される．

　Ccr 推算式としては Cockcroft-Gault 式がある[3]．原法で Cr 測定は Jaffe 法が用いられている．酵素法の測定値よりも約 0.2 mg/dL 高値となるため，現在のわが国で用いられている酵素法による血清 Cr 値を使用すると 23％程度 GFR を過大評価することがある[2]．

❹ 推算糸球体濾過量（eGFR）

　クレアチニンを使用したものと，シスタチン C を使用したものが知られている．米国では GFR 推算式として MDRD 式や CKD-

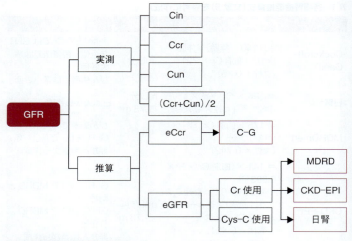

図1 各種腎機能指標の分類
C-G：Cockcroft-Gault

EPI式が用いられている．日本人を対象としたGFR推算式としては，日本腎臓学会から提案されているeGFR(mL/分/1.73 m^2) = 194 × 血清Cr$^{-1.094}$ × 年齢$^{-0.287}$(女性では0.739を乗じる)がある[4]．

食生活が偏っている場合(菜食主義，クレアチニンサプリメント摂取など)や，筋肉量の変化がある場合(下肢切断，低栄養，筋肉量低下，筋ジストロフィーのような筋疾患など)は，クレアチニンによるeGFRが不正確となる．このような患者では，24時間蓄尿によるCcrやイヌリン・クリアランスの実施が望ましい[2]．また，シスタチンCによるeGFRを用いることも可能である[5]．ただし，甲状腺機能亢進/低下症，CRPが上昇するような炎症，糖尿病，副腎皮質ステロイドなどによってシスタチンC濃度は影響を受けると言われている．また，シスタチンCはCrよりも軽度腎障害に対して感度が高いと言われており[6]，中等度以上の腎機能低下では注意が必要である．

❺ GFRを用いた薬物用量調節の注意点

eGFRは体表面積1.73 m^{2}に標準化された「標準化eGFR」である

ため，個々の患者の体表面積に補正した「個別 eGFR」に基づいて薬物用量調節する．

加えて急激な腎機能の変動がある場合には，推算式はどれも使用できないことに注意が必要である．そのため AKI 時は推算式ではなく，Cr 値の推移や蓄尿による GFR 測定，尿量などから総合的に現時点の腎機能を推測する必要がある．

腎障害性物質

腎障害性物質は，腎機能低下例以外でも腎障害性をもつ物質であるが，腎機能低下例ではその副作用が増強される可能性もあるためより注意が必要である．発生する腎障害の種類によって表2のように分類される．

メトトレキサートやアシクロビルなどは尿細管腔内に排泄され結晶性腎症を引き起こす．そのため投与量の調節に加えて，尿量を確保するために十分な飲水を促すなどして有効循環血漿量を保つことが重要である．ACE/ARB，NSAIDs，カルシニューリン阻害薬，放射線造影剤などは腎動脈収縮を起こし糸球体血流が低下する．このような場合も有効循環血漿量を保つことが重要であり，併用時には注意する必要がある．

まとめ

①腎機能低下例に対する薬物投与では，腎排泄性薬剤・腎障害性薬剤に注意が必要

②各種推算式による eCcr や eGFR を，個々の患者の体格に補正したもの（個別 eGFR）を腎機能指標として使用

③Cr 産生量が通常と異なる例では不正確となる

　この場合，蓄尿による実測 GFR 測定や血清シスタチン C を利用した eGFR 測定を行うことが推奨される

④AKI 時の腎機能指標として各種推算式は用いない

表2 薬剤性腎障害の分類[10]

AKI		
腎前性		シクロスポリン，タクロリムス，放射線造影剤，ACE/ARB，NSAIDs，アムホテリシンB
腎性	血管性	ゲムシタビン，抗VEGF薬，プロピルチオウラシル，インターフェロン
	ATN	アミノグリコシド，アムホテリシンB，シスプラチン，テノホビル，イホスファミド，ペメトレキセド，ポリミキシン，ゾレドロン酸，ワルファリン，バンコマイシン
	AIN	βラクタム，NSAIDs，インターフェロンなど
	結晶性	メソトレキセート，アシクロビル，シプロフロキサシン，リン酸Na
腎後性		α刺激薬，薬剤性結石
蛋白尿		
		NSAIDs，抗VEGF薬，ペニシラミン，インターフェロン
尿細管障害		
		シスプラチン，アミノグリコシド，イホスファミド，ペメトレキセド，セツキシマブ，テノホビル，アムホテリシンB

参考文献

1) 日本腎臓学会. 薬剤性腎障害診療ガイドライン2016. 日腎会誌58(4)：477-555，2016
2) Launay-Vacher V. Ann Oncol 24(11)：2713-2714, 2013(PMID24170609)
3) Cockcroft DW, et al. Nephron 16(1)：31-41, 1976(PMID1244564)
4) Matsuo S, et al. Am J Kidney Dis 53(6)：982-992, 2009(PMID19339088)
5) 日本腎臓学会, 他(編). がん薬物療法時の腎障害ガイドライン2016, ライフサイエンス出版，2016
6) Hoek FJ, et al. Nephrol Dial Transplant 18(10)：2024-2031, 2003 (PMID13679476)
7) Levey AS, et al. Ann Intern Med 145(4)：247-254, 2006(PMID16908915)
8) Levey AS, et al. Ann Intern Med 150(9)：604-612, 2009(PMID19414839)
9) Latcha S. Pharmacokinetics of Chemotherapeutic Agents in Kidney Disease. ASN Onco-Nephrology Curriculum
10) Gilbert SJ, et al. Primer on Kidney Disease 7th ed, Elsevier, 2017

索引

欧文

ギリシャ・数字

a_2 プラスミンインヒビター(a_2PI) 320
β-hemolytic *Streptococcus* 266
β 遮断薬 25, 150
β ラクタム系抗菌薬,アレルギー 183
Ⅰ型呼吸不全 102
Ⅱ型呼吸不全 102
1型糖尿病 231
2型糖尿病 231
5P(不眠の鑑別) 364
5P's,ショック 10
6H6T,PEA/asystole の原因 5

A

A-DROP システム 276
ABC(Airway, Breathing, Circulation) 2, 17
ABC アプローチ(antibiotics, bronchodilators, corticosteroids),COPD の 119
ABCD$_2$ スコア 41
ABCD アセスメント,COPD の 117
ACLS(advanced care life support)の ABCD 5
ACS(acute coronary syndrome) 47, 50, 55
ACS 時の緊急 CABG 58
acute-on-chronic liver failure 129
Adams-Stokes 発作 85
AD(aortic dissection) 52
Adrogue 式 198
AF(atrial fibrillation) 82, 89
——, bradycardia 86
AFL(atrial flutter) 82
AGEP(acute generalized exanthematous pustulosis) 182
AIUEO TIPS 16
AKI(acute kidney injury) 216, 223, 433
akinetic mutism 22
alcohol withdrawal 133, 368
AMPC HES 263
AmpC 産生菌 263
APD(automated peritoneal dialysis) 227
ARDS(acute respiratory distress syndrome) 137, 274
ARVC(arrhythmogenic right ventricular cardiomyopathy) 26
AS(aortic stenosis) 54
asynergy 64
asystole 4
AT(atrial tachycardia) 82
AVB(atrioventricular block) 85

B

Babinski 反射 20
Bacteroides fragilis 259
Bartonella sp. 295
Bartter 症候群 202
Basedow 病 244, 245

BCAA 製剤　134
BIPAP(bilevel positive airway pressure)　107
BLNAR(βラクタマーゼ非産生 ABPC 耐性)　279, 280
blocked PAC　86
BLS(basic life support)　2
bowel obstruction　159
brain death　22
bronchial asthma　110
Brucella sp.　295
Brugada 症候群　26, 87
butterfly shadow　64

C

Ca 拮抗薬　70
Cadillac risk score　53
Candida sp.　272
CAP(community-acquired pneumonia)　275
CAPD(continuous ambulatory peritoneal dialysis)　227
CAT(COPD assessment test)　117
CAUTI(catheter associated urinary tract infection)　253, 261
cellulitis　264
cerebrovascular disease　33
CHADS$_2$ スコア　42
CHA$_2$DS$_2$-VASc スコア　42, 82
Chaddock 徴候　20
Charcot 3 徴　303
CHDF(continuous hemodiafiltration)　141
chest pain　46
Cheyne-Stokes 呼吸　20
CKD(chronic kidney disease)　222
CKD-EPI 式　431
CLABSI(central line associated blood stream infection)　267
—— の診断基準　268

clinical TLS(tumor lysis syndrome)　334
Clostridium difficile　257
Clostridium difficile 腸炎　157
CO$_2$ ナルコーシス　104
Cockcroft-Gault　431
colon cut-off sign　138
coma　21
community-acquired enterococci　291
complete AV block　85
convulsion　43
COPD(chronic obstructive pulmonary disease)　110, 116, 273
—— の慢性期管理　117
COPD 増悪　119
coronary steal 現象　76
Coxiella burnetii　295
CPAP(continuous positive airway pressure)　107
CPR(cardiopulmonary resuscitation)　1, 2
CRBSI(catheter-related blood stream infection)　267
Cryptococcus neoformans　285
culture negative IE　295
CVC(central venous catheter)　394

D

D-dimer　48, 319
D-shape　49, 97
DAPT(dual anti platelet therapy)　59
De-escalation　259
dehydration　186
dellirium　21
diabetes mellitus　230
DIC(disseminated intravascular coagulation)　131, 317
—— の病型分類　319

DIHS (drug-induced hypersensitivity syndrome) 182
direct PCI 57
DKA (diabetic ketoacidosis) 232, 236, 237
——, 正常血糖 239

E
EBL (endoscopic band ligation) 148, 151
ECOG Performance status (PS) 324
Edelman 式 198
Enterococcus faecalis 272
Enterococcus sp. 294
Enterovirus 285
EPAP (expiratory positive airway pressure) 107
ERCP 後膵炎 141
euthyroid sick syndrome 251
EVL (endoscopic variceal ligation) 148

F
FAILURE 63
FENa (fractional excretion of sodium) 220
flow grade 57
fluid challenge 145
fluid resuscitation 219
FN (febrile neutropenia) 252, 330
Fowler 体位 68
Framingham criteria 63

G
GCS (Glasgow Coma Scale) 18
Geckler の分類 278
GFR (glomerular filtration rate) 430
—— の測定法 430
Gitelman 症候群 202
GI 療法 205
GRACE スコア 53

H
Hampton's sign 96
HAP (hospital acquired pneumonia) 252, 275, 281
HBV 感染 131, 168
HD (hemodialysis) 211, 224, 226
head-up tilt 試験 24, 27
Heberden 結節 169
hematemesis 142
hematochezia 142, 155
HFNC (high flow nasal cannula) 108
HFpEF (heart failure with preserved ejection fraction) 65
HHM (humoral hypercalcemia of malignancy) 337
HHS (hyperosmolar hyperglycemic state) 232, 236
H.pylori 146
Hunter 舌炎 315
HUS (hemolytic uremic syndrome) 157, 216
hypertensive emergency 72
hypertensive urgency 72
hyponatremia 194

I
I-ROAD 277
IABP の適応と禁忌 54
IBS (irritable bowel syndrome) 152, 153
Ic flutter 82
ICS (inhaled corticosteroid) 118
IE (infective endocarditis) 290
IgE 178
intact PTH 207
IPAP (inspiratory positive airway pressure) 107
irAEs (immune-related adverse events) 340

J

JCS（Japan Coma Scale）　18
Johnsson の分類　111

K

K 過剰摂取　204
K 排泄障害　205
K 補充　203
K. pneumoniae　296
Kerly's A/B line　64
Kernig 徴候　20
Killip 分類　53
Knuckle sign　96

L

LABA（long-acting beta stimulant）
　　118
Laboratory TLS　334
LAMA（long-acting anti-muscarinic
　　antagonist）　118
lethargy　21
locked-in syndrome　22
Long-term catheter　270

M

MASCC スコア（Multinational
　　Association for Supportive Care in
　　Cancer scoring system）　332
MCTD（mixed connective tissue
　　disease）　172, 175
MDRDmed　431
melena　142, 155
meningitis　284
Miller & Jones の分類　277
mMRC（modified British Medical
　　Research Council）息切れスケール
　　116
Modified Duke's criteria　291
Mollaret's meningitis　285
MOVES，気管切開の適応　387
MRSA　267, 293

MRSE　293
MSSA　266, 271, 293
Murphy 徴候　299

N

narrow QRS regular tachycardia　81
NG チューブ　148
NHCAP（nursing and healthcare-
　　associated pneumonia）　275, 281
NIHSS（National Institute of Health
　　Stroke Scale）　34
Nohria-Stevenson 分類　66
non STEMI　47, 51, 55
nonthyroidal illness　251
NPPV（non invasive positive pressure
　　ventilation）　106, 121
NRS（Numerical Rating Scale）　342
NSAIDs　146, 342, 344

O

oncologic emergency　326
OPQRST　126

P

$PaCO_2$　104
PD（peritoneal dialysis）　226
　　——, 腹膜炎　227
PE（pulmonary embolism）　53, 94
PEA（pulseless electrical activity）　4
peak CK　59
Peptostreptococcus　259
PICC（peripherally inserted central
　　catheter）　397
PID（plasmin-a_2 plasmin inhibitor
　　complex）　320
pinpoint pupil　20
PPI　131, 141
PSVT（paroxysmal supraventricular
　　tachycardia）　83, 91
pulseless VT（pulseless ventricular
　　tachycardia）　3

索引 **439**

Q

QRS tachycardia　80
qSOFA（quick SOFA）基準　307
QT 延長　26, 88, 207
QT 延長症候群　87

R

reciprocal change　51
RECIST 1.1　326
recurrent meningitis　285
refeeding 症候群　213
respiratory insufficiency　102

S

SABA　112
S. aureus，人工弁への感染　293
SIQⅢTⅢ　96
SAMPLE　126
seizure　43
semicoma　21
sentinel loop sign　138
septic emboli　291
Sheehan 症候群　250
Short-term catheter　270
SIADH　196
sinus arrest　85
sinus bradycardia　84
sinus tachycardia　81
Sjögren 症候群　169, 172, 175
SJS/TEN　181
SLE　169, 172, 174
SMA（superior mesenteric artery）閉塞症/解離　123
SOFA スコア　307
somnolence　21
sPESI（simplified-Pulmonary Embolism Severity Index）　99
SSS（sick sinus syndrome）　84, 93
ST 合剤（ST）　88, 204, **259**
Staphylococcus aureus　271

STEMI（ST-elevation acute myocardial infarction）　47, 50, 55
Stevens-Johnson 症候群（SJS）　181
Still 病　172, 175
Streptococcus gallolyticus　291
stridor　329
stupor　21

T

TAGVENUS　125, 127
tarry stools　142
TEN（toxic epidermal necrolysis）　181
TIA（transient ischemic attack）　37
TIMI risk score　54
TIMI 血流分類　57
Tissue is issue　324
TLS（tumor lysis syndrome）　333
TmP/GFR　212, 214
top of the basilar 症候群　38
tPA 適応　33
Tropheryma whipplei　295

U

UAP（unstable angina）　50
urinary tract infection　260

V

VAP（ventilator associated pneumonia）　252, 275, 281
VF（ventricular fibrillation）　3, 84
Virchow の 3 徴　94
Viridans streptococci　291
V/Q ミスマッチ　103
VT（ventricular tachycardia）　83, 92

W

Wallenberg 症候群　39
warm shock　14
Wells score（simplified）　48, 98
Wernicke 脳症　372

440 索引

Westermark's sign　96
wheeze の分類　111
Whipple 病　295
WHO 方式 3 段階除痛ラダー　344
WHO 方式がん疼痛治療法　343

和文

あ

アシクロビル（ACV）　288
アズトレオナム（AZT）　258
アスピレーションキット　402
アセトアミノフェン　344
アテローム血栓性脳梗塞　36
アナフィラキシー　178
アナフィラキシーショック　14
アナフィラクトイド反応　184
アミカシン（AMK）　258
アメーバ性肝膿瘍　298
アモキシシリン（AmpC）産生菌　255
アルコール依存症のスクリーニング
　（CAGE）　369
アルコール性ケトアシドーシス　136
アルコール離脱痙攣　43
アルコール離脱症候群　368
アルコール離脱せん妄　370
アルドステロン症　201
アレルギー，病棟で経験する　178
アロプリノール　217, 336
アンピシリン / スルバクタム（ABPC/
　SBT）
　　　120, **258**, 266, 279, 282, 287, 292, 301
亜急性甲状腺炎　244, 246
悪性腫瘍　324

い

イヌリン・クリアランス（Cin）　430
イレウス　128, 159, 161, 212
インスリン依存状態の判定　231

インスリン自己免疫症候群　233
インスリン　235
──, 速効型　237
インダカテロール / グリコピロニウム
　　　118
胃・十二指腸潰瘍　142
胃瘻チューブの交換　420
異所性妊娠　125, 128
意識障害　15, 212, 357
維持輸液　189
痛みの問診　341
一次性頭痛　29
一過性脳虚血発作（TIA）　37
院内 MRSA　259
院内患者の発熱　252
── で見逃しやすい疾患（7D）　253
院内急変　1
院内肺炎（HAP）　252, 275

う・え

ウイルス性髄膜炎　285
うっ滞性皮膚炎　265
うつ病　358
右室梗塞　62
延髄外側症候群　40

お

オキシコドン　348
オピオイド
　── の換算表　352
　── の使用指針　345
　── の選択基準　346
オピオイド過量　353
オピオイドスイッチング　351
黄色ブドウ球菌菌血症　271
黄色ブドウ球菌用ペニシリン　293
悪心　350
嘔吐　289, 350

か

カテーテル
- ——，尿道 413
- ——，膀胱留置 415
- ——，末梢挿入型中心静脈 397

カテーテルアブレーション 93
カテーテル関連血流感染（症），中心静脈 267
カテーテル関連尿路感染症（CAUTI） 253, 261
カルシトニン 211
カルチノイド症候群 153
カンピロバクター腸炎 157
がん患者の疼痛コントロール 341
下壁梗塞 60
過換気 20
過剰輸液の弊害 188
過敏性腸症候群（IBS） 125, 163
解離性大動脈瘤 136
潰瘍性大腸炎 153, 155
喀血 143
肝移植 132
肝炎 130
- ——，劇症 129, 132
肝硬変 133
肝性昏睡 133
肝性脳症 133
- —— の昏睡度分類 133
肝臓胆道感染症 296
肝膿瘍 296
肝不全
- ——，遅発性 130
- —— の分類 130
完全房室ブロック 85
乾癬性関節炎 169
間質性腎炎（AIN） 217
間質性肺炎 274, 283
感染性心内膜炎 290
- ——，抗菌薬予防内服 296
関節エコー 168

関節液 412
- —— の性状 165
関節炎 167
- ——，移動性 170
- ——，化膿性 167
- ——，結晶性 166
- ——，付加的 170
関節穿刺 165, 410
関節痛 164
関節リウマチ 169, 172, 174
眼球結膜黄染 20
眼瞼結膜蒼白 20

き

気管カニューレ→気管切開チューブ
気管支拡張症 273
気管支拡張薬 118, 180
気管支喘息 110
気管切開チューブ交換 390
気管挿管 108, 387
気胸 48, 53
- ——，緊張性 48
気道確保 309
起立性低血圧 25
- —— に対する指導 27
偽痛風 166, 257
急性冠症候群（ACS） 50
急性腎障害 215, 223
急性膵炎 123, 125, 136
- —— の重症度判定 139
急性汎発性発疹性膿疱症（AGEP） 181, 182
急性腹症 122, 136
- ——，診断の要点 128
救急カートの中身 6
虚血性腸炎 143, 155
共同偏視 20
胸腔穿刺 399
強直間代発作重積 44
強皮症 172, 175
緊張型頭痛 32

緊張性気胸　48
筋膜炎，壊死性　264

く

クリニカルシナリオ　66
クリプトコッカス　285
クリンダマイシン（CLDM）
　　　　　　259, 266, 297, 385
クローン病　153, 155
グラム陰性桿菌（GNR）　258
グラム陽性球菌（GPC）　258
くも膜下出血　31, 33
群発性頭痛　31, 32

け

下血　142, 155
下剤の種類　161
下痢　152
　―― を起こす薬剤　159
　――，小腸型　154
　――，浸透圧性　152
　――，大腸型　154
　――，腸管運動異常による　152
　――，分泌性　152
経腸栄養　140
経鼻胃管　148
経鼻胃管チューブの挿入　418
痙攣　43, 207, 232, 371
　――，アルコール離脱　43
傾眠　21
憩室炎　123, 124
憩室出血　143, 151, 155
劇症肝炎　129, 132
血管炎症候群　172, 175
血管外漏出，点滴の　422
血清 Na の補正値　239
血清クレアチニン値と GFR　218
血栓塞栓症　89, 125
血栓溶解療法の禁忌項目　57
血糖異常　230
血液浄化療法　141, 206

血液透析（HD）　211, 224, 226
血便　142, 144, 155
　―― を起こす疾患　155
血流分布異常性ショック　14
血小板減少性紫斑病，血栓性　315
見当識障害　357
ゲンタマイシン　258, 292

こ

コデイン　345
呼吸困難　102
呼吸不全　102
誤嚥性肺炎　282
甲状腺炎，萎縮性　250
甲状腺機能亢進症　79, 153, 166
甲状腺機能低下症　248
　――，原発性　250
　――，潜在性　251
　――，中枢性　250
甲状腺クリーゼ　243, 247
甲状腺中毒症　242
好中球減少症　330
抗アルドステロン薬　69
抗がん剤の皮膚障害　423
抗凝固薬　150
抗凝固療法　320
抗菌薬アレルギー　183
抗菌薬ロック療法　270
抗血小板薬　150
抗甲状腺薬　246
抗線溶療法　322
抗ヒスタミン薬　180
抗不整脈薬の使い方　91
抗リン脂質抗体症候群　172, 175
抗利尿ホルモン（ADH）　193
後側壁梗塞　60
高 Ca 血症　125, 209, 337
　――，悪性腫瘍による　211
高 K 血症　203, 217
高 K 血症時の心電図変化　204
高 Na 血症　199

索引　443

高 P 血症　214
高血糖　199, 236
　――, ステロイド性　234
　――, 反応性（ストレス性）　234
　―― の原因検索　235
高血圧　232
　――, カテコールアミン過剰分泌による　75
高血圧緊急症　72
高血圧症　72
高血圧性急性左心不全　75
高血圧性脳症　75
高血圧切迫症　72
高浸透圧高血糖状態（HHS）　230, 232
高流量酸素投与　105
膠原病のエマージェンシー　171
膠原病類縁疾患　171
黒色便　144
骨粗鬆症　427
昏睡　21
昏睡カクテル　21

さ
サルコイドーシス　169
サルメテロール/フルチカゾン　118
錯乱, 急性　21
左室駆出率（LVEF）低下　65
再灌流療法　56
再発性多発軟骨炎　172, 175
細胞外液欠乏　186
三叉神経痛　30
酸素化障害　105

し
シックデイ　240
シプロフロキサシン（CPFX）
　　　　258, 297, 332, 426, 436
シャント感染　228
ショック　10, 55, 139
　―― の診断（5P's）　10
　――, 出血性　13

　――, 心原性　13, 67
ジアゼパム　44
子癇　75
市中肺炎　275
糸球体腎炎　216
糸球体濾過量（GFR）　430
死の三徴候　379
死亡確認　377, 379
死亡診断書　381
嗜眠　21
自己動静脈内シャント　225
自己弁か人工弁か　292
自由水欠乏（量）　186, 200
失神（一過性意識障害）
　　　　15, 22, 23, 43, 79, 329
　―― とてんかん発作の鑑別　28
　――, 心原性　25
　――, 不整脈性　25
失神患者の自動車運転に関する指針
　　　　28
失外套症候群　22
腫瘍崩壊症候群　333
周期性四肢麻痺　242
重症高血圧, 妊娠高血圧症候群（PIH）
　の　75
重症中毒疹　256
出血性ショック　13
初期（対応）輸液　187
徐脈　232
徐脈頻脈症候群　85
小球性貧血　312
消化管出血　134, 142
症候性発作, 急性　44
上室頻拍（PSVT）, 発作性　83
上室性頻拍　81
上大静脈（SVC）症候群　328
　―― の重症度分類　329
食中毒と起因菌　155
食道・胃静脈瘤　142
褥瘡　256
心機能正常型心不全（HFpEF）　65

心筋梗塞　25, 123, 125, 128
　―― の心電図変化　60
　――, 非 ST 上昇型　47, 51
心筋症, たこつぼ型　54
心原性ショック　13, 67
心原性失神　25
心原性脳塞栓症　37
心室細動(VF)　3, 84
心室頻拍(VT)　79, 83
心室頻拍(pulseless VT), 無脈性　3
心静止　4
心臓リハビリテーション　58
心肺蘇生(CPR)　1
心肺停止　2
心不全　25, 212, 274
　――, 急性　63
心房期外収縮, 房室ブロックを伴う
　　　　　　　　　　　　　　　86
心房細動(AF)　82
　――, 徐脈性　86
　―― による塞栓症　42
心房粗動(AFL)　82
心房頻拍(AT)　82
心膜・心筋炎　53
神経障害性疼痛　342
振戦　242
振戦せん妄　133, 371, 371
浸透圧利尿　199
深部静脈血栓症　256
滲出性下痢　152
人工肝補助療法　131
人工血管内シャント　225
人工呼吸器関連肺炎(VAP)
　　　　　　　　　252, 255, 275

腎盂炎　123
腎盂腎炎　261
腎盂腎炎, 結石性　261
腎症, 結晶性　433
腎障害, 急性　215, 223
腎障害時の薬剤投与量　430
腎障害性物質　433

腎代替療法　222
腎排泄型物質　430
腎不全　131, 207

す

スタットコール　1
ステロイド　112, 115, 310, 422
　――, 吸入　114
ステロイド性高血糖　234
ステロイドパルス療法　283
ステロイド薬投与と副腎不全　176
スライディングスケール　235
頭蓋内出血　428
頭痛　29, 232, 289
　――, 一次性　29
　――, 緊張型　32
　――, 群発性　31, 32
　――, 二次性　30
　――, 雷鳴　30
推算糸球体濾過量(eGFR)　431
膵炎　136
　――, ERCP 後　141
　――, 壊死性　140
　――, 急性　123, 125, 136
膵局所動注療法　140
髄液検査　288
髄膜炎　284
　――, 医原性　409
　――, 結核性　286
　――, 細菌性　285
　――, 梅毒性　286

せ

セフトリアキソン(CTRX)　287
セファゾリン(CEZ)　266, 271, 293
セフェピム(CFPM)
　　　　　　254, 258, 262, 266, 269
セフォタキシム(CTX)　262, 297
セフォチアム(CTM)　262
セフタジジム(CAZ)　258
セフメタゾール(CMZ)　140, 259

索引　445

せん妄　21, 357
　──，アルコール離脱　370
　──，低活動型　358
　── の原因となる薬剤　363
正球性貧血　312
正常血糖 DKA　239
赤痢アメーバ　298
脊髄圧迫症候群　326
脊椎関節炎　169
全身性ステロイド　180
前立腺炎　261
喘息増悪の危険因子　112
喘息治療ステップ　114

そ

蘇生輸液　188
早期興奮症候群　26
造影剤に対する過敏症　184

た

タール便　142
タペンタドール　349
ダプトマイシン（DAP）　271, 293
ダンピング症候群　233
たこつぼ型心筋症　54
多関節炎　167
　── の鑑別診断　168
多枝ブロック　86
多発性骨髄腫　335
対光反射消失　20
体液量　191
大球性貧血　313
大動脈解離（AD）
　　　　　　　　33, 52, 75, 123, 125, 128
大動脈バルーンパンピング（IABP）
　　　　　　　　　　　　　　　　54
大動脈弁狭窄症（AS）　25, 54
脱水　25, 186
脱髄症候群，浸透圧性　194
丹毒　264

胆管炎　136, 256
　──，急性　302
　── の重症度判定基準　305
　── の診断基準　303
胆管炎（AOSC），急性塞栓性　123
胆石　298
胆嚢炎　136, 256
　──，急性　298
　── の Pitfall　302
　── の重症度判定基準　301
　── の診断基準　299
胆嚢摘出術　301
蛋白分解酵素阻害薬　140

ち

チアマゾール　245
チオトロピウム　118
蓄尿の評価　224
中心静脈カテーテル関連血流感染症
　　　　　　　　　　　　　　267
中心静脈カテーテル，末梢挿入型
　　　　　　　　　　　　　　397
中心静脈ライン（CVC）　394
　──，エコーガイド法　395
中毒疹，重症　256
中毒性表皮壊死剥離症（TEN）　181
虫垂炎　123
注意力障害　358
超速効型インスリン　234
腸炎　124
腸管出血性大腸菌 O-157　157
腸球菌　259
腸閉塞　125, 136, 159
蝶形像　64
直腸潰瘍　143
鎮静のための薬物療法　359
鎮痛補助薬　354
鎮痛薬使用の原則　343

つ・て

痛風　166, 168

テイコプラニン（TEIC） 259
テタニー 207
デスモプレシン（DDAVP） 197
てんかんの鑑別 43
低Ca血症 207
低K血症 200
低Mg血症 166
低Na血症 193
——，高浸透圧性 239
——，無症状の慢性 197
低P血症 212
低活動型せん妄 358
低血圧，起立性 25
低血糖 133, 134, 232
—— の鑑別 234
低血糖無自覚 233
低髄圧症 409
低流量酸素投与 105
鉄欠乏性貧血 315, 316
転倒 427
—— の再発予防 429
転落 427
電解質異常 193

と

トブラマイシン（TOB） 258
トラマドール 346
トロポニンT/I 51
トロンビン・アンチトロンビンⅢ複合
　体（TAT） 320
ドーパミン（DOA） 67
ドブタミン（DOB） 67
吐血 142, 143
閉じこめ症候群 22
透析患者入院管理 222
透析の適応（A, I, U, E, O），緊急
　　　　　　　　　　　　　 217
糖尿病 230, 296
糖尿病型 231
糖尿病（性）ケトアシドーシス（DKA）
　　　　　　　　　　　　 125, 232

洞性徐脈 84
洞性頻脈 81, 96
疼痛
　——，混合性 342
　——，傷害受容性 342
洞停止 85
洞不全症候群（SSS） 84
動悸 79
動脈解離 124
動脈ライン 393
瞳孔不同 20
突発性脱力 242

な

ナトリウム排泄分画（FENa） 220
内因性クレアチニンクリアランス
　（Ccr） 431
内視鏡（的）止血 148, 150
内側縦束（MLF）症候群 38

に

ニコランジル 58
二次性頭痛 30
乳酸アシドーシス 133
尿細管壊死 216
尿酸結晶 412
尿酸降下薬 336
尿道カテーテル挿入 413
尿毒症 125
尿崩症 199
尿路感染症 253, 260
尿路結石 123
人形の目反射 20
妊娠，異所性 125, 128
認知症 358
認知障害 358

の

ノルアドレナリン（NAd） 67
脳幹の神経解剖 38
脳血管障害 33, 75

索引　447

脳梗塞　33
　——の初期対応　36
脳塞栓症，心原性　37
脳死　22
脳症，高血圧性　75
脳卒中　33
脳動脈解離　31
脳浮腫　131
膿痂疹　264

は

バーキットリンパ腫　335
バーセル指数　279
バスキュラーアクセス　225
バソプレシン V_2 受容体拮抗薬　69
バンコマイシン（VCM）
　158, 229, 254, 259, 267, 269, 271, 287, 423
羽ばたき震戦　20
播種性血管内凝固（DIC）　315, 317
肺炎　53, 125, 252, 255, 273
　——の分類　275
　——，医療・介護関連　275
　——，誤嚥性　282
　——，細菌性　280
肺炎球菌　285
　——の最小発育阻止濃度（MIC）
　　　　　　　　　　　　　　287
肺結核　274
肺梗塞　274
肺水腫　217
肺塞栓症（PE）　49, 53, 94
　——，敗血症性　274
肺胞低換気　102
敗血症性ショック　14, 252, 254, 306
敗血症性塞栓症　291
橋本病　250
白血病
　——，急性　315
　——，急性骨髄性　335
　——，急性リンパ性　335
　——，慢性骨髄性　335

発熱，緊急性のある　254
発熱性好中球減少症（FN）
　　　　　　　　252, 254, 315, 330
反射性失神　25
　——に対する指導　27
半昏睡　21

ひ

ヒト心房性ナトリウム利尿ペプチド
　（hANP）　70
ビスホスホネート（製剤）　211, 339
ビタミン B_{12} 欠乏性貧血　315
ビタミン D　207, 213
ビランテロール／フルチカゾン　118
ピペラシリン（PIPC）　258
ピペラシリン／タゾバクタム（PIPC／
　TAZ）　120, 254, **258**, 266, 279, 301
皮疹　182
皮膚筋炎　172, 175
皮膚障害
　——を起こしやすい薬剤，抗がん剤
　　　　　　　　　　　　　　424
　——を起こしやすい薬剤，抗がん剤
　　以外　426
　——を認める薬剤　423
非侵襲的陽圧換気療法（NPPV）　106
非代償性心不全，貧血による　314
非定型肺炎　280
非ホジキンリンパ腫
　——，中悪性度　335
　——，低悪性度　335
貧血　311
　——，ACS　52
　——，急速な　52
　——，腎性　316
　——，鉄欠乏性　315, 316
　——，ビタミン B_{12} 欠乏性　315
頻拍，上室性　81
貧血
　——，正球性　312
　——，鉄欠乏性　315, 316

頻脈　232, 242
頻脈性不整脈　79, 88
便潜血反応検査　147

ふ

フィブリン・フィブリノゲン分解産物
　（FDP）　320
フェノバルビタール　44
フェブキソスタット　336
フェンタニル　348
フロセミド　218
ブドウ糖補充　233
ブリストルスケール　163
プラスミノゲン　320
プレゼンテーション　383
不穏・不眠　362
不均衡症候群　225
不整脈　79
不整脈原性右室心筋症　26
不整脈，徐脈性　84, 88
不眠　363
―― の鑑別（5P）　364
―― のタイプ別薬物選択　365
付加的関節炎　170
副甲状腺機能亢進症　213
副甲状腺機能低下症　207, 214
副腎不全　177
腹痛　122
腹膜透析
―― （PD）　224, 226
――，自動（APD）　226
―― （CAPD），持続携行　226

へ

ヘパリン　58, 99, 320
ベッドサイドエコー検査　12
ペインスケール　341
ペニシリン，黄色ブドウ球菌用　293
ペニシリンG（PGC）　266
閉塞性ショック　14
壁運動異常　64

片頭痛　32
――，前兆のない　30
変形性関節症　169
便秘　134, 159, 350
片麻痺　33

ほ

ホジキンリンパ腫　335
ホスフェニトイン　44
補充輸液　187, 188
蜂窩織炎　264
膀胱留置カテーテル　415
房室ブロック（AVB）　85, 91, 93
―― を伴う心房期外収縮　86

ま

マロリー・ワイス症候群　143, 146
麻痺性（機能性）　159
末梢静脈ライン　391
慢性心不全の急性増悪　63
慢性閉塞性肺疾患（COPD）　110

み

ミノサイクリン（MINO）　182, 259
看取り　374

む

無症候性細菌尿　263
無痛性甲状腺炎　244, 246
無動性無言　22
無脈性電気活動（PEA）　4

め・も

メトホルミン　240
メトロニダゾール（MNZ）
　　　　　　　　　259, 266, 297
メロペネム（MEPM）　254, 258, 262
免疫グロブリン療法　182
免疫チェックポイント阻害薬の有害事
　象　340
免疫抑制療法　171

モルヒネ 347

や
薬剤性過敏症症候群（DIHS） 182
薬剤性腎障害の分類 434
薬疹 181
薬物過敏反応 183
薬物乱用頭痛 31

ゆ
ユナシン 282
輸液 188, 210, 309
輸液製剤 190
輸液分布 187
輸血製剤 321
有効循環血漿量 191, 433
有痛性脳神経ニューロパチー 29

よ
ヨード造影剤過敏症 184
予期悲嘆 375
予測上昇 Hb 値，輸血による 315
予測喪失水分量 189
腰椎穿刺 407

ら
ライン挿入 391

ラクナ症候群，橋底部の 38
ラスブリカーゼ 336
雷鳴頭痛 30

り・る
リウマチ熱 168
リズムコントロール 90
リパーゼ 137
リフィーディング症候群 372
リネゾリド（LZD） 259
利尿薬 159, 166, 191, 218
硫酸鉄水和物 316
良性無菌性リンパ球性髄膜炎 285
緑膿菌 258, 281
 —— のリスク，COPD の 120
臨終後のケア 380
リンパ腫，リンパ芽球性 335
ループ利尿薬 68

れ
レートコントロール 83, 89
レスキュー 350
レボフロキサシン（LVFX）
　　　　　　　　120, 157, **258**, 279
レボチロキシン 249

1	スタットコール（院内急変）	**14**	呼吸不全	**27**	糖尿病，血糖異
2	ショック	**15**	気管支喘息，慢性閉塞性肺疾患	**28**	甲状腺中毒症・甲状腺機能低下
3	意識障害	**16**	腹痛	**29**	院内患者の発熱
4	失神	**17**	肝臓・膵臓の緊急	**30**	感染症治療
5	頭痛	**18**	消化管出血	**31**	貧血・DIC
6	脳血管障害	**19**	下痢・便秘	**32**	悪性腫瘍総論・Oncologic Emerge
7	痙攣	**20**	関節痛	**33**	がん患者の疼痛コントロー
8	胸痛	**21**	膠原病のエマージェンシー	**34**	せん妄・不眠
9	急性冠症候群	**22**	病棟で経験するアレルギー	**35**	アルコール離脱症
10	急性心不全（慢性心不全の急性増悪を含む）	**23**	脱水と輸液	**36**	看取りの作法
11	高血圧症（緊急対応中心）	**24**	電解質異常	**37**	手技・その他
12	不整脈	**25**	急性腎障害	**38**	腎障害時の薬剤投
13	肺塞栓症	**26**	慢性腎臓病と透析患者入院管理		